U0268648

现代CT设备
质控管理与操作规范

主　　编　石明国

副 主 编　冯　骥　王敏杰　石　磊　姜　文

编　　委　(以姓氏笔画为序)

马国林	马新武	王　健	王　陵	王光大	王敏杰
尹　伟	石　磊	石明国	史扑军	印　弘	冯　骥
刘建莉	刘景鑫	许银伍	孙文阁	杜瑞宾	李　剑
李　健	李小宝	余厚军	宋少娟	张劲松	陈　勇
陈　晶	陈传亮	国志义	罗来树	郑沁春	郑君惠
郑敏文	赵海涛	赵雁鸣	胡军武	胡鹏志	姜　文
宣海奇	袁明泉	聂世琨	徐海波	高华帅	高向东
陶志伟	韩闽生	雷子乔	蔡　娅	谭必勇	缪建良
黎　川					

编写秘书　余厚军　赵海涛

人民卫生出版社

图书在版编目（CIP）数据

现代 CT 设备质控管理与操作规范 / 石明国主编 . —北京：
人民卫生出版社，2018
ISBN 978-7-117-26971-1

Ⅰ. ①现… Ⅱ. ①石… Ⅲ. ①计算机 X 线扫描体层摄影 –
医疗器械 – 质量管理②计算机 X 线扫描体层摄影 – 技术规范
Ⅳ. ①R814.42

中国版本图书馆 CIP 数据核字（2018）第 148436 号

| 人卫智网 | www.ipmph.com | 医学教育、学术、考试、健康，购书智慧智能综合服务平台 |
| 人卫官网 | www.pmph.com | 人卫官方资讯发布平台 |

现代 CT 设备质控管理与操作规范

主　　编：石明国
出版发行：人民卫生出版社（中继线 010-59780011）
地　　址：北京市朝阳区潘家园南里 19 号
邮　　编：100021
E - mail：pmph @ pmph.com
购书热线：010-59787592　010-59787584　010-65264830
印　　刷：北京顶佳世纪印刷有限公司
经　　销：新华书店
开　　本：787×1092　1/16　印张：12　插页：2
字　　数：292 千字
版　　次：2018 年 8 月第 1 版　2018 年 8 月第 1 版第 1 次印刷
标准书号：ISBN 978-7-117-26971-1
定　　价：89.00 元

打击盗版举报电话：010-59787491　E-mail：WQ @ pmph.com
（凡属印装质量问题请与本社市场营销中心联系退换）

主编简介

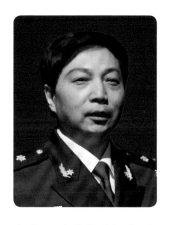

石明国

空军军医大学(第四军医大学)西京医院医学影像学教研室主任、教授;山东泰山医学院兼职教授、硕士生导师。多次荣获第四军医大学优秀教师称号、荣立三等功2次、2012年1月荣获国防服役金质奖章;获得全国、全军医学影像技术学科建设终身成就奖、首席专家、"伦琴学者"等荣誉。

中华医学会医学影像技术学会第六届委员会主任委员、中国医学装备协会常务理事、中国医学装备协会CT工程技术专业委员会主任委员、中国人民解放军医学影像技术专业委员会主任委员、陕西省医学会医学影像技术学会第二、三届主任委员。

中华医学科技奖评审委员会委员,第一届全国高等学校医学影像技术专业教材评审委员会副主任委员。先后受聘为《中华放射学杂志》副总编辑、《实用放射学杂志》《国际医学放射学杂志》《生物医学工程与临床》《中华现代影像学杂志》《医疗卫生装备》等10余种期刊编委、常务编委、副主编。

长期从事放射医学影像新技术的应用和CT图像重建后处理及医学影像设备临床应用的研究及教学工作,特别在CT设备的管理、教学和临床应用方面造诣较深。先后承担国家九五攻关课题1项、获陕西省科学技术二等奖2项、全军科技进步三等奖5项、承担国家自然科学基金项目多项、获国家发明专利3项。主持开展具有国内、军内先进水平的医学影像技术临床应用新业务、新技术多项。

主编专著及教材21部,副主编4部,参编多部。1995年主编全国首部《实用CT影像技术学》,获优秀科技图书一等奖,1996年该书被选为全国大型设备CT上岗培训教材,为我国培养了一大批医学影像技术应用人才。主编"十一五""十三五"国家级规划教材《医学影像设备学》《医学影像设备质量控制管理学》《放射师临床工作指南》《医用影像设备(CT/MR/DSA)成像原理与临床应用》《放射医学技术 - 高级教程》等专著多部;在专业杂志发表论文160余篇,其中多篇获优秀论文奖。

前　言

　　为使全国医学影像技术人员在医疗实践活动中做到有章可循、规范操作,加强医学影像学诊疗技术操作的规范化和标准化,进一步推动我国医学影像学检查全面质量管理和控制的实施,为行业定制度、立规矩,中国医学装备协会 CT 工程技术专业委员会以学会的名义,举全学会之力,组织全国 CT 影像学专家、CT 实践操作技术专家,在对国内外现有的法规、医学影像质量标准和操作规范仔细研读的基础上,结合我国的具体情况,编写了《现代 CT 设备质控管理与操作规范》(以下简称规范)。

　　本《规范》共分为五章:CT 设备的相关法律法规、CT 科室管理规范、CT 设备管理规范、CT 设备质量控制规范、CT 检查操作规范。以国家现行法规和标准为依据,以实现正当、合理的 CT 医学影像学检查为目的,突出科学性、实用性、时效性和普及性,力求概念清晰、内容简洁、程序明确、操作性强。在编写体例上尽量符合规范的特点,以便读者查阅和日常临床工作中使用。

　　本《规范》充分体现了以人为本、以病人为中心的服务理念,体现了"影像精准,技术先行"的管理理念。提高医疗质量,保障医疗安全,逐步实现 CT 设备质控管理与操作的规范化及标准化,具有重要的实践指导意义,本《规范》将成为我国进行 CT 设备质控监督管理、CT 检查操作规范化管理的重要依据。

　　参加本《规范》编写的专家均具有丰富的 CT 临床工作经验,一边工作一边查阅资料,利用业余时间,加班加点编写,付出了辛勤的劳动。初稿完成后召开了统稿会,进行了反复推敲和临床验证,力争圆满而高质量完成编写任务,力求达到 CT 设备质控管理与检查操作的规范化、标准化。

　　空军军医大学(原第四军医大学)和人民卫生出版社的领导和同志们对本《规范》的编写给予了大力的支持,对各方面给予本书关心和帮助的同道们,在此一并表示最诚挚的感谢。

　　由于我们水平所限,时间仓促,本书内容难免存在不足之处。望各位同道在使用中提出宝贵的意见,以便再版时修订和改进。

2018 年 6 月 29 日

目　录

第一章　CT设备的相关法律法规

随着医学影像技术的迅猛发展,CT设备与检查技术日新月异,进一步规范CT设备的质控管理与操作,从而使受检者以最小的辐射剂量获得达到诊断要求的影像,以达到各级医院影像诊断互认的目的。因此,医学影像相关的法律、法规是从事医学影像人员特别CT工作人员应该认真学习和掌握的。

与医学影像相关的各级别的法律、法规及各项规章,通常可分解为3个层面进行理解,一是法律层面,由中华人民共和国及国务院颁布;二是法规层面,通常由国家卫生行政部门颁布;三是标准与规范层面,通常由业内组织讨论制定。

第一节　相　关　法　律

由中华人民共和国国务院颁布的医学影像相关法律主要有:《中华人民共和国职业病防治法》,2001年10月27日第九届全国人民代表大会常务委员会第二十四次会议通过。根据2011年12月31日第十一届全国人民代表大会常务委员会第二十四次会议《关于修改〈中华人民共和国职业病防治法〉的决定》第一次修正,根据2016年7月2日第十二届全国人民代表大会常务委员会第二十一次会议《关于修改〈中华人民共和国节约能源法〉等六部法律的决定》第二次修正,根据2017年11月4日第十二届全国人民代表大会常务委员会第三十次会议《关于修改〈中华人民共和国会计法〉等十一部法律的决定》第三次修正,自公布之日起施行;《放射性药品管理办法》,1989年1月13日中华人民共和国国务院令第25号发布,根据2011年1月8日《国务院关于废止和修改部分行政法规的决定》第一次修订,根据2017年3月1日《国务院关于修改和废止部分行政法规的决定》第二次修订,自公布之日起施行;《医疗器械监督管理条例》,2000年1月4日中华人民共和国国务院令第276号公布,2014年2月12日国务院第39次常务会议修订通过,根据2017年5月4日中华人民共和国国务院令第680号令《国务院关于修改〈医疗器械监督管理条例〉的决定》修订,自公布之日起施行;《药品管理法实施条例》,2002年8月4日国务院令第360号公布,自2002年9月15日起施行,根据2016年1月13日国务院第119次常务会议《国务院关于修改部分行政法规的决定》国务院令第666号修订,自2016年2月6日起施行。《放射性同位素与射线装置安全和防护条例》,2005年09月14日国务院令第449号发布,根据2014年07月29日《国务院关于修改部分行政法规的决定》修订,自公布之日起施行;《医疗事故处理条例》,经2002年2月20日国务院第55次常务会议通过,自2002年9月1日起施行,为国务院令(第351号),该条例在修订中;《建设项目环境保护管理条例》(1998年11月29日中华人民共和国国务院令第253号发布,根据2017年7月16日《国务院关于修改〈建设项目环境保护管理条例〉的决定》修订,自 2017 年 10 月 1 日起实施;《中华人民共和国环境影响评价法》[中华人民共和国主席令(第四十八号)],自 2016 年 9 月 1 日起施行。这些法律文件与 CT 密切相关的是《中华人民共和国职业病防治法》《医疗器械监督管理条例》《医疗事故处理条例》《放射性同位素与射线装置安全和防护条例》《建设项目环境保护管理条例》《中华人民共和国环境影响评价法》,故摘录相关部分。

一、职业病防治

职业病的定义:在《中华人民共和国职业病防治法》的第一章总则的第二条中定义为:"本法所称职业病,是指企业、事业单位和个体经济组织等用人单位的劳动者在职业活动中,因接触粉尘、放射性物质和其他有毒、有害因素而引起的疾病"。

职业病的分类:在《中华人民共和国职业病防治法》的第一章总则的第二条中明确规定,职业病的分类和目录由国务院卫生行政部门会同国务院安全生产监督管理部门、劳动保障行政部门制定、调整并公布。2013 年 12 月 23 日,国家卫生计生委、人力资源社会保障部、安全监管总局、全国总工会 4 部门联合印发《职业病分类和目录》,将职业病分为职业性尘肺病及其他呼吸系统疾病、职业性皮肤病、职业性眼病、职业性耳鼻喉口腔疾病、职业性化学中毒、物理因素所致职业病、职业性放射性疾病、职业性传染病、职业性肿瘤、其他职业病 10 类132 种。其中职业性放射性疾病为 11 种,即外照射急性放射病、外照射亚急性放射病、外照射慢性放射病、内照射放射病、放射性皮肤疾病、放射性肿瘤(含矿工高氡暴露所致肺癌)、放射性骨损伤、放射性甲状腺疾病、放射性性腺疾病、放射复合伤、根据《职业性放射性疾病诊断标准(总则)》可以诊断的其他放射性损伤。

为保证从事放射工作人员的安全与健康,任何机构或单位及个人应严格遵守《中华人民共和国职业病防治法》的有关条款,并按照实施。《中华人民共和国职业病防治法》共七章八十八条,由于内容比较多,这里只是摘录密切相关的条目,它们分别是:第一章总则中的第三条至第十三条;第二章前期预防中的第十四条至第十九条;第三章劳动过程中的防护与管理中的第二十条至第四十二条;第四章职业病诊断与职业病病人保障中的第四十三条至第六十一条。

二、医疗器械监管与医疗事故处置

(一)医疗器械监管

医疗器械的定义:在《医疗器械监督管理条例》第七章附则第七十六条中明确描述:医疗器械,是指直接或者间接用于人体的仪器、设备、器具、体外诊断试剂及校准物、材料以及其他类似或者相关的物品,包括所需要的计算机软件;其效用主要通过物理等方式获得,不是通过药理学、免疫学或者代谢的方式获得,或者虽然有这些方式参与但是只起辅助作用。

医疗器械使用单位:在《医疗器械监督管理条例》第七章附则第七十六条中明确描述:医疗器械使用单位,是指使用医疗器械为他人提供医疗等技术服务的机构,包括取得医疗机构执业许可证的医疗机构,取得计划生育技术服务机构执业许可证的计划生育技术服务机构,以及依法不需要取得医疗机构执业许可证的血站、单采血浆站、康复辅助器具适配机构等。

1. 医疗器械经营与使用监管 《医疗器械监督管理条例》第四章医疗器械经营与使用中明确规定了下列监管条例,即第三十二条至第四十二条:

第三十二条　医疗器械经营企业、使用单位购进医疗器械,应当查验供货者的资质和医疗器械的合格证明文件,建立进货查验记录制度。从事第二类、第三类医疗器械批发业务以及第三类医疗器械零售业务的经营企业,还应当建立销售记录制度。

记录事项包括:

(一) 医疗器械的名称、型号、规格、数量;

(二) 医疗器械的生产批号、有效期、销售日期;

(三) 生产企业的名称;

(四) 供货者或者购货者的名称、地址及联系方式;

(五) 相关许可证明文件编号等。

进货查验记录和销售记录应当真实,并按照国务院食品药品监督管理部门规定的期限予以保存。国家鼓励采用先进技术手段进行记录。

第三十三条　运输、贮存医疗器械,应当符合医疗器械说明书和标签标示的要求;对温度、湿度等环境条件有特殊要求的,应当采取相应措施,保证医疗器械的安全、有效。

第三十四条　医疗器械使用单位应当有与在用医疗器械品种、数量相适应的贮存场所和条件。医疗器械使用单位应当加强对工作人员的技术培训,按照产品说明书、技术操作规范等要求使用医疗器械。

医疗器械使用单位配置大型医用设备,应当符合国务院卫生计生主管部门制定的大型医用设备配置规划,与其功能定位、临床服务需求相适应,具有相应的技术条件、配套设施和具备相应资质、能力的专业技术人员,并经省级以上人民政府卫生计生主管部门批准,取得大型医用设备配置许可证。

大型医用设备配置管理办法由国务院卫生计生主管部门会同国务院有关部门制定。大型医用设备目录由国务院卫生计生主管部门商国务院有关部门提出,报国务院批准后执行。

第三十五条　医疗器械使用单位对重复使用的医疗器械,应当按照国务院卫生计生主管部门制定的消毒和管理的规定进行处理。

一次性使用的医疗器械不得重复使用,对使用过的应当按照国家有关规定销毁并记录。

第三十六条　医疗器械使用单位对需要定期检查、检验、校准、保养、维护的医疗器械,应当按照产品说明书的要求进行检查、检验、校准、保养、维护并予以记录,及时进行分析、评估,确保医疗器械处于良好状态,保障使用质量;对使用期限长的大型医疗器械,应当逐台建立使用档案,记录其使用、维护、转让、实际使用时间等事项。记录保存期限不得少于医疗器械规定使用期限终止后 5 年。

第三十七条　医疗器械使用单位应当妥善保存购入第三类医疗器械的原始资料,并确保信息具有可追溯性。

使用大型医疗器械以及植入和介入类医疗器械的,应当将医疗器械的名称、关键性技术参数等信息以及与使用质量安全密切相关的必要信息记载到病历等相关记录中。

第三十八条　发现使用的医疗器械存在安全隐患的,医疗器械使用单位应当立即停止使用,并通知生产企业或者其他负责产品质量的机构进行检修;经检修仍不能达到使用安全标准的医疗器械,不得继续使用。

第三十九条　食品药品监督管理部门和卫生计生主管部门依据各自职责,分别对使用环节的医疗器械质量和医疗器械使用行为进行监督管理。

第四十条　医疗器械经营企业、使用单位不得经营、使用未依法注册、无合格证明文件以及过期、失效、淘汰的医疗器械。

第四十一条　医疗器械使用单位之间转让在用医疗器械,转让方应当确保所转让的医疗器械安全、有效,不得转让过期、失效、淘汰以及检验不合格的医疗器械。

第四十二条　进口的医疗器械应当是依照本条例第二章的规定已注册或者已备案的医疗器械。

进口的医疗器械应当有中文说明书、中文标签。说明书、标签应当符合本条例规定以及相关强制性标准的要求,并在说明书中载明医疗器械的原产地以及代理人的名称、地址、联系方式。没有中文说明书、中文标签或者说明书、标签不符合本条规定的,不得进口。

2. 不良事件的处理与医疗器械的召回　《医疗器械监督管理条例》第五章不良事件的处理与医疗器械的召回中明确规定了下列内容,第四十六条至第五十二条:

第四十六条　国家建立医疗器械不良事件监测制度,对医疗器械不良事件及时进行收集、分析、评价、控制。

第四十七条　医疗器械生产经营企业、使用单位应当对所生产经营或者使用的医疗器械开展不良事件监测;发现医疗器械不良事件或者可疑不良事件,应当按照国务院食品药品监督管理部门的规定,向医疗器械不良事件监测技术机构报告。

任何单位和个人发现医疗器械不良事件或者可疑不良事件,有权向食品药品监督管理部门或者医疗器械不良事件监测技术机构报告。

第四十八条　国务院食品药品监督管理部门应当加强医疗器械不良事件监测信息网络建设。

医疗器械不良事件监测技术机构应当加强医疗器械不良事件信息监测,主动收集不良事件信息;发现不良事件或者接到不良事件报告的,应当及时进行核实、调查、分析,对不良事件进行评估,并向食品药品监督管理部门和卫生计生主管部门提出处理建议。

医疗器械不良事件监测技术机构应当公布联系方式,方便医疗器械生产经营企业、使用单位等报告医疗器械不良事件。

第四十九条　食品药品监督管理部门应当根据医疗器械不良事件评估结果及时采取发布警示信息以及责令暂停生产、销售、进口和使用等控制措施。

省级以上人民政府食品药品监督管理部门应当会同同级卫生计生主管部门和相关部门组织对引起突发、群发的严重伤害或者死亡的医疗器械不良事件及时进行调查和处理,并组织对同类医疗器械加强监测。

第五十条　医疗器械生产经营企业、使用单位应当对医疗器械不良事件监测技术机构、食品药品监督管理部门开展的医疗器械不良事件调查予以配合。

第五十一条　有下列情形之一的,省级以上人民政府食品药品监督管理部门应当对已注册的医疗器械组织开展再评价:

(一)根据科学研究的发展,对医疗器械的安全、有效有认识上的改变的;

(二)医疗器械不良事件监测、评估结果表明医疗器械可能存在缺陷的;

（三）国务院食品药品监督管理部门规定的其他需要进行再评价的情形。

再评价结果表明已注册的医疗器械不能保证安全、有效的，由原发证部门注销医疗器械注册证，并向社会公布。被注销医疗器械注册证的医疗器械不得生产、进口、经营、使用。

第五十二条　医疗器械生产企业发现其生产的医疗器械不符合强制性标准、经注册或者备案的产品技术要求或者存在其他缺陷的，应当立即停止生产，通知相关生产经营企业、使用单位和消费者停止经营和使用，召回已经上市销售的医疗器械，采取补救、销毁等措施，记录相关情况，发布相关信息，并将医疗器械召回和处理情况向食品药品监督管理部门和卫生计生主管部门报告。

医疗器械经营企业发现其经营的医疗器械存在前款规定情形的，应当立即停止经营，通知相关生产经营企业、使用单位、消费者，并记录停止经营和通知情况。医疗器械生产企业认为属于依照前款规定需要召回的医疗器械，应当立即召回。

医疗器械生产经营企业未依照本条规定实施召回或者停止经营的，食品药品监督管理部门可以责令其召回或者停止经营。

（二）医疗事故的预防与处置

医疗事故:《医疗事故处理条例》第一章总则中第二条中明确规定:医疗事故，是指医疗机构及其医务人员在医疗活动中，违反医疗卫生管理法律、行政法规、部门规章和诊疗护理规范、常规，过失造成患者人身损害的事故。

《医疗事故处理条例》中强调医疗事故的主体是医疗机构及其医务人员，强调医疗事故的过失行为是违反法律、行政法规、部门规章和诊疗护理规范、常规，强调只要是过失造成患者人身损害而不一定达到功能障碍的程度，都可以是医疗事故。

处理医疗事故:《医疗事故处理条例》第一章总则中第三条中明确规定:处理医疗事故，应当遵循公开、公平、公正、及时、便民的原则，坚持实事求是的科学态度，做到事实清楚、定性准确、责任明确、处理恰当。

1. 医疗事故的预防　《医疗事故处理条例》第二章医疗事故的预防与处置中明确规定下列八条内容，即第五条至第十二条:

第五条　医疗机构及其医务人员在医疗活动中，必须严格遵守医疗卫生管理法律、行政法规、部门规章和诊疗护理规范、常规，恪守医疗服务职业道德。

第六条　医疗机构应当对其医务人员进行医疗卫生管理法律、行政法规、部门规章和诊疗护理规范、常规的培训和医疗服务职业道德教育。

第七条　医疗机构应当设置医疗服务质量监控部门或者配备专（兼）职人员，具体负责监督本医疗机构的医务人员的医疗服务工作，检查医务人员执业情况，接受患者对医疗服务的投诉，向其提供咨询服务。

第八条　医疗机构应当按照国务院卫生行政部门规定的要求，书写并妥善保管病历资料。

因抢救急危患者，未能及时书写病历的，有关医务人员应当在抢救结束后6小时内据实补记，并加以注明。

第九条　严禁涂改、伪造、隐匿、销毁或者抢夺病历资料。

第十条　患者有权复印或者复制其门诊病历、住院志、体温单、医嘱单、化验单（检验报告）、医学影像检查资料、特殊检查同意书、手术同意书、手术及麻醉记录单、病理资料、护理记录以及国务院卫生行政部门规定的其他病历资料。

患者依照前款规定要求复印或者复制病历资料的,医疗机构应当提供复印或者复制服务并在复印或者复制的病历资料上加盖证明印记。复印或者复制病历资料时,应当有患者在场。

医疗机构应患者的要求,为其复印或者复制病历资料,可以按照规定收取工本费。具体收费标准由省、自治区、直辖市人民政府价格主管部门会同同级卫生行政部门规定。

第十一条　在医疗活动中,医疗机构及其医务人员应当将患者的病情、医疗措施、医疗风险等如实告知患者,及时解答其咨询;但是,应当避免对患者产生不利后果。

第十二条　医疗机构应当制定防范、处理医疗事故的预案,预防医疗事故的发生,减轻医疗事故的损害。

2. 医疗事故的处置　《医疗事故处理条例》第二章医疗事故的预防与处置中明确规定下列七条条例,即第十三条至第十九条,其中主要是第十三条至第十七条:

第十三条　医务人员在医疗活动中发生或者发现医疗事故、可能引起医疗事故的医疗过失行为或者发生医疗事故争议的,应当立即向所在科室负责人报告,科室负责人应当及时向本医疗机构负责医疗服务质量监控的部门或者专(兼)职人员报告;负责医疗服务质量监控的部门或者专(兼)职人员接到报告后,应当立即进行调查、核实,将有关情况如实向本医疗机构的负责人报告,并向患者通报、解释。

第十四条　发生医疗事故的,医疗机构应当按照规定向所在地卫生行政部门报告。

发生下列重大医疗过失行为的,医疗机构应当在12小时内向所在地卫生行政部门报告:导致患者死亡或者可能为二级以上的医疗事故;导致3人以上人身损害后果;国务院卫生行政部门和省、自治区、直辖市人民政府卫生行政部门规定的其他情形。

第十五条　发生或者发现医疗过失行为,医疗机构及其医务人员应当立即采取有效措施,避免或者减轻对患者身体健康的损害,防止损害扩大。

第十六条　发生医疗事故争议时,死亡病例讨论记录、疑难病例讨论记录、上级医师查房记录、会诊意见、病程记录应当在医患双方在场的情况下封存和启封。封存的病历资料可以是复印件,由医疗机构保管。

第十七条　疑似输液、输血、注射、药物等引起不良后果的,医患双方应当共同对现场实物进行封存和启封,封存的现场实物由医疗机构保管;需要检验的,应当由双方共同指定的、依法具有检验资格的检验机构进行检验;双方无法共同指定时,由卫生行政部门指定。

三、放射性同位素与射线装置安全和防护

(一) 行政管理

《放射性同位素与射线装置安全和防护条例》(以下简称《安全和防护条例》)中的第三条和第四条明确规定:

第三条　国务院环境保护主管部门对全国放射性同位素、射线装置的安全和防护工作实施统一监督管理。

国务院公安、卫生等部门按照职责分工和本条例的规定,对有关放射性同位素、射线装置的安全和防护工作实施监督管理。

县级以上地方人民政府环境保护主管部门和其他有关部门,按照职责分工和本条例的

规定,对本行政区域内放射性同位素、射线装置的安全和防护工作实施监督管理。

第四条 国家对放射源和射线装置实行分类管理。根据放射源、射线装置对人体健康和环境的潜在危害程度,从高到低将放射源分为Ⅰ类、Ⅱ类、Ⅲ类、Ⅳ类、Ⅴ类,具体分类办法由国务院环境保护主管部门制定;将射线装置分为Ⅰ类、Ⅱ类、Ⅲ类,具体分类办法由国务院环境保护主管部门商国务院卫生主管部门制定。

(二)许可证的领取条件和有效期

1. 许可证的领取条件 《安全和防护条例》中的第八条规定:生产、销售、使用放射性同位素和射线装置的单位,应当事先向有审批权的环境保护主管部门提出许可申请,并提交符合本条例第七条规定条件的证明材料。

使用放射性同位素和射线装置进行放射诊疗的医疗卫生机构,还应当获得放射源诊疗技术和医用辐射机构许可。

《安全和防护条例》第七条规定:生产、销售、使用放射性同位素和射线装置的单位申请领取许可证,应当具备下列条件(与CT有关的有四条):

(1)有与所从事的生产、销售、使用活动规模相适应的,具备相应专业知识和防护知识及健康条件的专业技术人员;

(2)有符合国家环境保护标准、职业卫生标准和安全防护要求的场所、设施和设备;

(3)有专门的安全和防护管理机构或者专职、兼职安全和防护管理人员,并配备必要的防护用品和监测仪器;

(4)有健全的安全和防护管理规章制度、辐射事故应急措施。

2. 许可证的有效期 《安全和防护条例》中第十三条规定:许可证有效期为5年。有效期届满,需要延续的,持证单位应当于许可证有效期届满30日前,向原发证机关提出延续申请。原发证机关应当自受理延续申请之日起,在许可证有效期届满前完成审查,符合条件的,予以延续;不符合条件的,书面通知申请单位并说明理由。

(三)人员资质

《安全和防护条例》中第二十八条规定:生产、销售、使用放射性同位素和射线装置的单位,应当对直接从事生产、销售、使用活动的工作人员进行安全和防护知识教育培训,并进行考核;考核不合格的,不得上岗。

辐射安全关键岗位应当由注册核安全工程师担任。

(四)健康管理

《安全和防护条例》中第二十九条规定:生产、销售、使用放射性同位素和射线装置的单位,应当严格按照国家关于个人剂量监测和健康管理的规定,对直接从事生产、销售、使用活动的工作人员进行个人剂量监测和职业健康检查,建立个人剂量档案和职业健康监护档案。

(五)辐射安全和防护管理

辐射安全和防护应遵守《安全和防护条例》中第二十七条至第三十条、第三十四条、第三十六条至第三十八条之规定:

第二十七条 生产、销售、使用放射性同位素和射线装置的单位,应当对本单位的放射性同位素、射线装置的安全和防护工作负责,并依法对其造成的放射性危害承担责任。

生产放射性同位素的单位的行业主管部门,应当加强对生产单位安全和防护工作的管理,并定期对其执行法律、法规和国家标准的情况进行监督检查。

第二十八条 生产、销售、使用放射性同位素和射线装置的单位,应当对直接从事生产、销售、使用活动的工作人员进行安全和防护知识教育培训,并进行考核;考核不合格的,不得上岗。

辐射安全关键岗位应当由注册核安全工程师担任。辐射安全关键岗位名录由国务院环境保护主管部门商国务院有关部门制定并公布。

第二十九条 生产、销售、使用放射性同位素和射线装置的单位,应当严格按照国家关于个人剂量监测和健康管理的规定,对直接从事生产、销售、使用活动的工作人员进行个人剂量监测和职业健康检查,建立个人剂量档案和职业健康监护档案。

第三十条 生产、销售、使用放射性同位素和射线装置的单位,应当对本单位的放射性同位素、射线装置的安全和防护状况进行年度评估。发现安全隐患的,应当立即进行整改。

第三十四条 生产、销售、使用、贮存放射性同位素和射线装置的场所,应当按照国家有关规定设置明显的放射性标志,其入口处应当按照国家有关安全和防护标准的要求,设置安全和防护设施以及必要的防护安全联锁、报警装置或者工作信号。射线装置的生产调试和使用场所,应当具有防止误操作、防止工作人员和公众受到意外照射的安全措施。

放射性同位素的包装容器、含放射性同位素的设备和射线装置,应当设置明显的放射性标识和中文警示说明;放射源上能够设置放射性标识的,应当一并设置。运输放射性同位素和含放射源的射线装置的工具,应当按照国家有关规定设置明显的放射性标志或者显示危险信号。

第三十六条 在室外、野外使用放射性同位素和射线装置的,应当按照国家安全和防护标准的要求划出安全防护区域,设置明显的放射性标志,必要时设专人警戒。

第三十七条 辐射防护器材、含放射性同位素的设备和射线装置,以及含有放射性物质的产品和伴有产生X射线的电器产品,应当符合辐射防护要求。不合格的产品不得出厂和销售。

第三十八条 使用放射性同位素和射线装置进行放射诊疗的医疗卫生机构,应当依据国务院卫生主管部门有关规定和国家标准,制定与本单位从事的诊疗项目相适应的质量保证方案,遵守质量保证监测规范,按照医疗照射正当化和辐射防护最优化的原则,避免一切不必要的照射,并事先告知患者和受检者辐射对健康的潜在影响。

（六）辐射事故应急处理

辐射事故定义:是指放射源丢失、被盗、失控,或者放射性同位素和射线装置失控导致人员受到异常照射。

1. 辐射事故分级 《安全和防护条例》中第四十条和第四十一条规定:

第四十条 根据辐射事故的性质、严重程度、可控性和影响范围等因素,从重到轻将辐射事故分为特别重大辐射事故、重大辐射事故、较大辐射事故和一般辐射事故四个等级。

特别重大辐射事故,是指Ⅰ类、Ⅱ类放射源丢失、被盗、失控造成大范围严重辐射污染后果,或者放射性同位素和射线装置失控导致3人以上(含3人)急性死亡。

重大辐射事故,是指Ⅰ类、Ⅱ类放射源丢失、被盗、失控,或者放射性同位素和射线装置失控导致2人以下(含2人)急性死亡或者10人以上(含10人)急性重度放射病、局部器官残疾。

较大辐射事故，是指Ⅲ类放射源丢失、被盗、失控，或者放射性同位素和射线装置失控导致9人以下（含9人）急性重度放射病、局部器官残疾。

一般辐射事故，是指Ⅳ类、Ⅴ类放射源丢失、被盗、失控，或者放射性同位素和射线装置失控导致人员受到超过年剂量限值的照射。

第四十一条　生产、销售、使用放射性同位素和射线装置的单位，应当根据可能发生的辐射事故的风险，制定本单位的应急方案，做好应急准备。

2. 辐射事故的报告和处置　《安全和防护条例》中第四十二至第四十五条规定：

第四十二条　发生辐射事故时，生产、销售、使用放射性同位素和射线装置的单位应当立即启动本单位的应急方案，采取应急措施，并立即向当地环境保护主管部门、公安部门、卫生主管部门报告。

环境保护主管部门、公安部门、卫生主管部门接到辐射事故报告后，应当立即派人赶赴现场，进行现场调查，采取有效措施，控制并消除事故影响，同时将辐射事故信息报告本级人民政府和上级人民政府环境保护主管部门、公安部门、卫生主管部门。

县级以上地方人民政府及其有关部门接到辐射事故报告后，应当按照事故分级报告的规定及时将辐射事故信息报告上级人民政府及其有关部门。发生特别重大辐射事故和重大辐射事故后，事故发生地省、自治区、直辖市人民政府和国务院有关部门应当在4小时内报告国务院；特殊情况下，事故发生地人民政府及其有关部门可以直接向国务院报告，并同时报告上级人民政府及其有关部门。

禁止缓报、瞒报、谎报或者漏报辐射事故。

第四十三条　在发生辐射事故或者有证据证明辐射事故可能发生时，县级以上人民政府环境保护主管部门有权采取下列临时控制措施：

（一）责令停止导致或者可能导致辐射事故的作业；

（二）组织控制事故现场。

第四十四条　辐射事故发生后，有关县级以上人民政府应当按照辐射事故的等级，启动并组织实施相应的应急预案。

县级以上人民政府环境保护主管部门、公安部门、卫生主管部门，按照职责分工做好相应的辐射事故应急工作：

（一）环境保护主管部门负责辐射事故的应急响应、调查处理和定性定级工作，协助公安部门监控追缴丢失、被盗的放射源；

（二）公安部门负责丢失、被盗放射源的立案侦查和追缴；

（三）卫生主管部门负责辐射事故的医疗应急。

环境保护主管部门、公安部门、卫生主管部门应当及时相互通报辐射事故应急响应、调查处理、定性定级、立案侦查和医疗应急情况。国务院指定的部门根据环境保护主管部门确定的辐射事故的性质和级别，负责有关国际信息通报工作。

第四十五条　发生辐射事故的单位应当立即将可能受到辐射伤害的人员送至当地卫生主管部门指定的医院或者有条件救治辐射损伤病人的医院，进行检查和治疗，或者请求医院立即派人赶赴事故现场，采取救治措施。

（七）监督检查

《安全和防护条例》第四十六条至第四十九条中规定：

第四十六条　县级以上人民政府环境保护主管部门和其他有关部门应当按照各自职责对生产、销售、使用放射性同位素和射线装置的单位进行监督检查。

被检查单位应当予以配合，如实反映情况，提供必要的资料，不得拒绝和阻碍。

第四十七条　县级以上人民政府环境保护主管部门应当配备辐射防护安全监督员。辐射防护安全监督员由从事辐射防护工作，具有辐射防护安全知识并经省级以上人民政府环境保护主管部门认可的专业人员担任。辐射防护安全监督员应当定期接受专业知识培训和考核。

第四十八条　县级以上人民政府环境保护主管部门在监督检查中发现生产、销售、使用放射性同位素和射线装置的单位有不符合原发证条件的情形的，应当责令其限期整改。

监督检查人员依法进行监督检查时，应当出示证件，并为被检查单位保守技术秘密和业务秘密。

第四十九条　任何单位和个人对违反本条例的行为，有权向环境保护主管部门和其他有关部门检举；对环境保护主管部门和其他有关部门未依法履行监督管理职责的行为，有权向本级人民政府、上级人民政府有关部门检举。接到举报的有关人民政府、环境保护主管部门和其他有关部门对有关举报应当及时核实、处理。

（八）法律责任

《安全和防护条例》第五十条至第六十三条中规定：

第五十条　违反本条例规定，县级以上人民政府环境保护主管部门有下列行为之一的，对直接负责的主管人员和其他直接责任人员，依法给予行政处分；构成犯罪的，依法追究刑事责任：

（一）向不符合本条例规定条件的单位颁发许可证或者批准不符合本条例规定条件的单位进口、转让放射性同位素的；

（二）发现未依法取得许可证的单位擅自生产、销售、使用放射性同位素和射线装置，不予查处或者接到举报后不依法处理的；

（三）发现未经依法批准擅自进口、转让放射性同位素，不予查处或者接到举报后不依法处理的；

（四）对依法取得许可证的单位不履行监督管理职责或者发现违反本条例规定的行为不予查处的；

（五）在放射性同位素、射线装置安全和防护监督管理工作中有其他渎职行为的。

第五十一条　违反本条例规定，县级以上人民政府环境保护主管部门和其他有关部门有下列行为之一的，对直接负责的主管人员和其他直接责任人员，依法给予行政处分；构成犯罪的，依法追究刑事责任：

（一）缓报、瞒报、谎报或者漏报辐射事故的；

（二）未按照规定编制辐射事故应急预案或者不依法履行辐射事故应急职责的。

第五十二条　违反本条例规定，生产、销售、使用放射性同位素和射线装置的单位有下列行为之一的，由县级以上人民政府环境保护主管部门责令停止违法行为，限期改正；逾期不改正的，责令停产停业或者由原发证机关吊销许可证；有违法所得的，没收违法所得；违法所得10万元以上的,并处违法所得1倍以上5倍以下的罚款;没有违法所得或者违法所得不足10万元的,并处1万元以上10万元以下的罚款:

（一）无许可证从事放射性同位素和射线装置生产、销售、使用活动的;

（二）未按照许可证的规定从事放射性同位素和射线装置生产、销售、使用活动的;

（三）改变所从事活动的种类或者范围以及新建、改建或者扩建生产、销售、使用设施或者场所,未按照规定重新申请领取许可证的;

（四）许可证有效期届满,需要延续而未按照规定办理延续手续的;

（五）未经批准,擅自进口或者转让放射性同位素的。

第五十三条　违反本条例规定,生产、销售、使用放射性同位素和射线装置的单位变更单位名称、地址、法定代表人,未依法办理许可证变更手续的,由县级以上人民政府环境保护主管部门责令限期改正,给予警告;逾期不改正的,由原发证机关暂扣或者吊销许可证。

第五十四条　违反本条例规定,生产、销售、使用放射性同位素和射线装置的单位部分终止或者全部终止生产、销售、使用活动,未按照规定办理许可证变更或者注销手续的,由县级以上人民政府环境保护主管部门责令停止违法行为,限期改正;逾期不改正的,处1万元以上10万元以下的罚款;造成辐射事故,构成犯罪的,依法追究刑事责任。

第五十五条　违反本条例规定,伪造、变造、转让许可证的,由县级以上人民政府环境保护主管部门收缴伪造、变造的许可证或者由原发证机关吊销许可证,并处5万元以上10万元以下的罚款;构成犯罪的,依法追究刑事责任。

违反本条例规定,伪造、变造、转让放射性同位素进口和转让批准文件的,由县级以上人民政府环境保护主管部门收缴伪造、变造的批准文件或者由原批准机关撤销批准文件,并处5万元以上10万元以下的罚款;情节严重的,可以由原发证机关吊销许可证;构成犯罪的,依法追究刑事责任。

第五十六条　违反本条例规定,生产、销售、使用放射性同位素的单位有下列行为之一的,由县级以上人民政府环境保护主管部门责令限期改正,给予警告;逾期不改正的,由原发证机关暂扣或者吊销许可证:

（一）转入、转出放射性同位素未按照规定备案的;

（二）将放射性同位素转移到外省、自治区、直辖市使用,未按照规定备案的;

（三）将废旧放射源交回生产单位、返回原出口方或者送交放射性废物集中贮存单位贮存,未按照规定备案的。

第五十七条　违反本条例规定,生产、销售、使用放射性同位素和射线装置的单位有下列行为之一的,由县级以上人民政府环境保护主管部门责令停止违法行为,限期改正;逾期不改正的,处1万元以上10万元以下的罚款:

（一）在室外、野外使用放射性同位素和射线装置,未按照国家有关安全和防护标准的要求划出安全防护区域和设置明显的放射性标志的;

（二）未经批准擅自在野外进行放射性同位素示踪试验的。

第五十八条　违反本条例规定,生产放射性同位素的单位有下列行为之一的,由县级以上人民政府环境保护主管部门责令限期改正,给予警告;逾期不改正的,依法收缴其未备案的放射性同位素和未编码的放射源,处5万元以上10万元以下的罚款,并可以由原发证机关暂扣或者吊销许可证：

（一）未建立放射性同位素产品台账的；

（二）未按照国务院环境保护主管部门制定的编码规则，对生产的放射源进行统一编码的；

（三）未将放射性同位素产品台账和放射源编码清单报国务院环境保护主管部门备案的；

（四）出厂或者销售未列入产品台账的放射性同位素和未编码的放射源的。

第五十九条　违反本条例规定，生产、销售、使用放射性同位素和射线装置的单位有下列行为之一的，由县级以上人民政府环境保护主管部门责令停止违法行为，限期改正；逾期不改正的，由原发证机关指定有处理能力的单位代为处理或者实施退役，费用由生产、销售、使用放射性同位素和射线装置的单位承担，并处1万元以上10万元以下的罚款：

（一）未按照规定对废旧放射源进行处理的；

（二）未按照规定对使用Ⅰ类、Ⅱ类、Ⅲ类放射源的场所和生产放射性同位素的场所，以及终结运行后产生放射性污染的射线装置实施退役的。

第六十条　违反本条例规定，生产、销售、使用放射性同位素和射线装置的单位有下列行为之一的，由县级以上人民政府环境保护主管部门责令停止违法行为，限期改正；逾期不改正的，责令停产停业，并处2万元以上20万元以下的罚款；构成犯罪的，依法追究刑事责任：

（一）未按照规定对本单位的放射性同位素、射线装置安全和防护状况进行评估或者发现安全隐患不及时整改的；

（二）生产、销售、使用、贮存放射性同位素和射线装置的场所未按照规定设置安全和防护设施以及放射性标志的。

第六十一条　违反本条例规定，造成辐射事故的，由原发证机关责令限期改正，并处5万元以上20万元以下的罚款；情节严重的，由原发证机关吊销许可证；构成违反治安管理行为的，由公安机关依法予以治安处罚；构成犯罪的，依法追究刑事责任。

因辐射事故造成他人损害的，依法承担民事责任。

第六十二条　生产、销售、使用放射性同位素和射线装置的单位被责令限期整改，逾期不整改或者经整改仍不符合原发证条件的，由原发证机关暂扣或者吊销许可证。

第六十三条　违反本条例规定，被依法吊销许可证的单位或者伪造、变造许可证的单位，5年内不得申请领取许可证。

四、建设项目环境保护

医院或部门，无论是新建还是改建或扩建项目时都必须遵守《建设项目环境保护管理条例》与《中华人民共和国环境影响评价法》之条款。

（一）环境影响评价

《建设项目环境保护管理条例》第二章的第六条至第十四条规定：

第六条　国家实行建设项目环境影响评价制度。

第七条　国家根据建设项目对环境的影响程度，按照下列规定对建设项目的环境保护实行分类管理：

（一）建设项目对环境可能造成重大影响的，应当编制环境影响报告书，对建设项目产生的污染和对环境的影响进行全面、详细的评价；

（二）建设项目对环境可能造成轻度影响的，应当编制环境影响报告表，对建设项目产生的污染和对环境的影响进行分析或者专项评价；

（三）建设项目对环境影响很小，不需要进行环境影响评价的，应当填报环境影响登记表。

建设项目环境影响评价分类管理名录，由国务院环境保护行政主管部门在组织专家进行论证和征求有关部门、行业协会、企事业单位、公众等意见的基础上制定并公布。

第八条　建设项目环境影响报告书，应当包括下列内容：

（一）建设项目概况；

（二）建设项目周围环境现状；

（三）建设项目对环境可能造成影响的分析和预测；

（四）环境保护措施及其经济、技术论证；

（五）环境影响经济损益分析；

（六）对建设项目实施环境监测的建议；

（七）环境影响评价结论。

建设项目环境影响报告表、环境影响登记表的内容和格式，由国务院环境保护行政主管部门规定。

第九条　依法应当编制环境影响报告书、环境影响报告表的建设项目，建设单位应当在开工建设前将环境影响报告书、环境影响报告表报有审批权的环境保护行政主管部门审批；建设项目的环境影响评价文件未依法经审批部门审查或者审查后未予批准的，建设单位不得开工建设。

环境保护行政主管部门审批环境影响报告书、环境影响报告表，应当重点审查建设项目的环境可行性、环境影响分析预测评估的可靠性、环境保护措施的有效性、环境影响评价结论的科学性等，并分别自收到环境影响报告书之日起60日内、收到环境影响报告表之日起30日内，作出审批决定并书面通知建设单位。

环境保护行政主管部门可以组织技术机构对建设项目环境影响报告书、环境影响报告表进行技术评估，并承担相应费用；技术机构应当对其提出的技术评估意见负责，不得向建设单位、从事环境影响评价工作的单位收取任何费用。

依法应当填报环境影响登记表的建设项目，建设单位应当按照国务院环境保护行政主管部门的规定将环境影响登记表报建设项目所在地县级环境保护行政主管部门备案。

环境保护行政主管部门应当开展环境影响评价文件网上审批、备案和信息公开。

第十条　国务院环境保护行政主管部门负责审批下列建设项目环境影响报告书、环境影响报告表：

（一）核设施、绝密工程等特殊性质的建设项目；

（二）跨省、自治区、直辖市行政区域的建设项目；

（三）国务院审批的或者国务院授权有关部门审批的建设项目。

前款规定以外的建设项目环境影响报告书、环境影响报告表的审批权限，由省、自治区、直辖市人民政府规定。

建设项目造成跨行政区域环境影响,有关环境保护行政主管部门对环境影响评价结论有争议的,其环境影响报告书或者环境影响报告表由共同上一级环境保护行政主管部门审批。

第十一条　建设项目有下列情形之一的,环境保护行政主管部门应当对环境影响报告书、环境影响报告表作出不予批准的决定:

(一)建设项目类型及其选址、布局、规模等不符合环境保护法律法规和相关法定规划;

(二)所在区域环境质量未达到国家或者地方环境质量标准,且建设项目拟采取的措施不能满足区域环境质量改善目标管理要求;

(三)建设项目采取的污染防治措施无法确保污染物排放达到国家和地方排放标准,或者未采取必要措施预防和控制生态破坏;

(四)改建、扩建和技术改造项目,未针对项目原有环境污染和生态破坏提出有效防治措施;

(五)建设项目的环境影响报告书、环境影响报告表的基础资料数据明显不实,内容存在重大缺陷、遗漏,或者环境影响评价结论不明确、不合理。

第十二条　建设项目环境影响报告书、环境影响报告表经批准后,建设项目的性质、规模、地点、采用的生产工艺或者防治污染、防止生态破坏的措施发生重大变动的,建设单位应当重新报批建设项目环境影响报告书、环境影响报告表。

建设项目环境影响报告书、环境影响报告表自批准之日起满5年,建设项目方开工建设的,其环境影响报告书、环境影响报告表应当报原审批部门重新审核。原审批部门应当自收到建设项目环境影响报告书、环境影响报告表之日起10日内,将审核意见书面通知建设单位;逾期未通知的,视为审核同意。

审核、审批建设项目环境影响报告书、环境影响报告表及备案环境影响登记表,不得收取任何费用。

第十三条　建设单位可以采取公开招标的方式,选择从事环境影响评价工作的单位,对建设项目进行环境影响评价。

任何行政机关不得为建设单位指定从事环境影响评价工作的单位,进行环境影响评价。

第十四条　建设单位编制环境影响报告书,应当依照有关法律规定,征求建设项目所在地有关单位和居民的意见。

(二)环境保护设施建设

《建设项目环境保护管理条例》第三章的第十五条至第二十条规定:

第十五条　建设项目需要配套建设的环境保护设施,必须与主体工程同时设计、同时施工、同时投产使用。

第十六条　建设项目的初步设计,应当按照环境保护设计规范的要求,编制环境保护篇章,落实防治环境污染和生态破坏的措施以及环境保护设施投资概算。

建设单位应当将环境保护设施建设纳入施工合同,保证环境保护设施建设进度和资金,并在项目建设过程中同时组织实施环境影响报告书、环境影响报告表及其审批部门审批决定中提出的环境保护对策措施。

第十七条　编制环境影响报告书、环境影响报告表的建设项目竣工后,建设单位应当按照国务院环境保护行政主管部门规定的标准和程序,对配套建设的环境保护设施进行验收,编制验收报告。

建设单位在环境保护设施验收过程中,应当如实查验、监测、记载建设项目环境保护设施的建设和调试情况,不得弄虚作假。

除按照国家规定需要保密的情形外,建设单位应当依法向社会公开验收报告。

第十八条　分期建设、分期投入生产或者使用的建设项目,其相应的环境保护设施应当分期验收。

第十九条　编制环境影响报告书、环境影响报告表的建设项目,其配套建设的环境保护设施经验收合格,方可投入生产或者使用;未经验收或者验收不合格的,不得投入生产或者使用。

前款规定的建设项目投入生产或者使用后,应当按照国务院环境保护行政主管部门的规定开展环境影响后评价。

第二十条　环境保护行政主管部门应当对建设项目环境保护设施设计、施工、验收、投入生产或者使用情况,以及有关环境影响评价文件确定的其他环境保护措施的落实情况,进行监督检查。

环境保护行政主管部门应当将建设项目有关环境违法信息记入社会诚信档案,及时向社会公开违法者名单。

(三)法律责任

《建设项目环境保护管理条例》第四章的第二十一条至第二十六条规定:

第二十一条　建设单位有下列行为之一的,依照《中华人民共和国环境影响评价法》的规定处罚:

(一)建设项目环境影响报告书、环境影响报告表未依法报批或者报请重新审核,擅自开工建设;

(二)建设项目环境影响报告书、环境影响报告表未经批准或者重新审核同意,擅自开工建设;

(三)建设项目环境影响登记表未依法备案。

第二十二条　违反本条例规定,建设单位编制建设项目初步设计未落实防治环境污染和生态破坏的措施以及环境保护设施投资概算,未将环境保护设施建设纳入施工合同,或者未依法开展环境影响后评价的,由建设项目所在地县级以上环境保护行政主管部门责令限期改正,处5万元以上20万元以下的罚款;逾期不改正的,处20万元以上100万元以下的罚款。

违反本条例规定,建设单位在项目建设过程中未同时组织实施环境影响报告书、环境影响报告表及其审批部门审批决定中提出的环境保护对策措施的,由建设项目所在地县级以上环境保护行政主管部门责令限期改正,处20万元以上100万元以下的罚款;逾期不改正的,责令停止建设。

第二十三条　违反本条例规定,需要配套建设的环境保护设施未建成、未经验收或者验收不合格,建设项目即投入生产或者使用,或者在环境保护设施验收中弄虚作假的,由县级以上环境保护行政主管部门责令限期改正,处20万元以上100万元以下的罚款;逾期不改正的,处100万元以上200万元以下的罚款;对直接负责的主管人员和其他责任人员,处5万元以上20万元以下的罚款;造成重大环境污染或者生态破坏的,责令停止生产或者使用,或者报经有批准权的人民政府批准,责令关闭。

违反本条例规定,建设单位未依法向社会公开环境保护设施验收报告的,由县级以上环境保护行政主管部门责令公开,处5万元以上20万元以下的罚款,并予以公告。

第二十四条 违反本条例规定,技术机构向建设单位、从事环境影响评价工作的单位收取费用的,由县级以上环境保护行政主管部门责令退还所收费用,处所收费用1倍以上3倍以下的罚款。

第二十五条 从事建设项目环境影响评价工作的单位,在环境影响评价工作中弄虚作假的,由县级以上环境保护行政主管部门处所收费用1倍以上3倍以下的罚款。

第二十六条 环境保护行政主管部门的工作人员徇私舞弊、滥用职权、玩忽职守,构成犯罪的,依法追究刑事责任;尚不构成犯罪的,依法给予行政处分。

第二节 相 关 法 规

与医学影像相关的法规有:《放射性同位素与射线装置安全许可管理办法》,已于2005年12月30日国家环境保护总局局务会议审议通过,自2006年3月1日起实施;《放射性同位素与射线装置安全和防护管理办法》已由环境保护部2011年第一次部务会议于2011年3月24日审议通过,自2011年5月1日起施行;《X-射线计算机体层摄影装置(CT)等大型医用设备配置与应用管理实施细则》已于1996年8月1日由原卫生部颁布、卫计发(1996)第61号;《放射防护器材与含放射性产品卫生管理办法》已于2007年7月1日由原卫生部颁布、卫生部令第18号;《放射工作人员职业健康管理办法》已于2007年6月3日由原卫生部颁布、卫生部令第55号;《X射线计算机断层摄影装置质量保证检测规范》GB 17589—2011由中华人民共和国卫生部和中国国家标准委员会发布,2011年12月30日发布,2012年5月1日实施;《放射卫生技术服务机构管理办法》《放射诊疗建设项目卫生审查管理规定》《放射卫生技术评审专家库管理办法》,2012年4月12日由原卫生部颁布、卫监督发(2012)25号印发;《放射诊疗管理规定》已于2006年1月24日卫生部令第46号发布,2016年1月19日根据《国家卫生计生委关于修改外国医师来华短期行医暂行管理办法等8件部门规章的决定》(国家卫生和计划生育委员会令第8号)修改,自公布之日起实施;《放射工作人员健康要求》GBZ 98—2017由国家卫生和计划生育委员会发布,2017年5月1日发布,2017年11月1日实施。

一、放射性同位素与射线装置安全许可管理

(一)许可证申请与颁发

《放射性同位素与射线装置安全许可管理办法》第二章许可证申请与颁发中与放射(影像)科相关的第七条、第八条、第十一条、第十二条、第十六条、第十八条至第二十六条规定:

第七条 辐射工作单位在申请领取许可证前,应当组织编制或者填报环境影响评价文件,并依照国家规定程序报环境保护主管部门审批。

环境影响评价文件中的环境影响报告书或者环境影响报告表,应当由具有相应环境影响评价资质的机构编制。

第八条　根据放射性同位素与射线装置的安全和防护要求及其对环境的影响程度,对环境影响评价文件实行分类管理。

转让放射性同位素和射线装置的活动不需要编制环境影响评价文件。

第十一条　申请领取许可证的辐射工作单位从事下列活动的,应当填报环境影响登记表:

（一）销售、使用Ⅴ类放射源的;

（二）生产、销售、使用Ⅲ类射线装置的。

第十二条　辐射工作单位组织编制或者填报环境影响评价文件时,应当按照其规划设计的放射性同位素与射线装置的生产、销售、使用规模进行评价。

前款所称的环境影响评价文件,除按照国家有关环境影响评价的要求编制或者填报外,还应当包括对辐射工作单位从事相应辐射活动的技术能力、辐射安全和防护措施进行评价的内容。

第十六条　使用放射性同位素、射线装置的单位申请领取许可证,应当具备下列条件:

（一）使用Ⅰ类、Ⅱ类、Ⅲ类放射源,使用Ⅰ类、Ⅱ类射线装置的,应当设有专门的辐射安全与环境保护管理机构,或者至少有1名具有本科以上学历的技术人员专职负责辐射安全与环境保护管理工作;其他辐射工作单位应当有1名具有大专以上学历的技术人员专职或者兼职负责辐射安全与环境保护管理工作;依据辐射安全关键岗位名录,应当设立辐射安全关键岗位的,该岗位应当由注册核安全工程师担任。

（二）从事辐射工作的人员必须通过辐射安全和防护专业知识及相关法律法规的培训和考核。

（三）使用放射性同位素的单位应当有满足辐射防护和实体保卫要求的放射源暂存库或设备。

（四）放射性同位素与射线装置使用场所有防止误操作、防止工作人员和公众受到意外照射的安全措施。

（五）配备与辐射类型和辐射水平相适应的防护用品和监测仪器,包括个人剂量测量报警、辐射监测等仪器。使用非密封放射性物质的单位还应当有表面污染监测仪。

（六）有健全的操作规程、岗位职责、辐射防护和安全保卫制度、设备检修维护制度、放射性同位素使用登记制度、人员培训计划、监测方案等。

（七）有完善的辐射事故应急措施。

（八）产生放射性废气、废液、固体废物的,还应具有确保放射性废气、废液、固体废物达标排放的处理能力或者可行的处理方案。

使用放射性同位素和射线装置开展诊断和治疗的单位,还应当配备质量控制检测设备,制定相应的质量保证大纲和质量控制检测计划,至少有一名医用物理人员负责质量保证与质量控制检测工作。

第十八条　申请领取许可证的辐射工作单位应当向有审批权的环境保护主管部门提交下列材料:

（一）辐射安全许可证申请表(见附件一);

（二）企业法人营业执照正、副本或者事业单位法人证书正、副本及法定代表人身份证原件及其复印件,审验后留存复印件;

（三）经审批的环境影响评价文件；

（四）满足本办法第十三条至第十六条相应规定的证明材料；

（五）单位现存的和拟新增加的放射源和射线装置明细表。

第十九条 环境保护主管部门在受理申请时，应当告知申请单位按照环境影响评价文件中描述的放射性同位素与射线装置的生产、销售、使用的规划设计规模申请许可证。

环境保护主管部门应当自受理申请之日起20个工作日内完成审查，符合条件的，颁发许可证，并予以公告；不符合条件的，书面通知申请单位并说明理由。

第二十条 许可证包括下列主要内容：

（一）单位的名称、地址、法定代表人；

（二）所从事活动的种类和范围；

（三）有效期限；

（四）发证日期和证书编号。

许可证中活动的种类分为生产、销售和使用三类；活动的范围是指辐射工作单位生产、销售、使用的所有放射性同位素的类别、总活度和射线装置的类别、数量。

许可证分为正本和副本（具体格式和内容见附件二），具有同等效力。

第二十一条 取得生产、销售、使用高类别放射性同位素与射线装置的许可证的辐射工作单位，从事低类别的放射性同位素与射线装置的生产、销售、使用活动，不需要另行申请低类别的放射性同位素与射线装置的许可证。

第二十二条 辐射工作单位变更单位名称、地址和法定代表人的，应当自变更登记之日起20日内，向原发证机关申请办理许可证变更手续，并提供以下有关材料：

（一）许可证变更申请报告；

（二）变更后的企业法人营业执照或事业单位法人证书正、副本复印件；

（三）许可证正、副本。

原发证机关审查同意后，换发许可证。

第二十三条 有下列情形之一的，持证单位应当按照本办法规定的许可证申请程序，重新申请领取许可证：

（一）改变许可证规定的活动的种类或者范围的；

（二）新建或者改建、扩建生产、销售、使用设施或者场所的。

第二十四条 许可证有效期为5年。有效期届满，需要延续的，应当于许可证有效期届满30日前向原发证机关提出延续申请，并提供下列材料：

（一）许可证延续申请报告；

（二）监测报告；

（三）许可证有效期内的辐射安全防护工作总结；

（四）许可证正、副本。

原发证机关应当自受理延续申请之日起，在许可证有效期届满前完成审查，符合条件的，予以延续，换发许可证，并使用原许可证的编号；不符合条件的，书面通知申请单位并说明理由。

第二十五条 辐射工作单位部分终止或者全部终止生产、销售、使用放射性同位素与射线装置活动的，应当向原发证机关提出部分变更或者注销许可证申请，由原发证机关核查合格后,予以变更或者注销许可证。

第二十六条　辐射工作单位因故遗失许可证的,应当及时到所在地省级报刊上刊登遗失公告,并于公告30日后的一个月内持公告到原发证机关申请补发。

（二）监督管理

《放射性同位素与射线装置安全许可管理办法》第四章监督管理中的第三十六条、第四十二至第四十四条规定:

第三十六条　辐射工作单位应当按照许可证的规定从事放射性同位素和射线装置的生产、销售、使用活动。

禁止无许可证或者不按照许可证规定的种类和范围从事放射性同位素和射线装置的生产、销售、使用活动。

第四十二条　辐射工作单位应当编写放射性同位素与射线装置安全和防护状况年度评估报告,于每年1月31日前报原发证机关。

年度评估报告应当包括放射性同位素与射线装置台帐、辐射安全和防护设施的运行与维护、辐射安全和防护制度及措施的建立和落实、事故和应急以及档案管理等方面的内容。

第四十三条　县级以上人民政府环境保护主管部门应当对辐射工作单位进行监督检查,对存在的问题,应当提出书面的现场检查意见和整改要求,由检查人员签字或检查单位盖章后交被检查单位,并由被检查单位存档备案。

第四十四条　省级环境保护主管部门应当编写辐射工作单位监督管理年度总结报告,于每年3月1日前报国务院环境保护主管部门。

报告内容应当包括辐射工作单位数量、放射源数量和类别、射线装置数量和类别、许可证颁发与注销情况、事故及其处理情况、监督检查与处罚情况等内容。

二、放射性同位素与射线装置安全和防护管理

（一）场所安全和防护

《放射性同位素与射线装置安全和防护管理办法》第二章的第五条、第六条、第八条至第十一条规定:

第五条　生产、销售、使用、贮存放射性同位素与射线装置的场所,应当按照国家有关规定设置明显的放射性标志,其入口处应当按照国家有关安全和防护标准的要求,设置安全和防护设施以及必要的防护安全联锁、报警装置或者工作信号。

射线装置的生产调试和使用场所,应当具有防止误操作、防止工作人员和公众受到意外照射的安全措施。

放射性同位素的包装容器、含放射性同位素的设备和射线装置,应当设置明显的放射性标识和中文警示说明;放射源上能够设置放射性标识的,应当一并设置。运输放射性同位素和含放射源的射线装置的工具,应当按照国家有关规定设置明显的放射性标志或者显示危险信号。

第六条　生产、使用放射性同位素与射线装置的场所,应当按照国家有关规定采取有效措施,防止运行故障,并避免故障导致次生危害。

第八条　在室外、野外使用放射性同位素与射线装置的,应当按照国家安全和防护标准

的要求划出安全防护区域,设置明显的放射性标志,必要时设专人警戒。

第九条　生产、销售、使用放射性同位素与射线装置的单位,应当按照国家环境监测规范,对相关场所进行辐射监测,并对监测数据的真实性、可靠性负责;不具备自行监测能力的,可以委托经省级人民政府环境保护主管部门认定的环境监测机构进行监测。

第十条　建设项目竣工环境保护验收涉及的辐射监测和退役核技术利用项目的终态辐射监测,由生产、销售、使用放射性同位素与射线装置的单位委托经省级以上人民政府环境保护主管部门批准的有相应资质的辐射环境监测机构进行。

第十一条　生产、销售、使用放射性同位素与射线装置的单位,应当加强对本单位放射性同位素与射线装置安全和防护状况的日常检查。发现安全隐患的,应当立即整改;安全隐患有可能威胁到人员安全或者有可能造成环境污染的,应当立即停止辐射作业并报告发放辐射安全许可证的环境保护主管部门(以下简称“发证机关”),经发证机关检查核实安全隐患消除后,方可恢复正常作业。

（二）人员安全和防护

《放射性同位素与射线装置安全和防护管理办法》第三章的第十七条至第二十七条规定:

第十七条　生产、销售、使用放射性同位素与射线装置的单位,应当按照环境保护部审定的辐射安全培训和考试大纲,对直接从事生产、销售、使用活动的操作人员以及辐射防护负责人进行辐射安全培训,并进行考核;考核不合格的,不得上岗。

第十八条　辐射安全培训分为高级、中级和初级三个级别。

从事下列活动的辐射工作人员,应当接受中级或者高级辐射安全培训:

（一）生产、销售、使用Ⅰ类放射源的;

（二）在甲级非密封放射性物质工作场所操作放射性同位素的;

（三）使用Ⅰ类射线装置的;

（四）使用伽玛射线移动探伤设备的。

从事前款所列活动单位的辐射防护负责人,以及从事前款所列装置、设备和场所设计、安装、调试、倒源、维修以及其他与辐射安全相关技术服务活动的人员,应当接受中级或者高级辐射安全培训。

本条第二款、第三款规定以外的其他辐射工作人员,应当接受初级辐射安全培训。

第十九条　从事辐射安全培训的单位,应当具备下列条件:

（一）有健全的培训管理制度并有专职培训管理人员;

（二）有常用的辐射监测设备;

（三）有与培训规模相适应的教学、实践场地与设施;

（四）有核物理、辐射防护、核技术应用及相关专业本科以上学历的专业教师。

拟开展初级辐射安全培训的单位,应当有五名以上专业教师,其中至少两名具有注册核安全工程师执业资格。

拟开展中级或者高级辐射安全培训的单位,应当有十名以上专业教师,其中至少五名具有注册核安全工程师执业资格,外聘教师不得超过教师总数的30%。

从事辐射安全培训的专业教师应当接受环境保护部组织的培训,具体办法由环境保护部另行制定。

第二十条　省级以上人民政府环境保护主管部门对从事辐射安全培训的单位进行评估,择优向社会推荐。

环境保护部评估并推荐的单位可以开展高级、中级和初级辐射安全培训;省级人民政府环境保护主管部门评估并推荐的单位可以开展初级辐射安全培训。

省级以上人民政府环境保护主管部门应当向社会公布其推荐的从事辐射安全培训的单位名单,并定期对名单所列从事辐射安全培训的单位进行考核;对考核不合格的,予以除名,并向社会公告。

第二十一条　从事辐射安全培训的单位负责对参加辐射安全培训的人员进行考核,并对考核合格的人员颁发辐射安全培训合格证书。辐射安全培训合格证书的格式由环境保护部规定。

取得高级别辐射安全培训合格证书的人员,不需再接受低级别的辐射安全培训。

第二十二条　取得辐射安全培训合格证书的人员,应当每四年接受一次再培训。

辐射安全再培训包括新颁布的相关法律、法规和辐射安全与防护专业标准、技术规范,以及辐射事故案例分析与经验反馈等内容。

不参加再培训的人员或者再培训考核不合格的人员,其辐射安全培训合格证书自动失效。

第二十三条　生产、销售、使用放射性同位素与射线装置的单位,应当按照法律、行政法规以及国家环境保护和职业卫生标准,对本单位的辐射工作人员进行个人剂量监测;发现个人剂量监测结果异常的,应当立即核实和调查,并将有关情况及时报告辐射安全许可证发证机关。

生产、销售、使用放射性同位素与射线装置的单位,应当安排专人负责个人剂量监测管理,建立辐射工作人员个人剂量档案。个人剂量档案应当包括个人基本信息、工作岗位、剂量监测结果等材料。个人剂量档案应当保存至辐射工作人员年满七十五周岁,或者停止辐射工作三十年。

辐射工作人员有权查阅和复制本人的个人剂量档案。辐射工作人员调换单位的,原用人单位应当向新用人单位或者辐射工作人员本人提供个人剂量档案的复制件。

第二十四条　生产、销售、使用放射性同位素与射线装置的单位,不具备个人剂量监测能力的,应当委托具备下列条件的机构进行个人剂量监测:

(一)具有保证个人剂量监测质量的设备、技术;

(二)经省级以上人民政府计量行政主管部门计量认证;

(三)法律法规规定的从事个人剂量监测的其他条件。

第二十五条　环境保护部对从事个人剂量监测的机构进行评估,择优向社会推荐。

环境保护部定期对其推荐的从事个人剂量监测的机构进行监测质量考核;对考核不合格的,予以除名,并向社会公告。

第二十六条　接受委托进行个人剂量监测的机构,应当按照国家有关技术规范的要求进行个人剂量监测,并对监测结果负责。

接受委托进行个人剂量监测的机构,应当及时向委托单位出具监测报告,并将监测结果以书面和网上报送方式,直接报告委托单位所在地的省级人民政府环境保护主管部门。

第二十七条　环境保护部应当建立全国统一的辐射工作人员个人剂量数据库,并与卫生等相关部门实现数据共享。

（三）监督检查

《放射性同位素与射线装置安全和防护管理办法》第五章的第三十八条至第四十二条规定：

第三十八条 省级以上人民政府环境保护主管部门应当对其依法颁发辐射安全许可证的单位进行监督检查。

省级以上人民政府环境保护主管部门委托下一级环境保护主管部门颁发辐射安全许可证的,接受委托的环境保护主管部门应当对其颁发辐射安全许可证的单位进行监督检查。

第三十九条 县级以上人民政府环境保护主管部门应当结合本行政区域的工作实际,配备辐射防护安全监督员。

各级辐射防护安全监督员应当具备三年以上辐射工作相关经历。

省级以上人民政府环境保护主管部门辐射防护安全监督员应当具备大学本科以上学历,并通过中级以上辐射安全培训。

设区的市级、县级人民政府环境保护主管部门辐射防护安全监督员应当具备大专以上学历,并通过初级以上辐射安全培训。

第四十条 省级以上人民政府环境保护主管部门辐射防护安全监督员由环境保护部认可,设区的市级、县级人民政府环境保护主管部门辐射防护安全监督员由省级人民政府环境保护主管部门认可。

辐射防护安全监督员应当定期接受专业知识培训和考核。

取得高级职称并从事辐射安全与防护监督检查工作十年以上,或者取得注册核安全工程师资格的辐射防护安全监督员,可以免予辐射安全培训。

第四十一条 省级以上人民政府环境保护主管部门应当制定监督检查大纲,明确辐射安全与防护监督检查的组织体系、职责分工、实施程序、报告制度、重要问题管理等内容,并根据国家相关法律法规、标准制定相应的监督检查技术程序。

第四十二条 县级以上人民政府环境保护主管部门应当根据放射性同位素与射线装置生产、销售、使用活动的类别,制定本行政区域的监督检查计划。

监督检查计划应当按照辐射安全风险大小,规定不同的监督检查频次。

三、放射工作人员职业健康管理

放射工作人员的定义:是指在放射工作单位从事放射职业活动中受到电离辐射照射的人员。

（一）放射工作人员具备的条件

《放射工作人员职业健康管理办法》(以下简称《健康管理办法》)第二章从业条件与培训中第五条规定:

第五条 放射工作人员应当具备下列基本条件:

（一）年满18周岁;

（二）经职业健康检查,符合放射工作人员的职业健康要求;

（三）放射防护和有关法律知识培训考核合格;

（四）遵守放射防护法规和规章制度,接受职业健康监护和个人剂量监测管理;

（五）持有《放射工作人员证》。

（二）人员培训

《健康管理办法》第二章从业条件与培训中第七条至第十条规定：

第七条　放射工作人员上岗前应当接受放射防护和有关法律知识培训，考核合格方可参加相应的工作。培训时间不少于 4 天。

第八条　放射工作单位应当定期组织本单位的放射工作人员接受放射防护和有关法律知识培训。放射工作人员两次培训的时间间隔不超过 2 年，每次培训时间不少于 2 天。

第九条　放射工作单位应当建立并按照规定的期限妥善保存培训档案。培训档案应当包括每次培训的课程名称、培训时间、考试或考核成绩等资料。

第十条　放射防护及有关法律知识培训应当由符合省级卫生行政部门规定条件的单位承担，培训单位可会同放射工作单位共同制定培训计划，并按照培训计划和有关规范或标准实施和考核。

放射工作单位应当将每次培训的情况及时记录在《放射工作人员证》中。

（三）个人剂量检测

《健康管理办法》第三章个人剂量监测管理第十一条至第十七条中规定：

第十一条　放射工作单位应当按照本办法和国家有关标准、规范的要求，安排本单位的放射工作人员接受个人剂量监测，并遵守下列规定：

（一）外照射个人剂量监测周期一般为 30 天，最长不应超过 90 天；内照射个人剂量监测周期按照有关标准执行；

（二）建立并终生保存个人剂量监测档案；

（三）允许放射工作人员查阅、复印本人的个人剂量监测档案。

第十二条　个人剂量监测档案应当包括：

（一）常规监测的方法和结果等相关资料；

（二）应急或者事故中受到照射的剂量和调查报告等相关资料。

放射工作单位应当将个人剂量监测结果及时记录在《放射工作人员证》中。

第十三条　放射工作人员进入放射工作场所，应当遵守下列规定：

（一）正确佩戴个人剂量计；

（二）操作结束离开非密封放射性物质工作场所时，按要求进行个人体表、衣物及防护用品的放射性表面污染监测，发现污染要及时处理，做好记录并存档；

（三）进入辐照装置、工业探伤、放射治疗等强辐射工作场所时，除佩戴常规个人剂量计外，还应当携带报警式剂量计。

第十四条　个人剂量监测工作应当由具备资质的个人剂量监测技术服务机构承担。个人剂量监测技术服务机构的资质审定由中国疾病预防控制中心协助卫生部组织实施。

个人剂量监测技术服务机构的资质审定按照《职业病防治法》、《职业卫生技术服务机构管理办法》和卫生部有关规定执行。

第十五条　个人剂量监测技术服务机构应当严格按照国家职业卫生标准、技术规范开展监测工作，参加质量控制和技术培训。

个人剂量监测报告应当在每个监测周期结束后 1 个月内送达放射工作单位，同时报告当地卫生行政部门。

第十六条　县级以上地方卫生行政部门按规定时间和格式,将本行政区域内的放射工作人员个人剂量监测数据逐级上报到卫生部。

第十七条　中国疾病预防控制中心协助卫生部拟定个人剂量监测技术服务机构的资质审定程序和标准,组织实施全国个人剂量监测的质量控制和技术培训,汇总分析全国个人剂量监测数据。

（四）职业健康管理

《健康管理办法》第四章职业健康管理第十八条至第三十二条中明确规定:

第十八条　放射工作人员上岗前,应当进行上岗前的职业健康检查,符合放射工作人员健康标准的,方可参加相应的放射工作。

放射工作单位不得安排未经职业健康检查或者不符合放射工作人员职业健康标准的人员从事放射工作。

第十九条　放射工作单位应当组织上岗后的放射工作人员定期进行职业健康检查,两次检查的时间间隔不应超过2年,必要时可增加临时性检查。

第二十条　放射工作人员脱离放射工作岗位时,放射工作单位应当对其进行离岗前的职业健康检查。

第二十一条　对参加应急处理或者受到事故照射的放射工作人员,放射工作单位应当及时组织健康检查或者医疗救治,按照国家有关标准进行医学随访观察。

第二十二条　从事放射工作人员职业健康检查的医疗机构（以下简称职业健康检查机构）应当经省级卫生行政部门批准。

第二十三条　职业健康检查机构应当自体检工作结束之日起1个月内,将职业健康检查报告送达放射工作单位。

职业健康检查机构出具的职业健康检查报告应当客观、真实,并对职业健康检查报告负责。

第二十四条　职业健康检查机构发现有可能因放射性因素导致健康损害的,应当通知放射工作单位,并及时告知放射工作人员本人。

职业健康检查机构发现疑似职业性放射性疾病病人应当通知放射工作人员及其所在放射工作单位,并按规定向放射工作单位所在地卫生行政部门报告。

第二十五条　放射工作单位应当在收到职业健康检查报告的7日内,如实告知放射工作人员,并将检查结论记录在《放射工作人员证》中。

放射工作单位对职业健康检查中发现不宜继续从事放射工作的人员,应当及时调离放射工作岗位,并妥善安置;对需要复查和医学随访观察的放射工作人员,应当及时予以安排。

第二十六条　放射工作单位不得安排怀孕的妇女参与应急处理和有可能造成职业性内照射的工作。哺乳期妇女在其哺乳期间应避免接受职业性内照射。

第二十七条　放射工作单位应当为放射工作人员建立并终生保存职业健康监护档案。职业健康监护档案应包括以下内容;

（一）职业史、既往病史和职业照射接触史;

（二）历次职业健康检查结果及评价处理意见;

（三）职业性放射性疾病诊疗、医学随访观察等健康资料。

第二十八条　放射工作人员有权查阅、复印本人的职业健康监护档案。放射工作单位应当如实、无偿提供。

第二十九条　放射工作人员职业健康检查、职业性放射性疾病的诊断、鉴定、医疗救治和医学随访观察的费用，由其所在单位承担。

第三十条　职业性放射性疾病的诊断鉴定工作按照《职业病诊断与鉴定管理办法》和国家有关标准执行。

第三十一条　放射工作人员的保健津贴按照国家有关规定执行。

第三十二条　在国家统一规定的休假外，放射工作人员每年可以享受保健休假2~4周。享受寒、暑假的放射工作人员不再享受保健休假。从事放射工作满20年的在岗放射工作人员，可以由所在单位利用休假时间安排健康疗养。

（五）监督检查

《健康管理办法》第五章监督检查第三十三条至第三十六条中明确规定：

第三十三条　县级以上地方人民政府卫生行政部门应当定期对本行政区域内放射工作单位的放射工作人员职业健康管理进行监督检查。检查内容包括：

（一）有关法规和标准执行情况；

（二）放射防护措施落实情况；

（三）人员培训、职业健康检查、个人剂量监测及其档案管理情况；

（四）《放射工作人员证》持证及相关信息记录情况；

（五）放射工作人员其他职业健康权益保障情况。

第三十四条　卫生行政执法人员依法进行监督检查时，应当出示证件。被检查的单位应当予以配合，如实反映情况，提供必要的资料，不得拒绝、阻碍、隐瞒。

第三十五条　卫生行政执法人员依法检查时，应当保守被检查单位的技术秘密和业务秘密。

第三十六条　卫生行政部门接到对违反本办法行为的举报后应当及时核实、处理。

（六）惩罚

《健康管理办法》第六章法律责任第三十七条至第四十一条中明确规定：

第三十七条　放射工作单位违反本办法，有下列行为之一的，按照《职业病防治法》第六十三条处罚：

（一）未按照规定组织放射工作人员培训的；

（二）未建立个人剂量监测档案的；

（三）拒绝放射工作人员查阅、复印其个人剂量监测档案和职业健康监护档案的。

第三十八条　放射工作单位违反本办法，未按照规定组织职业健康检查、未建立职业健康监护档案或者未将检查结果如实告知劳动者的，按照《职业病防治法》第六十四条处罚。

第三十九条　放射工作单位违反本办法，未给从事放射工作的人员办理《放射工作人员证》的，由卫生行政部门责令限期改正，给予警告，并可处3万元以下的罚款。

第四十条　放射工作单位违反本办法，有下列行为之一的，按照《职业病防治法》第六十五条处罚：

（一）未按照规定进行个人剂量监测的；

（二）个人剂量监测或者职业健康检查发现异常，未采取相应措施的。

第四十一条　放射工作单位违反本办法,有下列行为之一的,按照《职业病防治法》第七十六条第(七)项处罚:

(一)安排未经职业健康检查的劳动者从事放射工作的;

(二)安排未满18周岁的人员从事放射工作的;

(三)安排怀孕的妇女参加应急处理或者有可能造成内照射的工作的,或者安排哺乳期的妇女接受职业性内照射的;

(四)安排不符合职业健康标准要求的人员从事放射工作的;

(五)对因职业健康原因调离放射工作岗位的放射工作人员、疑似职业性放射性疾病的病人未做安排的。

四、大型医用设备配置与应用管理

《X-射线计算机体层摄影装置(CT)等大型医用设备配置与应用管理实施细则》(以下简称《实施细则》)中对申请设备条件、程序、应用管理、人员管理、监督与处罚等制定了详细的管理细则。

(一)大型医疗设备配置申请条件与程序

1. 配置申请条件　请参考第三章第一节相关条件。

2. 配置申请程序　《实施细则》第一章配置管理的第五条规定:

第五条　申请配置CT的程序

一、由符合CT配置条件的医疗卫生机构向所在省、自治区、直辖市人民政府卫生行政部门提出申请,并填写《大型医用设备配置申请表》。

二、省、自治区、直辖市人民政府卫生行政部门根据卫生部核准的CT年度配置计划和公布的年度指导装备机型统一审批,并汇总上报卫生部,领取《大型医用设备配置许可证》。如申报的机型与卫生部公布的年度指导装备机型不符,应上报卫生部审批。

实施细则第一章配置管理的第十条规定

第十条　已经取得《大型医用设备配置许可证》的医疗卫生机构,更新大型医用设备时应填写《大型医用设备更新申请表》,申请更换新证。

(二)应用管理

《实施细则》第二章应用管理第十四条至第十七条明确规定:

第十四条　大型医用设备投入使用之前,应由"评委会"进行应用技术评审。评审工作应按以下程序进行:

一、评审前十五天,由使用机构向省、自治区、直辖市人民政府卫生行政部门提出评审申请,并出示《大型医用设备配置许可证》和《大型医用设备上岗人员技术合格证》;

二、省、自治区、直辖市人民政府卫生行政部门收到使用机构的评审申请,在查验上述两证无误后应及时委托"评委会"派专人按期进行评审;

三、评审工作应严格按照"评委会"制定的项目、程序和方法进行;设备的性能必须达到订货合同中规定的技术参数;设备的配套必须包括用于质量控制的基本检测工具;

四、评审结果存入技术档案,做为进行设备复审的基础数据;并将此评审纳入医院评审,其评审结果作为医院评审的一项重点指标;

五、评审合格以后,发给《大型医用设备应用质量合格证》。

"评委分会"可以邀请"评委会"共同进行评审。

第十五条　使用机构应严格按照操作规程使用大型医用设备,认真进行维护保养,并应经常进行性能稳定性检测,其结果存入技术档案,以备复审。

第十六条　建立大型医用设备故障报告制度。使用机构对因生产设计等原因造成的设备重大故障和维修不及时造成的停机情况,及时报告"评委分会"办公室。"评委会"办公室于每年第一季度根据上报材料汇总上一年度故障情况,并定期予以公布。

第十七条　更新大型医用设备的程序是:

一、由使用机构向"评委分会"提出申请;

二、由"评委分会"组织评审;

三、"评委分会"向省、自治区、直辖市人民政府卫生行政部门上报评审材料;

四、省、自治区、直辖市人民政府卫生行政部门根据本细则第五条、第六条、第七条规定的申请程序和审批权限办理手续;

五、更新下来的设备如未达到报废标准者,应转让给具有《大型医用设备配置许可证》的医疗卫生机构,并按旧设备处理。

（三）人员管理

《实施细则》第三章人员管理第十九条至第二十一条明确规定:

第十九条　对大型医用设备的使用操作人员实行技术考核、上岗资格认证制度。使用操作人员应具备以下条件:

一、CT:诊断人员必须具备医师资格,并从事 X 射线诊断工作两年以上;技术人员必须具备中等专业以上学历,并从事 X 射线诊断工作两年以上;

二、MRI:医师和技术人员应具备上述条件,并从事 CT 工作两年以上。

第二十条　卫生部委托国家专业技术学(协)会确定培训教材,组织培训、统一考核。考试合格者应及时到所在地省、自治区、直辖市人民政府卫生行政部门登记注册,领取原《大型医用设备上岗人员技术合格证》、现《全国医用设备使用人员业务能力考评合格证》。

第二十一条　大型医用设备每台至少配备取得原《大型医用设备上岗人员技术合格证》、现《全国医用设备使用人员业务能力考评合格证》的医师和技术人员各两名。

（四）监督与处罚

《实施细则》第四章监督与处罚中第二十三条至第二十六条明确规定:

第二十三条　"评委分会"对本辖区内大型医用设备的性能及使用情况每二至三年进行一次复查,复查情况应及时上报"评委会"和省、自治区、直辖市人民政府卫生行政部门;省、自治区、直辖市人民政府卫生行政部门对本细则的执行情况每二至三年进行一次全面检查,检查结果应及时上报卫生部。

第二十四条　经复查或抽查,发现大型医用设备技术指标不合格又未及时调试修复者、上岗人员调离又未及时补充等违反本细则规定者,应责令停止使用。情节严重者,应吊销使用机构的《大型医用设备配置许可证》和《大型医用设备应用质量合格证》。无法修复的大型医用设备由"评委分会"提出终止使用,并按有关规定办理报废手续,经省、自治区、直辖市人民政府卫生行政部门批准后执行,并报卫生部备案。

第二十五条　对违反本细则,有下列行为之一者,除按"管理办法"处罚外,可根据以下情况分别进行处理:

一、对未取得《大型医用设备配置许可证》擅自购置大型医用设备者,由所在省、自治区、直辖市人民政府卫生行政部门责令使用机构立即停止使用,进行调剂;

二、对未取得《大型医用设备应用质量合格证》擅自启用大型医用设备者,应责令停止使用,并进行调试检修。经"评委分会"检验合格并取得《大型医用设备应用质量合格证》以后,方可开机使用。检查不合格者,不得开机使用。情节严重者,吊销《大型医用设备配置许可证》;

三、对使用人员未取得《大型医用设备上岗人员技术合格证》,擅自操作大型医用设备者,责令停止使用操作。使用人员应进行培训,经考核合格并取得《大型医用设备上岗人员技术合格证》后方可上岗。

第二十六条　对违反本细则的机构和个人给予行政处分。受检者的检查费用不得在公费医疗、劳保医疗中报销,由使用机构承担。

本章相关法律法规名称

《中华人民共和国职业病防治法》

《放射性药品管理办法》

《医疗器械监督管理条例》

《药品管理法实施条例》

《放射性同位素与射线装置安全和防护条例》

《医疗事故处理条例》

《建设项目环境保护管理条例》

《中华人民共和国环境影响评价法》

《放射性同位素与射线装置安全许可管理办法》

《放射性同位素与射线装置安全和防护管理办法》

《X-射线计算机体层摄影装置(CT)等大型医用设备配置与应用管理实施细则》

《放射防护器材与含放射性产品卫生管理办法》

《X射线计算机断层摄影装置质量保证检测规范》

《放射卫生技术服务机构管理办法》

《放射诊疗建设项目卫生审查管理规定》

《放射卫生技术评审专家库管理办法》

《放射诊疗管理规定》

《放射工作人员健康要求》

第二章 CT科室管理规范

第一节 CT科室基本布局

安装CT设备的场所,楼层和位置应方便门诊、急诊和住院患者检查以及大型设备的搬运安装。房屋和设施应符合国家环境保护标准、职业卫生标准、医院感染控制和放射防护要求。

一、二级医院基本布局要求

1. 设有候诊区 候诊区包括被检者等候区、更衣室(处),条件受限的,可将更衣处设在检查室内,以做好被检者隐私保护。候诊区应宽敞舒适,配有候诊椅,检查通道通畅。候诊区内或毗邻诊区应有厕所,以方便被检者需要。

2. 诊疗区 主要包括登记室、CT控制室、CT扫描室及其配套的辅助用房。

3. 机房选址 CT机房应根据医院整体规划选址,环保部门和卫生监督部门到现场进行环境评价,经确认许可后方能确定所选地址,完成建设并进行射线防护装修。

4. 设备配置 CT设备配置多少台,选用何种型号,应根据医院的门诊量、住院床位数及其发展需要,以及被检查人数、医学影像科人员学术水平等综合考虑。通常二级医院及以下医院主要配备16层螺旋CT即可。

机房内应配备工作人员防护用品和被检个人防护用品,包括铅衣、铅帽、铅围脖和铅眼镜等。

5. 机房面积 CT扫描室使用面积不得小于36m²,机房高度,横梁底平面距地面大于3.0m,不宜设置窗口,除非窗口外20m内是无人区,机房四面墙壁、地面、天花板六面体的射线防护要达3mm铅当量,包括门及铅玻璃观察窗,观察窗铅玻璃要大于1m²。

CT操作控制室的使用面积要大于10m²。

如果砖墙厚度不足或使用空心砖,请使用重金属砂抹灰3cm厚度以上。各机房应有合适的控制室和配套设备辅助用房。

为方便操作人员进出扫描室,操作室与扫描室间应设置1个推拉屏蔽门,大小为80cm×210cm,屏蔽门要求为不锈钢板,门框要与屏蔽体完好焊接,射线防护要达3mm铅当量。

6. 有独立的诊断报告室、独立的读片室或兼用读片室。

7. 有合适的值班室、办公室、更衣室、厕所和盥洗用房。

8. 有条件时应在CT室附近设专用注射室和观察室,以方便CT对比增强患者预留留置针及检查完成后观察处置用。

二、三级医院基本布局要求

1. 通常配备64层螺旋CT及以上装备。

2. 其他基本布局要求同二级医院。

有条件的医院其医学影像科分别设有候诊区、患者通道和医学影像科工作人员通道分开设置。

三、信息化设备和急救设备

1. 二级及以上医院建立放射科放射学信息系统(radiology information system,RIS)和图像存档与通信系统(picture archiving and communication systems,PACS),有条件的医院实现全院PACS。

2. CT室应配备有抢救车(急救药品)、血压计、输液架、氧气、吸引器、气管插管和简易呼吸气囊、定期空气消毒设备等。

第二节 CT科室人员、设备和技术准入要求

一、CT科室诊断医师准入要求

1. 通过辐射安全防护培训,取得放射工作人员培训证。定期进行放射科工作人员职业健康体检,接受辐射剂量检测。

2. 二级及二级以上医院,独立从事医学影像科诊断人员应具有大专以上学历、取得主治医师职称及执业医师资格。

3. 二级以下医院,取得助理执业医师资格,可以根据需要独立从事CT诊断。

4. 正常工作时间外(如夜间)或二级以下医院,可根据实际情况,由医学影像科主任或医院授权高年资住院医师签发诊断报告。

5. 从事CT诊断人员,需取得医师CT上岗证。

二、CT科室技术人员准入要求

1. 通过辐射安全防护培训,取得放射工作人员培训证。定期进行医学影像科工作人员职业健康体检,接受辐射剂量检测。

2. CT操作人员(技术员、工程师)应具备医学类中专(含中专)以上学历或生物医学工程本科(含本科)以上学历,并取得大型医用设备上岗证。

三、CT科室护士准入要求

1. 通过辐射安全防护培训,取得放射工作人员培训证。定期进行放射科工作人员职业健康体检,接受辐射剂量检测。

2. 具有大专以上学历,取得执业护士资格证。

第三节 CT 科室设备准入要求

一、科学研究型 CT 配置准入要求

（一）配置设备的对象

三级甲等综合医院、中医医院（中西医结合医院）、三级甲等肿瘤医院、心血管医院、儿童医院、妇产科医院等。

（二）申请配置设备条件

1. 承担的科研课题、获得的科研奖项、重点实验室和学科建设达到科学研究型乙类大型医用设备申请配置技术评估标准要求。

2. 有卫生行政部门核准登记的相应诊疗科目。

3. 具备完善的医疗质量控制和保障体系。

4. 依法申请配置使用大型医用设备，近 3 年没有发生违规配置使用大型医用设备的记录。

5. 工作量评价：开放床位、年门急诊人次、年出院患者和年手术量达到科学研究型乙类大型医用设备申请配置技术评估标准要求。

6. 具备设备应用能力，包括具有相应职称的医学影像专科医师 2 名、技师 2 名、工程师 1 名，护师 1 名，设备使用人员应具有相应的资质证件。有符合要求的 CT 设备安装场地。

7. 普外科、心内科、神经内科、脑外科、骨科、胸外科、消化科和呼吸科学科专业水平达到三级甲等综合性医院的临床技术水平要求。专科医院相关学科专业水平达到三级甲等专科医院学科技术水平要求。

二、临床研究型 CT 配置准入要求

（一）配置设备的对象

三级甲等综合医院、中医医院（中西医结合医院）、三级甲等肿瘤医院、心血管医院、儿童医院和妇产科医院等。二级甲等以上相关学科临床和科研水平达到三级甲等医疗机构同等水平的医疗机构。

（二）申请配置设备条件

1. 有卫生行政部门核准登记的相应诊疗科目。

2. 具备完善的医疗质量控制和保障体系。

3. 依法申请配置使用大型医用设备，近 3 年没有发生违规配置使用大型医用设备的记录。

4. 工作量评价：开放床位、年门急诊人次、年出院患者和年手术量达到临床研究型乙类大型医用设备申请配置技术评估标准要求。

5. 具备设备应用能力，包括具有相应职称的医学影像专科医师 2 名、技术人员 2 名（技师、工程师），护师 1 名，设备使用人员应具有相应的资质证件。有符合要求的 CT 设备安装场地。

6. 科学研究与学科（专科）建设达到临床研究型乙类大型医用设备申请配置技术评估

标准要求。

7. 有4个相关学科专业水平达到三级甲等综合性医院的临床技术水平要求。专科医院有2个相关学科专业水平达到三级甲等专科医院学科技术水平要求。

第四节　CT对比剂临床应用常规

一、签署知情同意书

使用碘对比剂前,应与患者或其监护人签署"碘对比剂使用患者知情同意书"。其内容包括:

1. 既往无使用碘剂发生不良反应的病史。

2. 无甲状腺功能亢进、严重肾功能不全、哮喘病史。

3. 使用碘对比剂,可能出现不同程度的不良反应。

轻度不良反应:咳嗽、喷嚏、全身发热、一过性胸闷、结膜炎、鼻炎、恶心、荨麻疹、瘙痒、血管神经性水肿等。

中、重度不良反应:支气管痉挛、喉头水肿、低血压、反射性心动过速、惊厥、震颤、抽搐、意识丧失、休克等,甚至死亡或其他不可预测的不良反应。迟发性不良反应:注射碘对比剂1小时至1周内也可能出现各种迟发性不良反应,如皮疹、全身荨麻疹、颜面水肿、恶心、呕吐、头痛、骨骼肌肉疼痛、发热等。

4. 注射部位可能出现碘对比剂外渗,造成皮下组织肿胀、疼痛、麻木感,甚至溃烂、坏死等。

5. 使用高压注射器时,存在注射针头脱落、局部血管破裂的潜在危险。

6. 如果出现上述任何不良反应的症状,请及时与相关医师联系(注明联系电话)。

7. 我已详细阅读以上告知内容,对医护人员的解释清楚并理解,经慎重考虑,同意做此项检查。

8. 签署人包括患者或其监护人;监护人与患者关系;谈话医护人员。

9. 签署时间。

不符合上述条件,又需要使用碘对比剂者,建议签署"患者使用碘对比剂知情同意书"时,在上述内容基础上增加针对该患者具体情况的相关条款。

二、注意事项

签署知情同意书前,医师或护士需要做如下工作:

1. 告知患者或其监护人关于对比剂使用的适应证、禁忌证,以及可能发生的不良反应和注意事项。

2. 询问患者或监护人,了解患者既往有无碘对比剂使用史,是否有轻、中、重度不良反应史;有无使用肾毒性药物或其他影响肾小球滤过率的药物及疾病;有无肾功能不全、脱水、充血性心力衰竭。

3. 需要高度关注的相关疾病

(1)甲状腺功能亢进:甲状腺功能亢进尚未治愈为使用碘对比剂的禁忌证。

（2）糖尿病肾病：使用碘对比剂需要咨询内分泌专科医师和肾脏病专科医师。

4. 患者水化　建议在使用碘对比剂前 6~12 小时至使用后 24 小时内，对患者给予水化。水化的方法：动脉内用药者推荐对比剂注射前 6~12 小时静脉内补充生理盐水，或 5% 葡萄糖加 154mmol/L 碳酸氢钠溶液，滴注液流率≥100ml/h；注射对比剂后连续静脉补液≥100ml/h，持续 24 小时；提倡联合应用静脉补液与口服补液以提高预防对比剂肾病效果。静脉内用药者推荐注射对比剂前 4~6 小时开始，持续到使用对比剂后 24 小时，口服清水或生理盐水，使用量 100ml/h；条件允许者，建议采用与动脉内用药相同的水化方法。

三、CT 增强扫描的临床应用

1. 常规增强　即静脉注射水溶性有机碘对比剂，按普通扫描的方法实施扫描。

注射方法：快速静脉滴注法、静脉团注法、静脉滴注法。

2. 动态增强　即静脉注射对比剂后在短时间内对感兴趣区进行快速连续扫描。

注射方法：静脉团注法。

3. 两快一长增强　是动态扫描的一种特殊形式。

两快：即注射对比剂速度快；起始扫描时间快。

一长：即扫描持续的时间长（延长时间长：10~15 分钟）。

方法：平扫——选择病灶最大层面或兴趣层面——注射对比剂——立即扫描——延长 10~15 分钟后再扫。

临床应用：肝脏海绵状血管瘤、肝内胆管细胞型肝癌、肺内孤立结节等疾病的诊断和鉴别诊断。

4. 延迟扫描　即一次大剂量注射对比剂后，延迟半小时甚或数小时后增强。

临床应用：血管性病变如海绵状血管瘤、泌尿系先天性畸形等疾病的诊断和鉴别诊断。

第五节　CT 科室规章制度

一、组织管理制度

1. CT 科室实行主任负责制，在分管院长或院医疗质量管理委员会的领导下开展工作。科室主任应具有副高级以上职称的医师或技师担任，三级甲等综合医院应由正高级职称的医师或技师担任。科主任全面负责 CT 室的医疗质量、医疗安全、教学科研等工作。

2. 根据工作需要分设副主任、技师长、护士长或医、技、护组长，协助主任做好科室各项工作，尽职尽责完成科主任安排的工作任务。副主任、技师长、护士长应由高年资或相应专业副高级以上技术职称人员担任。

3. 设立医疗质量管理或质控小组，配备专职或兼职人员负责质量管理与控制工作。质量管理或质控小组应由诊断医师、技师、护师以及设备维修工程技术人员组成，相关人员应具有中级以上职称并具备一定的专业知识和工作经验。

4. 医疗质量管理或质控小组的职责。建立质量管理体系，并保证质量管理体系有效运行；健全各种规章制度，并确保各项规章制度执行；遵守相关技术规范和标准，落实影像诊断项目相关的标准化操作规程；明确工作人员岗位职责，落实放射安全和控制措施，保障医学影像诊断工作安全、有效地开展。

5. 建立健全科室专业技术人员继续教育和知识更新制度,有计划的安排专业技术人员外出学习进修和专业技术培训,定期组织专业人员进行业务学习和学术交流,不断提高全科人员的技术水平。

6. 对新上岗的专业技术人员,应依法进行执业教育和职业健康查体,经放射防护知识培训合格,取得放射工作人员证后方可上岗。

二、质量控制和评价制度

1. 科主任全面负责质量管理和控制工作,并根据影像质量评价标准,组织质量管理小组人员定期或不定期对影像质量和影像诊断质量进行检查、评价,及时发现问题,提出改进意见。对检查中图像质量和诊断质量存在的问题,应认真核查成像过程各个环节,由评价结果分析并提出持续改进措施,促进各项质量不断提高。

2. 医疗质量管理或质控小组在科主任的领导下,负责建立健全CT科室的各项操作规程、相关检查技术规范和评价标准,制定医疗质量管理目标、质量控制方案并组织实施。质控小组每月召开医学影像质量管理工作会议一次,对上个月的质控工作及诊断报告审核情况进行汇总,对科室人员进行质量安全管理教育,提出问题,明确职责,质控小组组长应负责监督落实。

3. 质控小组每月开展一次CT检查操作技术质控活动,根据相关操作规程、技术规范和评价标准,对受检者检查前的准备、信息输入、体位与扫描方位、扫描参数与辐射剂量设计、对比剂的规范化使用、图像后处理以及图像质量等每一个成像环节进行量化管理与评价,对成像环节中有缺陷并导致图像质量不良的原因,分析其结果并提出改进措施。整个质量管理过程应有文字记录并形成报告,定期向科主任反馈。

4. 每月开展一次CT诊断报告书写质量抽检活动,根据CT诊断报告书写规范要求和评价标准,对CT诊断报告应具备的一般资料信息、检查内容、影像学表现的描述以及诊断意见等进行量化评价打分,统计报告书写的优良率和临床诊断符合率。对报告书写中存在的缺陷或误诊漏诊,分析其原因并提出改进意见,不断提高诊断正确性。

5. 每天至少有1名中级以上技师和医师对影像质量和报告质量进行巡查,发现质量问题应及时逐级报告,及时处理。如质量问题较多,或出现严重质量问题,质控小组应及时组织相关人员进行有效沟通,提出解决问题的建议。

三、安全管理制度

1. 医疗质量和医疗安全是科室工作的核心,因此必须设立安全管理领导小组,科主任为安全管理领导小组组长,小组成员由副主任、技师长、护士长和设备维修工程师组成。主要负责科室的医疗质量、医疗安全及设备安全工作,制定科室安全管理工作方案、质量目标和培训计划,并定期对全科工作人员进行医疗安全教育。

2. 科室必须制定不良事件报告制度、医疗差错事故防范及报告制度和处理流程;为保障受检者的医疗安全,避免不良事件的发生,应经常性的进行安全督导检查,随时发现医疗安全隐患及时整改纠正,防患于未然。

3. 科室工作人员资质必须符合准入要求,独立从事CT影像诊断的医师必须具有执业医师资格证;独立从事 CT 检查操作技术的工作人员必须具有影像医学大专及以上学历,并取得大型医用设备 CT 技师上岗证;CT 室的护士必须具有执业护士资格证。医、技、护各类人员应熟悉 CT 机及其相关检查使用设备的主要结构、特性和安全性,确保设备安全,除 CT 室专业技术人员外,其他人员一律不得上机操作,以防止意外风险事件的发生。

4. CT 设备的准入应依法取得《放射诊疗许可证》和《大型医用设备配置许可证》,各项性能及机械装置安全性必须依法定期进行检测,辐射剂量在允许范围,图像质量应满足诊断要求。设备进行重大维修或更换零件后,必须重新进行验收检测,达到规定指标后方能继续使用。

5. 科室必须建立"危急值"报告制度,有危重病处理预案,配备必要的抢救设备、用品以及急救药品。必须熟悉危重病的处理和对比剂不良反应处理流程。具有应急处理能力,并定期进行应急处理能力培训和演练。

6. 根据《放射诊疗管理规定》和《放射科 X 射线辐射防护管理规定》的要求,遵守医疗照射正当化和放射防护最优化的原则,在实施 CT 检查前应进行利弊分析,保证诊断的有效性。CT 机房外应设置电离辐射警示标志,有门机联锁及醒目的工作指示灯、X 线辐射温馨提示和 CT 检查须知。非 CT 室工作人员不能随意进入 CT 检查室,重症患者或婴幼儿可由家属或医务人员陪同进入 CT 机房,陪人应穿戴相应的防护用品,尽量远离辐射源,并随时注意观察病人情况。

7. 凡违反安全工作制度并造成不良后果者按医院有关规定处理。

四、核对制度

核对制度是减少差错、保证医疗安全的重要措施,应把握各个检查环节的核对工作,确保受检者、图像和诊断报告正确无误。CT 科室的核对工作主要包括以下环节和内容。

1. 受检者信息资料的核对　包括姓名、性别、年龄、科室、影像学编号,住院病人的床号和病历号。接诊护士、操作技师和医师应认真核对每位受检者的身份和检查部位,受检者应有唯一性的标识,如腕带、条码或预约凭条等。

2. 检查目的和要求的核对　检查目的和要求不清楚时应主动与临床开单医师联系。

3. CT 检查前相关准备工作的核对　如有无空腹、肠道清洁情况等。

4. 检查禁忌证的核对　做增强扫描检查时受检者有无禁忌证,是否有过敏史等。

5. 收费核对　确保收费无误。

6. 检查完成后技师对图像与检查目的和要求进行核对　明确是否符合临床要求和影像诊断要求。

7. 诊断医师书写报告前信息核对　必须由获得副高以上的医师完成当日诊断报告的审核、签发,确保申请单、图像与受检者信息一致。通过审核的报告应使用手写体电子版签名,字迹要清楚。

8. 报告发放窗口要对片袋、照片和诊断报告再次核对。

五、阅片讨论制度

1. 科室应设立专用的一体化多功能阅片室,配置投影设备或大屏幕显示器,并安排专人对阅片室的设备进行管理,保证每天按时启动和关闭阅片设备,以保证阅片室各项工作的正常运行。

2. 坚持每周五个工作日早上集体阅片,并保证每天至少一小时集体阅片时间。科主任应加强对阅片工作的管理,根据解剖结构按系统设若干专业组,各专业组分别安排一到两名年轻医生收集前一天的疑难病历或有教学价值的病例,经上级医师审核后,于当日早上在主任或副主任医师以上人员的主持下进行集体阅片。前一天当班医师负责介绍病史、体征等临床资料和检查过程,全面分析检查所见的影像学表现,发表自己的有关诊断和鉴别诊断意见。

3. 集体阅片时间,科室所有医师、进修医生、实习医师(值班者除外)必须参加阅片,积极讨论,各抒己见,如诊断有较大分歧,由科主任或高年资医师作归纳,提出讨论后的诊断意见。阅片时间不得谈论与其无关话题。

4. 当班医师应将讨论后的诊断意见写出报告,诊断报告要体现科室综合读片意见,并做好简要记录(记录本或电脑),为教学和科研积累第一手资料,然后由"审核医师"进行总结审核签发。

5. 疑难病例应进行随访,随访结果可以在下一轮疑难阅片时公布。

6. CT科室应定期或不定期与相关临床科室联合阅片,认真听取临床科室的建议和需求,以不断提高诊断水平满足临床的需要。

六、病例随访制度

1. CT科室必须建立疑难病例随访及讨论制度,定期进行CT诊断报告与手术结果、病理报告的随访对照,统计CT影像诊断与临床诊断及病理报告的符合率,分析误诊漏诊原因,不断总结经验,提高诊断正确性。

2. 有重点病例随访和反馈相关制度,有专人负责并定期召开疑难病例分析与读片会,疑难病例分析与读片会由科主任或副主任医师以上人员主持。通过重点病例随访分析评价,改进诊断工作,提高诊断质量。一般每月至少一次。

3. 按系统分类随访记录单,按病种做好索引或在电脑中做好相应的分类记录和备份。每月统计随访结果,以年为单位得出定位和定性诊断的正确率。

七、PACS/RIS信息安全管理制度

1. 医院PACS/RIS系统是保证医院正常工作的重要系统,同时也是CT科室影像采集传输与存储、影像诊断查询与报告管理、综合信息管理等综合应用系统。为保证网络与信息安全,全科室人员应自觉遵守信息安全管理的有关法律、法规,不断增强网络与数据安全意识。

2. 成立信息安全管理小组,并有专职或兼职工程技术人员维护和管理PACS/RIS系统。在科主任领导下,加强对全科网络使用的安全性和保密性管理、建立网络安全运行的应急措施和方案,定期与医院信息部门联系,发现问题及时处理。

3. PACS/RIS信息运行要设置防火墙,安装防病毒软件,限制输出端口,拒绝外来的恶意攻击和病毒感染。定期或不定期进行系统时间维护,保证CT设备、PACS和HIS系统时间误差在1分钟以内。

4. 对操作人员的权限严格按照岗位职责设定,设置不同的访问权限、相应的密码及口

令,严禁操作人员泄露自己的口令。系统管理员定期检查操作人员权限。

5. 保护患者个人隐私,不得随意公布和拷贝与患者有关的资料,无关人员不得随意浏览工作电脑。完成工作或暂时离开时要及时关闭工作电脑,或设定延时自动关闭功能,防止信息外露和被盗。

6. PACS机房建设要符合相关规定,应配备独立不间断电源、烟雾探测系统和消防系统。机房内保持合适的温度、湿度和环境整洁。无关人员不得进入机房,机房内严禁吸烟。定期进行电力、防火、防潮、防磁和防鼠检查。

八、辐射安全管理制度

1. 为加强CT科室的辐射防护安全管理,保障放射工作人员和患者以及公众的健康权益,必须建立辐射安全管理小组,科主任为组长,副主任为副组长,并设兼职辐射防护管理人员。其主要职责是:负责科室的放射诊疗安全管理工作;组织制定并落实放射诊疗安全管理制度;定期组织对放射诊疗工作场所、设备和人员进行放射防护检测、监测和检查;定期组织放射工作人员接受专业技术、放射防护知识等培训和健康检查;制定放射事件应急预案并组织演练;记录发生的放射事件并及时报告上级主管部门。

2. CT检查室的房门上必须设置电离辐射警示标志,并有醒目的工作指示灯和X线辐射的温馨提示。

3. CT检查时应遵守放射防护最优化的原则。按照操作规程严格控制照射剂量,对检查区域邻近的敏感器官和组织应当进行屏蔽防护。对婴幼儿应采取适当的辐射防护,对育龄妇女的腹部或骨盆进行检查前,应询问是否怀孕或进行妊娠检测。对已怀孕的妇女一般不得进行CT影像学检查,如遇特殊需要,应向已怀孕妇女本人以及亲属说明可能会造成的危害,在患者本人知情同意并由本人或直系亲属签字后方可实施CT检查。

4. 操作技师应取得CT设备上岗证,熟练掌握所操作设备的性能,严格遵守操作规程。每天在对患者检查前,应对CT机进行相关程序的质量检测,待设备完成自检并稳定后方可对患者进行检查。在确保影像质量的前提下,尽量采用较低辐射剂量参数,并尽量避免或减少重复检查率。

5. CT机房内应配备必要的、适合CT检查的防护用品,检查过程中无关人员不得进入机房,如确需陪同人员,必须采取必要的防护措施,并嘱陪同人员应尽量远离X线球管。

6. 工作人员上机操作或进入机房必须佩戴个人辐射剂量仪,并定期进行辐射剂量监测,建立个人辐射剂量档案。在岗期间要定期接受健康检查,建立个人健康档案,并妥善安排休假。

7. 每年至少一次对工作场所和CT设备稳定性检测,并根据检测结果对设备进行校正和维护,保证工作场所和CT设备及其相关设备的技术指标、性能,符合国家有关标准与要求。

8. 定期对放射工作人员进行辐射防护知识培训,不断提高辐射防护安全管理意识,工作中设备如出现故障应立即切断电源,撤离患者并保护现场,及时报告上级主管部门和维修人员进行检查。

9. 操作完毕后让机器及各附件复位,关闭电源开关,复查无误后方可离开。

九、设备维修保养制度

1. 科室应建立设备管理档案,对设备的原始资料(包括说明书、线路图纸、数据等)必须妥善保管。设立记录簿,对每台设备安装、验收、定期检测和故障维修、部件更换等情况要求详细记载。这对设备的维修保养很有必要。

2. 应设置专职设备维修工程师负责对设备的校正、日常维护和保养,每日巡查CT设备各机械限位装置及应急开关的有效性,使CT设备和机房环境处于良好的运行状态。

3. 每日开机前应确保机房环境条件(温度、湿度等)符合设备要求,开机后应先检查设备是否正常,有无提示错误等,如有异常或报错应立即通知维修工程师,及时排除故障,并汇报科主任。

4. 每日开机后最好连续使用。为减少机器耗损,一般每日工作结束后关机断电。操作人员每天例行填写运行记录,包括运行状况、故障现象以及开机、关机时间和机器校验情况并进行交接班签字。

5. 严格遵守设备操作规程和检修注意事项,使用中出现异常情况应立即切断电源并及时上报,维修工程师应尽快查找故障原因并立即检修。如不能维修,应立即请专业人员或设备生产厂家进行维修,并及时向科主任汇报和说明情况。故障排除后需经严格测试,确保设备符合正常运行标准,方可继续使用,做好维修记录。

6. 维修设备时应放置警示告知,以避免误操作。在排除故障及射线测试过程中,工作人员一定要按规定做好个人防护。

7. 维修工程师应建立设备日常运行、定期维护及维修记录,每日记录每台设备运行状况,并专人专管,年终统计全年各设备正常运转率。

8. CT机房内所有设备和各项设施的维护和保养,必须在维修工程师的指导下共同作好维护、保养和检修工作。非本室医技人员未经允许不得进入设备控制室。

第六节 CT科室人员岗位职责

一、岗位职责

(一)登记员岗位职责

1. 在科主任领导下工作,负责门诊、急诊和住院患者的各项影像检查及特殊检查的登记、预约、划价、编号、登录和记账工作。

2. 热情和耐心接待前来检查的患者,有问必答,树立科室良好窗口形象。负责向患者说明检查前的准备要求和注意事项,不明之处及时与检查室护士、技师或医师联系。

3. 仔细核对被检者姓名、性别、年龄、科室、床号、病历号及检查项目,认真作好登记,或将所有资料输入电脑。

4. 审核申请单填写内容是否符合科室相关要求,不符合者应与临床医师或本科医师联系。

5. 根据检查项目要求和物价局相关规定,正确划价,核实收费情况。

6. 根据病情轻重缓急,合理安排检查,急诊及军人患者应优先安排检查。

7. 对一些特殊检查的患者,要详细介绍检查前准备事项,填写预约通知单和告知预约检查时间安排情况。

8. 告知被检者领取检查报告时间和流程。

9. 尚未实施信息化管理的 CT 室或者医学影像科,需妥善保存 X 线片、CT 片、MRI 片、检查申请单和检查报告单,检查资料要在专门储藏场地存储,专人负责,要保证资料完整,不得遗失和破损。资料保存至少 15 年。

10. 负责影像胶片的核对、检查报告的打印和检查结果的发放。认真核对胶片上和检查报告单上病人的姓名、性别、年龄、ID 号等信息是否正确无误。及时正确的发放门急诊病人的检查结果。住院病人待胶片和检查报告齐全后,及时发送至各个科室病房,要有签收记录。

(二) CT 室管理职责

1. CT 机房内所有设备和各种附属设施由专人负责,在工程技术人员的指导下共同做好设备的维护、保养和检修工作,定期校正各种参数,严禁设备带故障运行。每天填写工作日志和设备运转情况。

2. 技师每日上班后先检查 CT 设备、冷却系统和高压注射器运行是否正常,扫描室、控制室和计算机室的温度及湿度应符合规定要求,一般控制室和扫描室温度控制在 18~22℃,相对湿度为 40%~60% 以下。保持机房内整洁,不得在机房内喧哗,维护良好的工作环境。

3. 严格遵守操作规程,不得擅自更改设备的性能及参数。非本检查室人员,未经许可不得擅自使用设备。进修和实习人员必须在带教老师指导下工作。临床医师利用 CT 设备作为引导进行定位、穿刺和治疗等,必须由本科室技师在场操作。

4. 热情和耐心接待前来检查的患者,仔细核对患者姓名、性别、年龄、科室、床号、住院号、检查部位和 ID 号是否准确,严防错号和重号。

5. 审核申请单上的检查要求,了解检查前的准备工作是否完成,有关增强扫描的知情同意书有无签署。对临床医师提出的检查项目有不明之处应及时请示本科医师和上级技师,或与临床医师取得联系。

6. 检查前除去患者身上金属异物和膏药等物品,必要时更换衣物。

7. 扫描前做好被检者的辐射防护,无关人员不得在检查室内逗留,如必须有家属或医务人员陪同,要做好辐射防护。

8. CT 增强扫描前必须确认有无禁忌证,注入对比剂后应密切观察有无不良反应,扫描结束后患者仍应在候诊室处继续观察至少 15~30 分钟,一旦发生不良反应应及时处理。

9. 检查结束后要核对图像质量是否符合临床检查要求和影像诊断要求,采用多种后处理方法使病变显示清楚,到达临床诊断的要求。原始图像和后处理图像应及时打印胶片并上传 PACS 网络,防止数据丢失。

10. 工作结束后要及时整理机房,擦除设备上的血迹等污物,保持设备清洁。操作人员必须爱护影像设备,经常对设备进行保养,托架等 CT 室内的一切附属设备应放在固定位置,保持机房整洁有序。

11. 设备出现故障时,应及时停机并记录故障情况,同时通知维修人员和报告科室负责人。

12. 下班前要及时关机、关灯及关闭空调,最后关闭机房房门。

二、各类人员职责

（一）科主任职责

1. 负责本科的医疗、教学、科研及行政管理等的全面科室管理工作。及时完成上级有关部门及医院的指令性任务及上传下达工作。科主任是科室临床诊疗质量与安全管理和持续改进提高的第一责任人，负责科室管理的整体工作，对院领导负责。

2. 要定期组织召开科室中心组会议，讨论科室重大学科发展问题。布置落实医院的各项工作，保证医院的各项规章制度在本科室的贯彻执行。

3. 应该着重抓好学科发展工作，完成制定科室学科发展规划、年度工作计划，并组织实施。对常规 X 线摄影、CT、MRI、DSA 和介入诊疗实行统一领导和管理，经常督促检查，年终进行工作总结汇报。

4. 负责本科人员的医德医风教育、业务培训和技术考核等继续教育工作，向上级机关提出升、调、奖、惩意见。妥善安排进修、实习人员的培训工作，组织并担任部分教学工作。

5. 组织制定和不断完善本科室诊疗流程和操作规范，并做持续的优化。根据本科室任务和人员情况进行科学分工和管理，保证对被检者进行及时检查、诊断和治疗。经常与临床科室沟通，征求意见，持续改进科室各项工作。

6. 督促检查本科人员认真执行各项规章制度和技术操作规程情况，定期检查仪器、设备的保管、维修和使用情况以及辐射防护情况，指定人员负责登记、统计和资料积累、保管工作。制定放射诊疗意外事件应急预案，参与组织开展应急救援。严防差错事故，及时处理医疗纠纷和医疗事故，保障医疗安全。

7. 负责解决本科复杂、疑难的检查、诊断、治疗及设备的使用等技术问题。参加医院相关科室的临床会诊、抢救。审签重要的诊断报告和治疗方案。经常检查放射诊断、介入治疗和影像技术质量。鼓励科主任全日制参与科室临床工作。

8. 学习掌握和引进国内外先进诊疗技术，开展科学研究。负责组织和开展本专业相关的各类科研课题的申报、管理、实施和保障。组织本科各类新技术新业务项目的开展，以及推广应用。

9. 教学医院科室主任应重视教学工作的开展，与分管副主任共同组织好各种教学工作，积极参与并担任开展各层次的教学工作，做好进修、实习人员的培训。

10. 重视学科的人才培养，制定和完善人才培养计划，并组织实施，督促检查。创造公平、公正、竞争、和谐的学术氛围和工作环境，强化竞争机制，促进拔尖人才的成长。组织参加学术交流和学术活动，加强与国内外的科学与技术合作和交流。根据学科发展需要，吸引国内外优秀人才，建立合理的学科发展人才梯队。

11. 组织制定本科室的财务预算计划。根据科室发展需要，组织每年上报科室拟采购的新设备，并对新设备充分论证，做好成本和收益等效益预估，做好科室的经济管理。组织中心组制定全科人员奖金分配方案，做到公平公正，账目清楚。

12. 审签本科药品器材等耗材以及常用办公耗材的领用与报销。

（二）科副主任职责

1. 协助科室主任工作，并做好分管的有关工作；科主任外出或休假时全面负责科室工作。

2. 在科主任领导下,指导全科医疗、教学、科研、技术培训与理论提高等临床日常工作。指导本科下级医师做好日常医疗工作,有计划地开展基本功训练。

3. 掌握当今影像学进展,运用国内外先进经验,不断开展新业务、新技术,提高医疗质量。

4. 督促下级医师认真贯彻执行医院和科室各项规章制度,严防并及时处理差错事故。

5. 参加医院组织的院内、院外的会诊、抢救和疑难病例的讨论、诊断与治疗。

6. 掌握所属人员思想、业务能力和工作表现,提出考核、晋升、奖惩和培养使用意见。

（三）技术主任（技师长）职责

1. 在科室主任领导下参加科室中心组工作,全面负责技术组的管理工作。不断完善和促进影像技术的规范化和个性化的实施。

2. 负责技术组日常工作安排,日常排班及节假日排班。并全日制参与科室技术组临床工作。

3. 负责组织本科诊疗设备的安装、修配、检查、保养和管理,督促所属人员遵守技术操作常规和安全规则。

4. 组织制定各种设备的技术参数,定期组织质量管理会议,做好影像检查的日常质量控制,提高工作质量。

5. 指导完成较复杂的技术操作,负责解决本科室复杂、疑难的检查技术,指导和帮助下级技师、技士工作。

6. 掌握本专业前沿动态和基本理论知识。组织开展新业务、新技术和科研工作。指导进修、实习人员技术操作,并担任教学工作。

7. 负责组织图像质量评价和定期集体技术阅片评测工作。

8. 负责本科医疗器材、物品的请领、登记和保管,做好科室二级库房的管理工作。

9. 协助或组织定期的技术组学术活动。

10. 掌握所属人员思想、业务能力和工作表现,提出考核、晋升、奖惩和培养使用意见。

（四）住院总医师（科秘书）职责

1. 住院总医师实行24小时在岗制,且随时保持通信畅通。每周可休息一天。休息时,由科室主任安排能胜任住院总医师岗位的人员临时顶替。

2. 协助科主任做好科内各项业务和日常医疗行政管理工作,全日制参与科室临床工作;科室正、副主任外出时负责科室行政工作。

3. 协助分管副主任及各亚专业组组长完成诊断组及"三生（进修生、本科生、研究生）"临床工作安排,负责指导住院医生及"三生"日常诊断工作;负责"三生"教学,组织及实施临床影像教学的具体工作;协助实习生科室见习的带教工作的实施;协助教学副主任组织"三生"参加教授讲课;组织安排晨间读片;协助组织安排实施研究生读书报告会;协助主任加强对住院医师、进修实习人员的培训和日常管理。

4. 负责诊断组及"三生"工作量统计和上报工作,负责诊断组及"三生"补贴发放工作。

5. 负责医师工作安排,夜班排班及节假日排班。

6. 带头执行并检查督促各项规章制度和技术操作规程,严防差错事故。

7. 负责医院各项文件、通知的传达,及相关材料的上报工作。

8. 承担医院各临床科室的信息反馈工作,按时参加每月医院相关职能部门组织的医疗质量检查和医疗缺陷管理工作会议。督促贯彻和执行医院和科室制定的各项医疗规章制度和技术操作规程,发现问题责成相关人员立即整改。

9. 协助科主任及时做好本科室的各类投诉、纠纷的接待和处理工作。

10. 完成科领导指定的其他工作。

（五）主任医师职责

1. 在科主任领导下负责和指导科室医疗、教学、科研工作。

2. 承担疑难病例的诊断,参加院内会诊和死亡病例讨论。

3. 主持或参加每天早上的集体阅片,书写和审签诊断报告。积极配合临床,加强与临床的沟通和联系,努力提高诊断符合率和服务临床的能力。

4. 主持、组织开展新技术、新业务和科学研究,指导下级医师开展科研工作和论文撰写工作。

5. 运用国内、外先进技术指导临床实践,指导全科人员结合临床工作开展科学研究工作,不断开展新业务、新技术,提高诊断治疗业务水平和医疗质量。

6. 做好下级医师和进修实习人员的指导培训和教学工作。

7. 督促下级医师认真执行各项规章制度和技术操作规程。

8. 指导本科各级医师做好综合影像诊断工作,有计划开展基本功训练。

9. 对各级医师的理论水平、业务能力和工作实绩做出评定。

10. 完成医院和科室指定的其他工作。

（六）主治医师职责

1. 在科主任领导和指导下负责科室一定范围的医疗、教学、科研工作。

2. 主持或积极参与集体阅片,按照科室主任和住院总的安排,完成相应亚专业组的报告书写和审签工作,参与科室值班及指导下级医师,如遇疑难问题,及时请示上级医师。

3. 掌握本专业理论知识和有关临床知识;掌握X线、CT、MR等成像原理、性能及扫描方案,指导技师对疑难病例进行个性化扫描。

4. 认真执行各项规章制度和技术操作规程,经常检查医疗质量,严防差错事故。

5. 学习和运用国内外先进医疗技术,开展新技术、新业务,参与科研工作。做好资料积累,及时总结经验。

6. 完成科室指定的其他工作。

7. 其他职责同住院医师。

（七）住院医师职责

1. 在科主任领导和主任医师指导下进行工作。定期在各个部门轮训,参加常规X线、CT、MRI诊断和介入治疗等各项工作,并参与科室值班。

2. 在主治医师和住院总医师的指导下,负责胃肠X线检查工作及其他影像学诊断报告任务,根据医院相关要求,按时完成诊断报告,遇有疑难问题及时请示上级医师。

3. 掌握X线机的一般原理、性能、使用及摄影技术,遵守操作规程,做好辐射防护工作,严防差错事故。

4. 加强与临床科室的联系,不断提高诊断符合率。

5. 认真执行各项规章制度和技术操作规程。

6. 认真学习和积极开展新技术和新项目,并及时总结经验。

7. 协助做好进修实习人员的带教工作。

8. 完成科室指定的其他工作。

（八）主任技师职责

1. 在科主任及技术主任（技师长）领导下，负责科内诊疗工作中有关影像技术、机械设备、教学、科研和辐射防护等工作。负责实施技术方面的质量管理（QA）和质量控制（QC）。处理各类疑难技术问题。

2. 参与各类医疗设备规格、选型论证以及负责指导和监督设备的安装、保养、维修等工作。

3. 协助技师长为每台医疗设备制定技术参数、质控标准、技术操作规程。拟定下级技术人员操作技能审核标准和培养计划。

4. 指导下级技术人员认真执行各项规章制度、技术操作规程和防护条例；做好下级技师和进修实习人员的培训、教学和指导工作。

5. 协助技师长检查各岗位技术工作质量，参加适量技术操作，积极协助科室主任了解情况，搞好全科行政管理和质量管理。

6. 承担教学任务，参与拟定教学大纲和培训计划，并付诸实施；定期主持技术读片，讲评医学影像检查质量。

7. 注意自身知识更新，了解本专业学术前沿动态。与高级工程技术人员配合，带领全科人员学习国内外先进医学技术，主动与临床科室和本科各级医师共同探讨新的检查方法和检查技术。

8. 主持开展新技术、新业务和科学研究，指导下级技师开展科研工作。

（九）副主任技师职责

1. 在科室主任及技术主任（技师长）领导下，负责和指导科室技术、教学科研和辐射防护工作。处理疑难技术问题和高精密设备的技术工作。

2. 制定和主持开展新技术、新业务和科学研究，指导下级技师开展临床科研工作。

3. 定期主持技术读片，讲评投照质量，指导临床疑难问题读片。

4. 指导制定各种技术参数，做好质控，提高工作质量。指导并积极参加全科机器设备的安装、调试、保养、检修、大修等工作。

5. 担任对下级技师和进修实习人员的培训、教学和指导工作。

6. 督促下级技师认真贯彻执行各项规章制度和技术操作规程。

7. 加强与临床科室联系，不断提高技术工作质量。

8. 其他职责同主管技师。

9. 完成科室指定的其他工作。

（十）主管技师职责

1. 在科主任及技术主任（技师长）领导下，负责科室一定范围的技术、教学、科研和辐射防护工作。

2. 定期主持影像技术读片，讲评摄影质量。

3. 学习和运用国内外先进医疗技术，开展新技术和新项目，参与科研工作。做好资料积累，及时总结经验。

4. 认真执行各项规章制度和技术操作规程，经常检查技术质量，严防差错事故。

5. 做好下级技师和进修实习人员的培训、教学和指导工作。

6. 负责本科设备的检查、维护和管理。

7. 参加制定各种技术参数,做好技术质控。

8. 完成科室指定的其他工作。

9. 其他职责同技师。

(十一) 技师职责

1. 在科室主任及技术主任(技师长)领导下开展工作。

2. 负责放射科常规X线摄影、CT,MRI和DSA等放射技术亚专业的操作工作并轮转学习提高,参与科室夜班和节假日值班工作。工作中要认真负责、热情仔细,以最好的技术保证每个病人都得到最好的服务,不能有拒绝和推诿现象。

3. 负责本科设备的使用、常规维护和管理。设备运行期间,责任技师负责协调、管理检查室环境湿度和温度,将其控制在设备要求范围内。不定时检查电源电压及设备运行情况,发现问题及时处理或通知设备工程师检修。

4. 认真阅读检查申请单,明确检查目的及要求。并核对申请单与发票联是否相符。

5. 认真执行各项规章制度和技术操作规程,按照设备使用说明书正确操作CT机和高压注射器,按规定程序开机和关机。

6. 每日进行一次平均衰减值的测定和校正(空气校正),定期进行设备的空间分辨率校正(至少一月一次)。严防差错事故的发生。

7. 检查期间关闭检查室门窗,注意减少对其他人员的辐射照射。无关人员不得进入检查室,确实因病情需要,必须陪同检查的,应给予必要的防护用品,减少辐照损伤。

8. 建立严格的交接班制度,每日当班责任技师应与值班技师交接设备及物品状况(包括CT机、激光相机、洗片机、高压注射器以及未处理病人的信息等)。

9. 每日工作结束后,及时清洁室内和设备台面的污物,保持检查室内环境整洁。每周进行一次全面清洁。

10. 开展技术革新和科学研究,担任一定的教学工作。做好进修实习人员的带教工作,帮助和指导技士、进修实习人员开展工作。

11. 参加集体阅片,讲评投照质量。

12. 完成科室指定的其他工作。

(十二) 工程师职责

1. 在科主任领导下负责科室设备管理维护工作。

2. 配合厂家工程师,负责全科设备的安装、调试、保养、检修、大修及软硬件升级等工作,及时与技师沟通联系,并做好日常维修记录。

3. 对日常工作中设备的常见故障及软故障应及时排除,保障设备正常运转;大故障和硬件故障应及时和厂家工程师取得联系。

4. 参与制订各种技术参数、质控管理工作。

5. 定期进行大型设备的调试和校正。

6. 负责设备常用零配件的保管。

7. 完成定期设备维修保养制度的落实。

（十三）CT室护士长职责

1. 在科主任的领导和护理部主任的指导下,负责本科日常护理工作、护理教学、科研以及护理管理工作,是本科室护理质量与安全管理和持续改进第一责任人,应对科室主任、护理部负责。

2. 组织制定年度护理工作计划、护理质量监测控制方案的制定、实施、检查和总结。明确护理人员（亚专业）分工,组织本科护理人员的业务学习训练和技术考核,安排进修、实习护士的培训,并担任和组织临床教学工作。

3. 掌握科室护理工作情况,负责本科护理人员排班。

4. 督促检查本科护理人员认真执行医嘱和各项规章制度,遵守护理技术操作常规,预防事故、差错和医院感染。对科内发生的护理问题和差错,应及时了解原因,总结经验教训,采用防范措施,并及时上报护理部。

5. 组织本科护理查房和护理病例讨论、会诊,参加并指导突发患者的抢救和护理。参与责任组工作并负责审修护理病历。

6. 负责二级库房的管理,指定专人负责各类仪器、设备和药品、器材的管理,以及卫生被服的请领、报销和各种登记、统计工作。

7. 做好急救车管理"五定"：定点安置、定人保管、定数量品种、定期消毒灭菌、定期检查维修。

8. 负责病区管理,保持检查室清洁、整齐、安静、安全、严格候诊人员的管理。搞好消毒、隔离工作,预防交叉感染。

9. 掌握本科护理人员的思想、业务能力和工作表现,提出考核、晋升、奖惩和培养使用意见。

10. 组织开展护理新业务、新技术和科研工作,总结经验,撰写学术论文。

11. 完成护理部交办的其他护理工作任务,参加节日临床值班。

（十四）CT室护士职责

1. 在科主任和护士长领导下开展工作。

2. 认真执行各项护理制度和技术操作规程,正确执行医嘱,及时完成各项护理工作,严格执行"三查七对"制度,严格无菌操作,防止差错事故的产生。

3. 做好检查前的准备工作,向患者或家属介绍检查过程及要求,以便取得病人的理解和合作。核对申请单及发票联是否相符。

4. 负责或协助技师做好CT检查室病人检查的摆位,并与技师一同维持秩序及安排急诊病人的检查。

5. 需增强检查时向病人或家属介绍增强检查的目的、过程及可能出现的各种情况。并要求病人或家属在《对比剂增强检查知情同意书》中签字。操作后检查穿刺部位,观察对比剂有无渗漏,如有渗漏及时发现、处理。

6. 认真查对病人姓名、检查部位和检查要求,并核对发票联。操作中应严格遵守无菌原则,密切观察病情变化。

7. 对于检查中不能自主合作者,请求临床医师使用镇静药物。

8. 经常检查急救药品及器械的配备情况,缺损时及时报领。

9. 如遇病人发生意外情况,负责配合医师的抢救工作。

10. 建立严格的药品、器械登记及交接班制度。当班护士与下一班护士交接药品及器械时需记录并签字。

11. 严格遵守消毒管理制度,医疗废物、锐器管理制度。

12. 护士每日下班前,对高压注射器进行清洁处理。

13. 技师与护士共同打扫CT准备室和CT检查室环境及设备卫生,维护保养好设备;室内卫生做到每天一次清洁,每周末环境大扫除一次。

14. 每日进行工作量统计,每月统计总数。

第三章 CT 设备管理规范

医疗设备已经成为医院从事医疗、科研、教学的物质基础和赖以生存发展的必要条件。各医疗单位为了提高其诊疗水平、医疗质量以及社会、经济效益，纷纷购置和更换医学影像设备，其中 CT 设备的购置和更换最为突出。CT 设备是利用精确准直的 X 线束，与灵敏度极高的探测器一同围绕人体的某一部位作一层接一层的断面扫描，具有扫描时间短、图像清晰等特点，可用于多种疾病的检查，有助于提高诊疗效率、减少医疗费用支出、改善就医体验，目前已广泛应用于人体检查，是医院常见的大型医疗设备。由于 CT 设备是科技含量和研发成本最高的医学装备之一，其引进决定了医院其后的使用、运营、学科研究乃至医院的发展。

第一节 CT 设备的采购

根据世界卫生组织推荐的标准购置流程包括计划与需求评估、采购、安装、试运行、监测六大部分。采购只是购置流程中的一环，主要的购置是围绕医疗器械展开的技术管理工作。本节就 CT 设备采购的准入管理、采购前的评估论证与选型调研、招标采购、签订合同与设备验收等方面展开论述。（图 3-1）

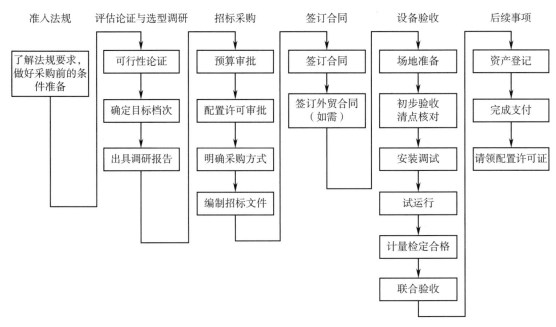

图 3-1 CT 设备采购工作流程

一、CT 设备采购的准入管理

（一）CT 设备的准入管理是医院质量管理的一个环节

质量管理是指确定质量方针、目标和职责，并通过质量体系中的质量策划、质量控制、质量保证和持续改进使其实现的全部活动。在医院管理中，医疗器械质量控制工作是遵循标准与规范、运用管理和医学工程技术手段，以确保患者安全为目的的实施确保医疗器械应用质量的系统工程。医疗器械的全面质量管理就包含了医疗器械准入环节的质量管理。准入管理包括以下内容：严格执行国家、行业和医院各项法规、制度、严把入口质量关；建立合格供方名录和质量跟踪评价制度；做好临床需求评估、计划制定、选型论证、招标采购；科学管控物流，完善采购记录和档案管理，做到出入口统一、台帐、标识、计价、信息记录完整，具有可追溯性。

（二）CT 设备的采购要执行国家的各项法律、法规。

1. 与 CT 设备相关的法规

（1）《医疗卫生机构医学装备管理办法》

第十八条 纳入集中采购目录或采购限额标准以上的医学装备，应当实行集中采购，并首选公开招标方式进行采购。

（2）《大型医用设备配置与使用管理办法》

第六条 大型医用设备的管理实行配置规划和配置证制度。

（3）《乙类大型医用设备配置实施办法》规范了各类医疗机构申请配置 CT 应满足条件。

（4）《关于印发乙类大型医用设备集中采购工作指导意见的通知》

第三条 各医疗卫生单位配置乙类大型医用设备，必须先取得许可证后再实际配置，不得先购置后申办许可证。

（5）《医疗器械监督管理条例》

第四十二条 进口的医疗器械应当是依照本条例第二章的规定已注册或者已备案的医疗器械。

（6）《医疗器械使用质量监督管理办法》

第二章第七条 医疗器械使用单位应当对医疗器械采购实行统一管理，由其指定的部门或者人员统一采购医疗器械，其他部门或者人员不得自行采购。

（7）《医疗器械临床使用安全管理规范（试行）》

第二章第七条 医疗机构应当建立医疗器械采购论证、技术评估和采购管理制度，确保采购的医疗器械符合临床需求。

（8）《计量法》《中华人民共和国计量法实施细则》《中华人民共和国强制检定的工作计量器具目录》：CT 纳入强检范围，属于照射量计（含医用辐射源）。

2. 与采购相关的法规有 《中华人民共和国政府采购法》《中华人民共和国政府采购法实施条例》《政府采购货物和服务招标投标管理办法》《政府采购进口产品管理办法》《中华人民共和国招标投标法》《中华人民共和国招标投标法实施条例》《机电产品国际招标投标实施办法（试行）》等以及与预算管理相关的法律法规。

通过以上相关法律法规，CT 设备的购置已纳入法制化管理，把 CT 设备采购工作的计划预算、采购作业以法律的形式规定下来，必须在以上法律框架下进行。

二、考察调研,评估论证

CT 具有投入资金大、运行成本高、应用技术复杂、检查价格较贵等特点,与医疗卫生费用和人民群众健康利益密切相关,根据《大型医用设备配置与使用管理办法》要求,配置 CT 必须适合我国国情、符合区域卫生规划原则,充分兼顾技术的先进性、适宜性和可及性,实现区域卫生资源共享,不断提高设备使用率。CT 属于乙类大型医用设备,其管理实行配置规划和配置证制度,由医疗机构按属地化原则向所在地卫生行政部门提出申请,逐级上报至省级卫生行政部门审批;医疗机构获得大型医用设备配置许可后,方可购置 CT。CT 上岗人员(包括医生、操作人员、工程技术人员等)要接受岗位培训,取得相应的上岗资质。CT 必须计量准确、安全防护、性能指标合格后方可使用。配置许可证申请见图 3-2。

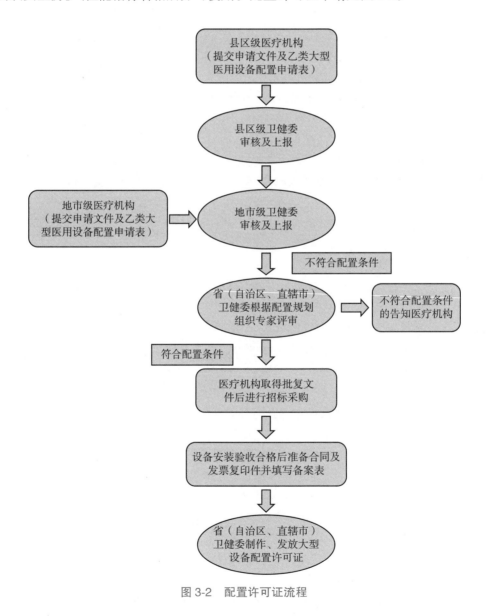

图 3-2 配置许可证流程

（一）采购前的评估论证

本着总量控制、布局合理；准入严格、应用规范；稳步发展、适应需要的管理目标，医疗机构对 CT 的配置规划应进行科学严谨的可行性论证。

1. 可行性论证从以下方面进行：

（1）医疗机构总体情况：规模、业务量、等级、临床水平、科研能力等指标。

（2）专业科室的业务能力：开展相关业务情况、配套设备实施情况、预期使用率、临床和科研工作情况。

（3）专业技术人员：上岗资质、学科带头人、人才队伍等情况。

（4）管理水平：医疗安全、规章制度、质量控制。

（5）筹资水平：财政、自有资金、贷款等。

2. 医院申报配置 CT 的格式要点：

（1）申请配置的必要性和依据

1）医疗机构基本情况分析（包括医疗机构地理位置、性质、规模、经营状况和财务状况、学科建设规划等）。

2）医疗机构现有医用设备使用情况（需提供现有设备检查数量及检查阳性率等）。

3）当地医疗服务需求分析（包括医疗机构所在地经济社会发展状况、人群健康状况和疾病谱、人群对该设备的医疗服务需求、预测社会、经济效益情况）。

（2）申请设备的技术发展前景（技术的先进性、可靠性、质量安全性）。

（3）申请设备对医疗机构临床、科研工作的作用。

（4）申请设备预期使用情况分析（包括设备预计使用率等）。

（5）人员资质情况（拟配置科室的主要临床和技术人员情况、学科队伍建设等）。

（6）项目投资分析（项目总投资、资金来源和筹措方式等。如为首次配置、价格在 500 万元以上的新设备，必须详细分析成本构成、大小及建议的收费价格）。

（7）社会效益与经济效益分析（社会效益初评：包括学科建设、诊断 / 抢救 / 治疗等临床效果、病人住院日、病人来源分析；经济效益评价等）。

（二）CT 的档次分型及选购策略

在购买 CT 设备的过程中，首先面对的问题是档次的选择。有些医疗单位把拥有高档 CT 机看作是提高医院档次、地位的首要方法，并将其视为创收的方法之一，但往往在购置后的日常工作中，并不能充分发挥该 CT 设备的价值，造成卫生资源的浪费。即使是同一档次的设备，由于其技术和功能不一样，也有较大的差别，需对产品做充分的调研。采购时，医疗单位还应综合本单位的经济实力、技术力量以及周边医疗单位的师资力量和设备状态，并考虑到该设备的维护费用和当地的经济状况，合理购置 CT 设备。

国家卫健委对 CT 的档次分型有明确的指导意见，将 CT 划分如下：临床实用型：64 排及以下；临床研究型：128 排及以下；科研型：128 排及以上、双源 CT 和能谱成像 CT。

临床实用型的 16 层螺旋 CT 可实现各向同性的图像采集，超薄切面和微体素采集，能够产生多达数百层的横断面图像，图像后处理软件也较为丰富，能够基本满足普通的临床需求。如平扫、增强及外周血管成像等。二级医院或 CT 日工作量在 20~60 人次的单位，如无特殊需求的重点专科，可考虑购置配备相应配置（相应的后处理功能软件：3D、MIP、MPR、图像叠加复合功能及仿真腔镜功能等）的 16 排螺旋 CT。由于目前主流厂家 16 排的技术比较成熟,在选择产品型号时对产品本身的考虑比较少,除考察机架转速、球管的热容量和使用寿命等最主要的参数外,更多的是考虑售后服务、品牌和价格,及该机型在其他医院的应用情况,机器配件的供应及价格,机器的维修和运营成本等。

临床研究型指的是 64 排层的 CT。三级医院、CT 日工作量在 60 人次以上的医疗单位或本单位的规划内重点专科建设有心胸外科、神经内外科,可以考虑购置 64 排螺旋 CT 以上档次,并配备当前所有的后处理功能软件,如心脏 CT 成像、肺、脑灌注成像等。根据探测器技术及影像链的不同,临床研究型 CT 又分为先进型和实用型两档。

实用型采用的是传统探测器,在 2012 年以前推出的 64 排产品基本属于这个类型。在这档 CT 中,主张采用大热容量球管和高压发生器,在采购过程中重点关注的是球管热容量的大小和高压发生器的功率;由于 64 排属于高档设备范畴,对图像质量也有新的要求,主要关注 xy 轴空间分辨率、z 轴空间分辨率、密度分辨率等。64 排区别 16 排最大的功能就是心脏成像,所以 64 排 CT 的心脏成像时间分辨率就尤为重要。近 10 年的临床实践表明,64 排做心脏必须要控制心率,最好在 65 次 / 分以下,控制的方法为病人在扫描之前口服美托洛尔或硝酸甘油,也有医院让病人吸氧以控制心率。在 64 排 CT 硬件的基础上,也有厂家为了提高心脏成像的心率适应范围,通过一些扫描和编辑的软件,来提高时间分辨率,可以使时间分辨率提高到 30ms 左右。有时厂家会将这些软件功能列为选件,选购时需注意。

先进型是基于探测器而言的,是指在这档 CT 中采用不同于传统 CT 的探测器。这类 CT 的共同点都是加快探测器的传输速度,降低电子噪声,以提高图像质量、降低噪声和降低剂量。在这类产品的采购中需重点关注的是探测器芯片化和模块化的程度、噪声指数、采样率和剂量。在关注剂量时,除了探测器本身外,还有一个重要的影响因素是低剂量的迭代技术。对于比较关注剂量和有一定科研要求的医院,先进型的 64 排 CT 是不错的选择。

此外,在 64 排 CT 的采购过程中还会遇到能量功能是否需要的问题。目前主流的大厂家都能够实现能量成像,然而,选用这个功能会增加一定的成本。

科研型是指后 64 排 CT,代表性的技术方向有:宽体 CT,轴扫条件下的宽体覆盖大范围扫描,通过一次快速旋转即可完成对单器官(例如心脏、颅脑、实质 / 空腔脏器)的成像,不仅降低了剂量,而且获得了高清的图像质量,为临床带来更多的收益,比如在一个心动周期内完成一站式心脏成像、低剂量大范围的单器官灌注、更快速的胸痛三联以及多部位联合成像等,同时也从螺旋扫描回归到 CT 扫描的本源——轴扫,获得更好的图像质量;能谱 CT,能谱成像可以对基物质(水,碘,尿酸)进行物质密度成像和定量分析,可以作为评价病变程度以及指导治疗的有效手段;双源 CT,可以有更高的时间分辨率。这类设备适合大型的三甲医院,对科研有比较高的要求和对心脏成像的速度和诊断准确度期望较大的医院可以考虑选购,但这类设备价格昂贵,需结合医院自身的发展和财务状况。

以上为各个档次设备的主要特点及在采购时应该注意的事项,当然在 CT 采购中还有一些所有机型要关注的参数,如孔径、机架倾角、探测器数目、滑环类型、机架倾斜扫描、冷却方式、最薄探测器宽度、探测器长轴宽度、探测器光子转换效率等,参数描述将在后面章节中介绍。

在购买 CT 时还需考虑的是设备的流程控制问题。随着螺旋 CT 转速的加快,每个患者的检查时间主要不是消耗在扫描本身上,而是在扫描前的准备和扫描后的处理上,如位置的摆放、扫描程序的设定和修正、患者屏息的训练、扫描完毕后的照相等。单纯扫描时间在整个检查时间中占的比例几乎可以忽略不计。流程控制方面有专门的软件进行协助管理,在采购CT的时候可以包含在配置中。

（三）建立科学评估方法

世界卫生组织推荐的标准采购流程中,在技术评估与器械评价环节侧重于评审现有报告并经卫生技术评估国际网络机构评审或向卫生技术评估机构委托评估。目前国内的评估没有有效与国际网络机构沟通的渠道,没有真正意义上的卫生技术评估机构。因此国内在医疗器械购置方面还需要进行科学的数据采集工作,开展设备及技术对使用部门及医院层级的技术评估,进行资金和预算的分析指标管理,用有效的成本管理方法进行需求评估。这需要在计划与需求评估环节建立多学科团队制定工作计划,注重成本管理,对资金和预算有分析,有指标管理,这是未来评估工作的发展方向。

（四）市场调研

采购人员应当对采购项目的市场技术或者服务水平、供应、价格等情况进行市场调查,根据调查情况、资产配置标准等科学、合理地确定采购需求,进行价格测算。CT新应用、新技术更新速度快,从业者要不断学习国内外最新的发展状况、了解性能指标、临床意义等各个方面,才能完整、明确地把握采购需求,做好CT的定位选型。

定位好机型档次后,可以就目标机型进行考察,主要有请进来和走出去两种方式。

请进来:向市场发出采购意向,组织三家或以上厂家在同一地点次序介绍各自的产品性能特点,由影像科室、工程技术部门、采购部门几方面的人员一起参加,大家在会上就各自关心和兴趣的问题提问,并就细节问题备案留档。

走出去:组织人员到已有相同机型的医院实地考察,了解各种功能的运用情况、影像效果、机器稳定性、售后服务等。

调研后应出具调研报告,对各厂家CT进行比较,包含以下内容:各厂家同档次CT的功能比较,是否都能实现医院期望的技术;各厂家核心技术指标比较;各厂家实际影像效果、临床应用效果;高端应用技术是否成熟,有无学术支持能力;不同的CT厂家有可能选件不同,是否可以互相替代;场地有无特殊要求,现有场地能否满足;医院已有的影像设备占有率分析,占有率高的有没有可能提供更好的售后服务,占有率低的有没有可能愿意用更低的价格来表示诚意;以及售后服务能力等。

（五）CT设备技术的若干进展

随着各种相关技术的发展,CT设备始终向着提高扫描速度、降低X线剂量和改善图像质量、提供更多功能的方向发展,从而促进CT影像诊断技术不断进步。CT设备近年来的新进展主要表现在以下几个方面:

1. 探测器 数据采样率提高,多排螺旋CT转速从数秒提升到毫秒级,数据采样率提高至4800views/360°;数据采集与传输系统集成化设计,源头数字化,最大程度去除电阻、减少信号损耗,提升了图像密度分辨率,同时降低辐射剂量;球面探测器,避免探测器单纯增宽的伪影成像,做到无伪影成像;目前主流厂商采用0.625mm作为探测器单元的层方向最小尺寸,少数厂商采用0.5mm作为层方向最小尺寸,从而获得更高的z方向分辨率。

2. 球管 由于心脏CTA及灌注等检查要求较高热容量,球管可实现高热量承载和快速散热;飞焦点技术,在最快的旋转速度下得到最佳的图像质量。

3. 能量成像技术　双源双能量成像,通过两套球管与探测器对检查部位进行能量成像,两套球管分别产生两组不同千伏的 X 射线;单源瞬切双能量成像,通过切换球管产生两种两组不同千伏的 X 射线;基于光谱直接分离功能的双层探测器,利用探测器顶层和底层不同材料,顶面材料识别、吸收低能量光子,底面材料识别、吸收高能量光子,实现每次扫描高、低能量数据的解析。

4. 低剂量技术　CT 低剂量扫描方法有 X 线滤过、X 线准直、X 线管电流的调节和适应,依据病人体型自动曝光控制、峰值电压优化、提高探测器效率、降噪算法等。

5. 智能预判技术　该技术革新优化了从患者登记、协议准备、机架准备、患者扫描到图像预览和图像重建的按部就班式的传统扫描流程,依托分布式可扩展 CT 系统架构,实现球管联动引擎、预先加速引擎等智能预判技术,通过整合协议准备、机架准备、患者扫描等环节,实现扫描流程的智能化,从而缩短扫描时间。

6. 影像诊断的智能化　医学专家系统具有大量专门知识和经验,应用人工智能技术,根据某个领域一个或者多个人类专家提供的知识和经验进行推理和判断,模拟人类专家的决策过程,以解决复杂问题。目前在 CT 领域应用最多的是关于肺结节和肿瘤的相关智能诊断软件,极大地避免了由于医生疲劳和疏忽带来的漏诊和误诊,对于提高基层医疗的诊疗水平也很有价值。

三、招标采购

(一) 招标前期准备工作

1. 完成预算审批程序　CT 采购立项,落实资金来源、场地规划、人员筹备后,就应纳入年度财政采购预算计划,要注意的是配套设备是打包采购还是独立采购,上报计划时都要有所规划,避免出现无预算资金的情况;同时不论是主机还是配套设备名称都应规范,应参考医疗器械注册证名称申报。

2. 完成乙类大型设备的配置许可审批　CT 属于乙类大型医用设备,其管理实行配置规划和配置证制度,由医疗机构按属地化原则向所在地卫生行政部门提出申请,按照《乙类大型医用设备配置实施办法》提交科研论证等申请文件,逐级上报至省级卫生行政部门审批;医疗机构获得大型医用设备配置许可后,方可购置。

3. 明确采购方式　CT 采购计划、配置许可经上级机关批复同意后,即可向政府采购部门提交采购申请。申请时应写明招标采购方式。如果国产 CT 即能满足,可按照《中华人民共和国政府采购法》《中华人民共和国政府采购法实施条例》《政府采购货物和服务招标投标管理办法》进行国内招标采购;如果采购的是进口设备,由于 CT 属于机电产品国际招标范围内的产品,则同时还应按照《中华人民共和国招标投标法》《中华人民共和国招标投标法实施条例》《机电产品国际招标投标实施办法(试行)》进行招标采购。

(二) 招标文件编制

1. 招标文件编制要点　自《中华人民共和国招标投标法》及《中华人民共和国政府采购法》实施后,对招标目录范围内的医疗设备通过公开招标方式进行采购的政策已执行多年。通过公开招标采购可以达到规范采购行为、节约采购资金、增加采购透明度、遏制商业贿赂等目的。标书的编制要满足以下几方面的要求:医院的定位、使用科室的倾向、供应商对公平对待的期待以及采购政策。

招标采购能否实现既能满足使用要求又能满足价廉物美的愿望,落脚点就在招标文件的编制上。招标文件既要实现医院的采购目标,也是后期的所有行为依据。标书编制既要精于技术指标,也要对临床医疗技术有深入的了解,还要能站在医院整体发展的角度统筹规划。招标文件由技术部分和商务部分组成,其中的商务部分招标机构一般都有现成的指引文本,只需要对部分条款按医院的具体情况进行调整或增加,正常情况下投标人都能满足商务条款要求。招标文件中最具个性化的部分在技术部分,CT 所需要具备的功能、技术、配置以及一些售后相关内容都在这里体现。

（1）编制前的技术准备:标书编制要了解不同厂家各自的招标参数及技术白皮书（datasheet）等技术资料,并与临床人员充分交流,确认所需功能与配置,理解参数的临床意义。为了保证采购设备的先进性,还应了解各厂家最新发布的机型,包括在北美放射年会上发布但还未在国内通过 CFDA 注册的机型,了解其与中国市场上现有技术差异,如定位高端机型,则在标书参数的选择上可以参考新机型,以免落后。

（2）体现公平原则:在对各参数指标充分理解的基础上,尽量以共性的表达方式,如参数都能满足使用,以都能入围的最高值作为参数指标;在功能接近,名称不同的功能表述上,可以直接写入各自的技术,以“或”来体现;某家独有的技术参数,不能加注星号“*”。

（3）兼顾售后及配套附件等:考虑到 CT 的保修和球管消耗都是一笔不小的开支,在技术条款中可以对保修时间、球管保用次数 / 时间等提出要求;如水冷机、高压注射器、胶片打印机、精密空调等配套设备可酌情要求提供。

（4）主要参数的把握:加注星号（“*”）的主要参数是废标条款,应该用于能够反应设备档次的核心技术指标、不可或缺的配置、价值较高的软硬件等方面。

（5）评分方法的选择:《机电产品国际招标投标实施办法（试行）》第二十条招标文:应当明确评标方法和标准。机电产品国际招标的评标一般采用最低评标价法。所有评标方法和标准应当作为招标文件不可分割的一部分并对潜在投标人公开。招标文件中没有规定的评标方法和标准不得作为评标依据。

最低评标价法,是指在投标满足招标文件商务、技术等实质性要求的前提下,按照招标文件中规定的价格评价因素和方法进行评价,确定各投标人的评标价格,并按投标人评标价格由低到高的顺序确定中标候选人的评标方法。

2. 招标文件内容　《机电产品国际招标投标实施办法（试行）》第十八条:编制依法必须进行机电产品国际招标的项目的资格预审文件和招标文件,应当使用机电产品国际招标标准文本。

机电产品采购国际竞争性招标文件的主要内容:

（1）项目概况及资金性质:本招标项目医疗设备采购情况介绍。

1）招标产品一览表

合同包	品目号	产品名称	数量	主要技术规格及要求	交货期

2）项目资金来源。

3）本项目的各合同包最高投标限价。

4）投标报价高于最高投标限价的,其投标将被否决。

5）关境内提供的货物的投标报价:现场交货价应为包含生产厂至最终目的地的内陆运输费,保险费和其他当地发生的伴随服务费(包括但不限于搬运费、安装费、指导费、调试费、培训费、技术服务费等),并含在投标总价中。

6）关境外提供的货物的投标报价:DDP 医院现场。

相关费用:货物的进口环节税、货物从进口口岸运至最终目的地(安装现场)的内陆运输、保险和其他当地发生的伴随费用(包括但不限于搬运费、安装费、指导费、调试费、培训费、技术服务费等),并含在投标总价中。

7）投标货币:美元或人民币。

8）零部件和备品备件的费用。

9）投标人应在技术规格中提供验收后开始使用年所需的备品备件的名称和数量清单,按投标文件中所报的单价来计算其总价,并计入投标价中。

10）中国关境内的备件供应和售后服务设施。

11）投标人应在投标文件中说明投标人在中国关境内的投标货物的维修服务设施和零部件库房,若没有,则评标价格在投标总价的基础上增加 ×%。

(2)对投标人的资格要求

1）投标人为生产企业的:应提供有效的《医疗器械生产企业许可证》(或医疗器械生产备案凭证)复印件。投标人为代理商的,应提供有效期的《医疗器械经营企业许可证》(或医疗器械经营备案凭证)复印件。

2）投标人提供的货物若属于医疗器械管理范畴的:须提供中华人民共和国有关部门颁发的《中华人民共和国医疗器械注册证》(含医疗器械产品注册登记表(若有))或医疗器械备案凭证,并提供证明材料。

3）投标人提供的货物如属 3C 认证产品的:则应提供该货物已获得的 3C 认证的有效证明材料。

4）投标人若为经销商的:应提供所投设备制造商出具的授权函。

5）投标人应当提供在开标前三个月内由银行出具的银行资信证明的原件或复印件。

(3)评标方法

1）最低评标价法:招标文件"货物需求一览表及技术规格"中一般条款(包括所有细项,除标注"*"号的关键技术参数外),每偏离一项按该设备投标报价的 1% 比率增加评标价。投标文件没有单独列出该设备报价的,按投标总价进行加价。

2）一般条款合计:每个设备≥5(或自行设定)项不满足,则为技术评议不合格,其投标将被否决。

3）在技术评议时,如发现下列情况的,其投标将被否决。

4）投标文件不满足招标文件技术规格中加注星号("*")的主要参数要求或加注星号("*")的主要参数无技术资料支持的。技术支持资料以制造商公开发布的印刷资料或检测机构出具的检测报告为准。若制造商公开发布的印刷资料与检测机构出具的检测报告不一致,以检测机构出具的检测报告为准。

(4)合同专用条款:

1）履约保证金金额:合同总金额的 ×%;

2）履约保证金形式:银行保函或不可撤销的信用证。

3）保证期:合同货物最终验收后的不少于 × 年,并指派专业技术人员上门免费安装。

4）免费维修与更换缺陷部件的期限为卖方接到院方通知后,免费维修的响应时间≤4小时,更换缺陷部件的时间:境内部件≤3个日历日,境外部件≤10个日历日。

（5）技术规格及要求:CT技术参数。

（6）技术服务要求:

1）安装与调试

①合同签订后,中标人应派场地工程师到医院安装现场,若需要与院方共同商讨机房设计,应提供设备安装的规划设计说明,包括建筑防护标准、运行使用的环境要求、施工图纸等,并提供全面的机房结构、水电线路等设计图纸的技术服务,直至安装场地具备安装条件。

②招标采购货物到达医院现场,在医院现场具备安装条件后,医院发出"已具备安装条件通知"给中标人。中标人应在接到通知7天内,派遣相关专业技术人员到达现场,在院方技术人员在场的情况下开箱清点货物,并负责按照院方要求进行安装、调试、检测设备至验收合格。

③中标人应在合同规定的安装调试期内完成该项工作。如因卖方原因而造成安装、调试及培训延期,因延期而产生的一切费用和给院方所造成延误开机使用的损失由卖方承担。

④中标人工作人员在进行卸货、安装、调试、校验等所发生的费用由中标人承担。

2）技术培训

①安装、调试期间,中标人应安排应用专家对院方的技术人员进行设备操作现场培训,直至达到能独立正常操作设备并正确使用其各项功能。以上费用应包含在投标报价中。

②安装、调试期间,中标人专业技术人员应免费对院方的维修工程人员进行设备的维修、保养的技术培训;其费用应包含在投标报价中。

③针对每台（套）设备,须另提供操作及故障简明流程牌,方便悬挂于机身,以便指导运用。

3）技术资料:中标人应向院方随设备提供以下完整的技术资料,其费用包括在投标总报价内。包括:设备安装图纸、设备及系统的详细电路原理图、电气设备及系统安装线路图、构件、机械安装图、安装手册、操作手册（中文）、维修手册（包括软件检修程序手册）、使用手册、制造、安装标准、合同中要求的其他资料。

4）验收标准和验收方法

①验收标准:设备按照制造厂商的产品验收标准和中华人民共和国有关标准以及招标规定的技术要求进行验收。应与投标时产品原始样本技术资料/标书技术文件一致,并应符合我国有关技术规范和技术标准;产品外观应无破损、破裂和缺陷且标识清晰。

②验收方法

出厂检验:中标人应提供货物制造厂的出厂检验报告、合格证书、装箱单,并且根据预先提供的验收标准,填写验收报告书,供双方最终确认所用。

进口商检:若进口货物卖方应提供中华人民共和国海关进口货物报关单及有关证明（包括货物的产地、品牌及装运港等与投标文件相一致的证明材料）。货物最终验收时应提供中华人民共和国出入境货物检验检疫证明。

设备最终验收:设备安装、调试结束后,中标人负责并会同院方及有关专家按①验收标准进行联合验收。所有技术指标、参数均应符合验收标准的要求,如果同一指标参数在上述规定中不同,以要求最高的参数指标为验收依据进行验收。

如果双方在某些技术参数指标上存在分歧,院方有权委托有资质的第三方对有争议的技术规格参数进行校核,以校核的结果作为最终的验收技术规格参数指标,中标人应承担校核的相关费用。

所有技术参数指标都符合上述规定,机器正常运行使用后,经双方代表按规定的程序及验收单进行验收签字确认。

(7)质量保证及维修服务

1)服务要求

①中标人须在提供维修工程师的联系方式,如联系方式有变动,应主动及时通知院方。

②中标人在中华人民共和国境内应设有投标机型的零配件仓库(注明详细地址),在设备的正常使用寿命期内,中标人应保证院方对设备的零配件、易损件的供应,且备品配件可保证供应10年以上。

③中标人应能随时满足电话支持或网络远程式访问,以非现场的方式协助院方解决设备在使用过程中的各种问题和故障。

④在接到院方报修通知后,中标人维修工程师在4小时内响应,8小时之内到达现场。

⑤在设备的正常使用寿命期内,中标人应保证院方采购的零配件按时到达医院(国内保税库部件3个工作日内到达现场,需国外调用的部件10个工作日内到达现场,由于海关、交通等特殊情况导致的延期除外)。

⑥设备所安装的软件版本须为投标机型当前最新版本,设备最终验收合格后,中标人应提供设备的软件终身免费升级,并及时通知用户有关的软件/硬件更新。

⑦中标人如有维保代理人,应在投标文件中列出维保代理人的详细联系方式。如果中标人兼并或更换维保代理人,须及时与院方做好维保代理手续移交,本合同、协议继续有效。

2)质量保证期及质保期内的维修服务

①所有设备质量保证期为设备正常运行使用最终验收合格之日起开始计算,时间:≥×年。

②质保期内,机器年完好率应达95%以上,完好率计算方法为:一年里,[365-故障累计停机天数/365×100%],若达不到95%,则质保期相应按停机天数顺延。

③质保期内设备运行中发生问题,卖方应按1)服务要求(对质保期内和质保期外都必须满足)的要求提供免费维修服务,若配件损坏,应免费更换损坏的零部件,维修费用由卖方承担。

(8)其他事项

1)投标人应提供由制造商出具的售后服务承诺书。

2)投标人对国内交货的货物应单列清单注明。属于进口货物的须提供报关单等相关完税证明。

3)所有厂家所提供产品,由于设计原理不同参数略有差别,经专家评定后,视为符合标书。

4)由于设计不同,请各投标方自行提供设备运行所需的配套设施及配件,须包含在投标总价中。

四、签订合同

(一)签订采购合同

招标人和中标人应当自中标通知书发出之日起 30 日内,依照《中华人民共和国招标投标法》《中华人民共和国招标投标法实施条例》和《机电产品国际招标投标实施办法》的规定签订书面合同,合同的标的、价款、质量、履行期限等主要条款应当与招标文件和中标人的投标文件的内容一致。招标人或中标人不得拒绝或拖延与另一方签订合同。招标人和中标人不得再行订立背离合同实质性内容的其他协议。CT 采购合同模板如下:

CT 采购项目合同

甲方:

乙方:

根据招标编号( )的 CT 采购项目(以下简称:"本项目")的招标结果,乙方为中标人。现经甲乙双方友好协商,就以下事项达成一致并签订本合同:

1. 下列合同文件是构成本合同不可分割的部分

(1)合同条款;

(2)招标文件、乙方的投标文件;

(3)其他文件或材料:无。

2. 合同标底

包号	品目号	品目名称	商品名称	数量	金额	基本需求 (品牌、型号 技术指标等)	交货期	售后服务要求	采购单位	联系人	联系方式
1	1-1	CT	CT	1			合同签订后 × 天内	免费保修 × 年			

3. 合同总金额

合同总金额为人民币大写:(￥)×××。

4. 合同标的交付时间、地点和条件

(1)交付时间:合同签订后 × 天内交货;

(2)交付地点:×× 医院

(3)交付条件:按招标文件要求,验收合格。

5. 合同标的应符合招标文件、乙方投标文件的规定或约定,具体为:乙方对此次招标采购的产品质量,性能均需符合招标文件及响应文件约定的技术指标的要求。

6. 验收

(1)验收应按照招标文件、乙方投标文件的规定或约定进行,具体如下:

乙方免费提供完整的技术资料(包括使用说明书、安装手册、维修手册、用户手册、出厂明细表或装箱单、制造厂质量合格证书及其他相关文件资料)。设备安装调试完成后,由甲乙双方按照制造商技术标准和招标文件技术要求共同验收,验收结果经双方确认后,并在验收报告签名盖章。

（2）本项目是否邀请其他投标人参与验收：不邀请。

7. 合同款项的支付应按照招标文件的规定进行，参照招标文件。

8. 履约保证金 无。

9. 合同有效期 至甲乙双方履行完合同义务为止。

10. 违约责任

（1）如果乙方未能按合同规定的时间按时足额交货的（不可抗力除外），在乙方书面同意支付延期交货违约金的条件下，甲方有权选择同意延长交货期还是不予延长交货期，甲方同意延长交货期的，延期交货的时间由双方另行确定。延期交货违约金的支付甲方有权从未付的合同货款中扣除。延期交货违约金比率为每迟交 1 天，按迟交货物金额的 ×%。但是，延期交货违约金的支付总额不得超过迟交货物部分合同金额的 ×%。

（2）如果乙方未能按合同规定的时间或双方另行确定的延期交货期按时足额交货的（不可抗力除外），每逾期 1 天，乙方应向甲方支付 × 元违约金。若因此给甲方造成损失的，乙方还应赔偿甲方所受的损失。

（3）甲方逾期付款的（有正当拒付理由的除外）应按照逾期金额的每日 ×% 支付逾期付款违约金。

（4）违约终止合同：在补救违约而采取的任何其他措施未能实现的情况下，即在甲方发出的违约通知后 30 天内（或经甲方书面确认的更长时间内）仍未纠正其下述任何一种违约行为，甲方有权向乙方发出书面违约通知，甲方终止本合同；

1）如果乙方未能在合同规定支付期限内或双方另行确定的延期交货时间内交付合同约定的货物。

2）乙方未能履行合同项下的任何其他义务。

11. 知识产权

（1）乙方提供的采购标的应符合国家知识产权法律、法规的规定且非假冒伪劣品；乙方还应保证甲方不受到第三方关于侵犯知识产权及专利权、商标权或工业设计权等知识产权方面的指控，任何第三方如果提出此方面指控均与甲方无关，乙方应与第三方交涉，并承担可能发生的一切法律责任、费用和后果；若甲方因此而导致损失，则乙方应赔偿该损失。

（2）若乙方提供的采购标的不符合国家知识产权法律、法规的规定或被有关主管机关认定为假冒伪劣品，则乙方中标资格将被取消；甲方还将按照有关法律、法规和规章的规定进行处理，具体如下：依法追究乙方相应的违约责任，若甲方因此而导致损失的，乙方应赔偿损失。

12. 解决争议的方法

（1）甲、乙双方协商解决。

（2）若协商解决不成，则通过下列途径之一解决：

1）提交仲裁委员会仲裁。

2）向人民法院提起诉讼。

13. 不可抗力

（1）因不可抗力造成违约的，遭受不可抗力一方应及时向对方通报不能履行或不能完全履行的理由，并在随后取得有关主管机关证明后的 15 日内向另一方提供不可抗力发生及持续时间的充分证据。基于以上行为,允许遭受不可抗力一方延期履行、部分履行或不履行合同,并根据情况可部分或全部免于承担违约责任。

(2) 本合同中的不可抗力指不能预见、不能避免、不能克服的客观情况,包括但不限于:自然灾害如地震、台风、洪水、火灾及政府行为、法律规定或其适用的变化或其他任何无法预见、避免或控制的事件。

14. 合同条款　本采购项目的招标文件,中标人的投标文件以及相关的澄清确认函(如果有的话)均为本合同不可分割的一部分,与本合同具有同等法律效力。

15. 其他约定

(1) 合同文件与本合同具有同等法律效力。

(2) 本合同未尽事宜,双方可另行补充。

(3) 本合同自签订之日起生效。

(4) 本合同一式 2 份,经双方授权代表签字并盖章后生效。甲方、乙方各执 1 份,送备案份,具有同等效力。

(5) 其他:无。

甲方:	乙方:
住所:	住所:
单位负责人:	单位负责人:
委托代理人:	委托代理人:
联系方法:	联系方法:
开户银行:	开户银行:
账号:	账号:

签订地点:

签订日期:

16. 进口产品:如果采购的 CT 是来自关境外的,投标人又不具备外贸进出口资格的话,还需签订外贸合同,由招标人按照国家有关规定办理进口手续。

第二节　CT 设备主要性能参数及意义

一、主要性能参数及意义

CT 的招标技术参数应该由描述 CT 主要组成部分性能的参数组成。CT 的主要组成部分应该包含扫描机架,扫描床,计算机系统(主计算机、重建计算机),扫描软件部分、后处理软硬件部分。随着技术的发展,CT 的软硬件技术变化很大,特别是高端 CT 的评价原则也应该随着 CT 技术的变化而变化,下面介绍一下各部分应该要求的参数及参数的意义。

1. 机架系统

（1）机架孔径：机器能扫描的病人的体型较大，现代的高端 CT 机架前后尺寸较厚，孔径越大，病人的舒适度越好，但机架孔径越大，球管的散射线越多，相对病人的辐射剂量增多。

（2）机架显示心电图，心电监护显示内置。机架内包含心电监护仪功能能够降低外界信号对正常心电信号的干扰，特别是机架高速旋转带来的内部电磁噪声的干扰。另外，机架内含心电监护功能可以避免由于扫描床的快速移动对心电导联线的损伤。

（3）驱动方式：CT 的驱动方式分为电磁驱动和皮带驱动，电磁驱动加速度大，旋转速度快，噪声小，制造成本高，驱动方面的故障少。皮带驱动相对电磁驱动技术落后，现在市场各家的高端机型都是电磁驱动。

（4）滑环类型：滑环类型现在主要从 CT 机架的固定部分和旋转部分接触方式，电源、信号传输方式和机器的旋转噪声进行分类。气垫轴承、静音滑环技术的运用，CT 的滑环制造技术明显提升。滑环技术的革新可以减少噪声，提高旋转速度，改善驱动动力和控制及数据信号传递质量。

（5）碳刷类型：碳刷的类型影响信号的传递质量，碳刷、电刷也是信号传输的重要部件，碳刷是需要定期检查更换的部件，碳刷上磨损掉的碳粉掉在滑环上影响信号传输质量，也影响动力信号的传输，造成机器的停机故障。有些厂家高端 CT 的碳刷基本已经被无碳刷技术取代，这种技术在动力传输方式上已经发生了变化，降低了传输的故障。

（6）机架冷却方式：机架内部的电器原件产生较大量的热量，这些热量需要及时的散掉，保证机器内部在一个相对恒定的温度环境，才能使元器件的热稳定性较好，保证机器正常的工作。机架的冷却方式分为水冷方式或者风冷方式，水冷和风冷都能满足机器的冷却需要；单水冷由水冷机把冷水输送到机架内部，水冷冷却效率高，受环境温度的影响小，并能长期保证机架内部的清洁度，但是需要增加外置水冷机，水冷机的故障，也是导致高端 CT 故障的一个重要环节。风冷通过风扇向外吹散热量，噪声大，散热效率不高，受环境温度影响较大。所以风冷相对水冷方式有一定的缺点。

2. 高压部分：高压部分包含高压发生器与球管两部分。

（1）高压发生器功率：高压发生器的主要作用是把 380V 交流电通过升压、逆变等方式变压成高频高压，提供给球管，作为产生 X 线的动力源。高压发生器的功率指发生器向外输出的最高电压和最大电流的积。高压发生器的功率决定 CT 的最大扫描电压和扫描电流，高压发生器功率越大，机器能达到的最大扫描电压和扫描电流越大。

（2）最大管电流：管电流指的是球管灯丝所施加的灯丝电流，能施加的管电流越大，单位时间内产生的 X 线的密度就越大，说明球管功率越大，扫描脂肪厚的病人能得到良好的密度分辨率。

（3）最小管电流：施加在球管灯丝上面的最小管电流，管电流很小的情况下，也能产生足够的 X 线重建出完美的图像，说明球管的质量和整个图像采集重建系统的性能都很好。管电流越小，新生儿或者儿童受的辐射剂量可以更小。管电流越小，也是设备低剂量扫描的硬件条件。

（4）管电压范围：管电压指施加在球管两极的高压，在球管内部产生高电场，只有在高电场的作用下，灯丝施加管电流之后，才能产生电子由阴极向阳极的运动，轰击阳极靶面，产生 X 线，管电压越高，球管产生的射线的能量越高，射线的穿透力越强，CT 对高密度组织的扫描穿透力越好。

（5）管电压输出档位可调：可以根据扫描要求不同，连续选择不同的电压。

（6）70kV扫描技术：70kV CT扫描在低端CT上并不具备这样的技术，因为如果探测器的性能不足够好，转化效率低，及迭代算法技术不成熟的情况下，70kV的图像，不能够重建出可以作为诊断使用的图像。但随着探测器性能的改善，迭代算法的成熟，具备70kV扫描技可以实现肺部的低剂量筛查，前列腺的扫描，剂量更低，肺部组织的图像对比度更好。

（7）球管的热容量：球管的热容量的计算根据一定的公式来完成。但球管热容量越大，球管在一定时间内的可承受的辐射能力越强，在较大的扫描条件下，球管可以承受的时间更长；球管损坏的主要原因是因为温度的问题导致阳极轴承损坏或者是球管长时间在较高的温度下工作时导致软件保护而停机，球管的热容量越大说明球管的材料和阳极轴承的制造工艺越好，由于热量的增高对轴承，管壳造成损害的概率越低。

（8）球管的散热效率：球管的散热效率指的是球管在单位时间内把球管的热量散发传递出去的速率；球管的散热效率与球管的阳极制造工艺及球管的冷却循环方式有关，球管散热效率越高，单位时间内散热的速度越快，热量对球管各部件损伤越小，理论上球管的使用寿命越长。

（9）球管焦点大小：焦点指的是灯丝电流打在阳极靶面上的瞬间尺寸的大小，球管上具备控制电流束尺寸的栅极，可以通过调节栅极电压来调节焦点大小。球管有大小两个焦点；小焦点越小，空间分辨率可以越好；大焦点在合适的范围内，可以兼顾空间分辨率和密度分辨率。

（10）动态飞焦点技术（x、y、z三方向动态飞焦点）：具备栅控飞焦点技术可以在一个扫描位置快速更换焦点位置曝光，采集数据量更大，图像质量更好。z方向的动态飞焦点，才能实现128排探测器，256个探测器通道，360°旋转的每一个采集点两次扫描数据，实现一次扫描，128排探测器 ×2=256层图像。

（11）能谱扫描技术或称双能量扫描技术

1）80kV与140kV同时或者瞬间切换功能：能谱扫描不同的射线能量需要高低两种电压扫描进行切换，或者两只球管施加两种电压同时扫描。这是能谱扫描高压部分的硬件基础。

2）双层探测器：现在能谱扫描另外一种技术是利用双层探测器，能够分别接受高能或者低能射线。双层探测器分别把接收到的射线传递给重建计算机，分别重建得到两种能量的图像，这也是能谱扫描同源同向的硬件基础。

3. 探测器

（1）探测器类型：探测器的材料及加工工艺、探测器处理芯片与探测器单元之间的传输结构，都决定探测器的质量。所以要注明探测器的制作材料，探测器单元的加工工艺，探测器处理芯片的处理速度及芯片与探测器单元之间的结构。购买CT是一般要注明探测器的型号和类型，保证是高端探测器，更能确定CT的档次。

（2）探测器最小单元尺寸：主要指的是探测器单元z轴方向的尺寸，探测器单元尺寸越小，采集的数据分辨率越高，可以重建的图像层厚越薄，重建数据才能重组出各向同性好的后处理图像。

（3）探测器反应速度：探测器的反应速度指探测器把射线转化成光信号的速度，代表转换成光信号的快慢能力，反应速度越快代表探测器的性能越好。

（4）探测器余辉时间：探测器的余辉时间越短，代表探测器的两次射线照射之后，探测器恢复到正常状态的时间越短，射线之间的干扰越小，图像质量越好。

（5）超高分辨率准直器：准直器的作用主要是滤掉散射线，框定加载在探测器上的射线的厚度，在单层CT上是决定层厚，在多层CT上是决定准直厚度。超高分辨率准直器是安装在探测单元上"梳子"样的具备射线滤过作用的一套装置。具备超高分辨率准直器才能过滤掉更多的软射线，从人体穿过的射线，只有硬度较大的射线才能达到探测器上，用高能射线重建得到的图像，提高扫描的空间分辨率，肺间质病变的扫描只有真正具备超高分辨率扫描装置，才能是真正的超高分辨。

（6）采集数据传输方式：数据传输方式指的是数据从探测器传输到重建计算机的方式。数据传输方式决定数据的传输速度。只有较好的传输方式才能提高数据的传输速度。原来由光纤传输，现在是射频或者其他更宽的数据传输方式。

（7）采集数据传输速率：数据的传输速度快，才能支撑多通道的探测器模块快速的把原始数据传递到重建计算机内部，所以传输速度越快越好，传输速度与传输方式有关之外，还与DAS部分的运算性能，数据的打包方式，重建计算机接受接口的运算速度，以及DAS板，重建计算机数据接收板之间的握手控制信号有关，根据选择的传输方式选择合适的传输速度要求。

（8）探测器排数：探测器的物理排数指的是探测器在z方向的物理数目，是CT档次的决定性指标，现在市场上说某种机型是多少排的CT，主要指的是探测器在z方向的物理排数，从单排发展到双排、4排、16排、64排、128排、256排CT。CT探测器的z方向物理排数越多，CT扫描z方向上覆盖范围越宽，是CT能扫描心脏和动态器官的决定因素。无论是双球管或者是单球管，探测器的物理排数越多，探测器越宽，机器扫描某个器官的速度就越快。也决定着CT的时间分辨率，探测器的排数越宽，CT的时间分辨率越高。

（9）探测器DAS通道总数：探测器的物理通道指的是探测器单元接受X线信号转成光信号，把光信号经过光电二极管转换成电信号，模拟的电流信号经A/D转换器转换成数字的电平信号，对数字信号进行运算的探测器计算单元和传输单元称为DAS的物理通道。物理通道数越多，探测器传输数据的速度越快，探测的物理通道数决定CT一次扫描能重建的层数。市场上CT能具备128排的探测器单元256层图像的主要原因是因为一个采集位置上的球管的动态飞焦点和具备数据采集系统的256个物理通道。

（10）探测器z轴宽度：指的是探测器z方向上的物理排数和探测器单元z方向尺寸的乘积。探测器的z方向物理排数越多，探测器z方向的物理宽度越宽，球管旋转一周扫描的覆盖范围越宽，机器的性能越好。现代CT的时间分辨率与探测器的物理宽度也直接相关，物理宽度越宽，一次射线辐射扫描完成某个器官的概率越高。

（11）探测器的采样率：CT在旋转的过程，虽然是连续出X线，但并不是所有的射线都被无间断的接受成有用的采集射线，原因是由于数据采集系统中的数字芯片是有运算速度和被时钟信号控制的，既接受和运算的速度还无法达到连续的状态，是受计算机控制的高帧采集，所以是有采样频率的。探测器采样率指的是机器旋转一周360°，探测器在连续扫描的状态下，采集射线的位置的点数，数目越多，采集的频率越高，采集的数据量越大。采样率是有 DAS 系统发出的一个同步数据,同一个时钟信号控制着高压、探测器、床的水平运动,三个部件同步实现数据的采集,实现高压、球管、探测器、床的运动同步工作。

4. 扫描床

（1）最大扫描范围:扫描范围指的是在扫描的过程中,床的顶端从扫描初始位置到扫描结束扫描床能移动的最大长度。扫描范围越大,从头到脚的覆盖范围越大,做静脉或动脉扫描覆盖的范围越长。

（2）床水平移动精度:移动精度指的是扫描床能够移动的最小距离,移动精度数值越小,说明床的定位精度越好,层厚和层位置的精确度越好。

（3）床水平移动速度:床在扫描的过程中单位时间内能够移动的最大速度。扫描水平移动速度越快,扫描速度越快,快速扫描某个器官的能力越强,也是快速螺旋扫描的硬件基础。

（4）最大承重量:承重越大,能够扫描的病人的体重就越重。

5. 扫描参数　心脏扫描能力是现在高端机型性能的主要体现,高心率心脏扫描如果能完美的完成,其他部位的各种功能的扫描也会良好的实现。

（1）旋转速度:旋转速度指的是机架的运动部分旋转一周所用的时间,旋转速度越快,机器的扫描速度就越快,是扫描心脏等动态器官的基础参数。是评价 CT 的关键参数。是 CT 的时间分辨率一个关键决定参数。

（2）单次连续螺旋扫描范围:一次旋转螺旋扫描覆盖的范围,范围大,可以实现快速螺旋扫描,是扫描心脏的一种特殊的扫描方式。

（3）螺距的连续变化:螺距能连续变化指的是螺旋扫描螺距的数值可以连续变化。螺距连续变化说明扫描床的运动精度高及螺旋扫描运算能力高。

（4）单心动周期 ECG mA 自动调整功能:指的是可以根据病人的体型,自动调整 mA 值,降低病人的辐射剂量,提高图像质量。

（5）单心动周期冠脉成像技术:单心动周期冠脉成像分为前门控和后门控两种扫描方式,前门控扫描无法再进行心动周期内的心电图编辑,后门控的扫描模式可以进行心电门控的编辑。

（6）单心动周期心功能成像:单心动周期成像的数据能进行临床意义的心功能评价技术。

（7）低千伏（70kV）心脏扫描成像:70kV 比 100kV 扫描能降低扫描辐射危害,同时 70kV 的能量能成功重建成图像也代表 CT 的迭代重建技术较好。

（8）无心率限制的前门控扫描自动识别并规避异常心律:此技术代表扫描控制技术较高,能自动控制扫描高压和采集系统规避异常心率,并降低扫描辐射危害。

（9）心电图可编辑进行心脏图像重建:可以规避异常心率造成的伪影。

（10）心脏扫描高心率冻结技术进行心脏重建:高心率冻结技术是一种针对血管的重建技术,可以提高高心率血管的图像质量。

（11）心脏双能扫描进行斑块彩色编码分析:能谱或者能量技术对斑块成分进行分析。

（12）心脏双能扫描去除钙化斑块:对钙化斑块影响血管的情况进行分析。

（13）单心动周期心肌灌注成像技术:单心动周期的心肌灌注的成像对心肌进行分析。

（14）一站式冠脉、心功能、心肌灌注成像技术:一次扫描可以完成冠脉、心功能、心肌成像。

（15）一站式心脑血管成像技术：一次扫描完成冠脉、脑血管联合成像。

（16）一站式胸痛三联成像技术：一次扫描完成冠脉、肺动脉、主动脉联合成像。

6. 一般性能参数

（1）空间分辨力：指的是影像中能够分辨的最小细节，单位 cm 内可以检测的线对数的数量越多，代表空间分辨率越高。

（2）密度分辨力：指的是影像中能够分辨的最小密度差别，CT 图像分辨低对比度组织的能力，射线量越小，组织的对比度越好，CT 的密度分辨率越高。

（3）时间分辨力：时间分辨力是机器具备单扇区扫描的能力，利用旋转 180° 扫描得到的原始数据进行重建得到一幅完整图像的能力。时间分辨力越好，机器扫描高心率的能力越强。

（4）各向同性分辨率：图像在 x、y、z 三个方向上的分辨率能达到的相同的数值。数值越小代表 CT 的各向同性分辨率越高，三维重建和 VR 重建的图像质量越好。

（5）图像重建速度：代表重建计算机的能力，重建速度越快，大量迭代图像的重建速度越快。

（6）图像重建矩阵：图像重建矩阵越大，图像质量越好，图像显示细节的能力越强。

（7）图像显示矩阵：显示矩阵越大，图像放大的能力越强。

（8）FOV：FOV 指扫描野的大小，扫描野越大，机器在 xy 方向上的覆盖范围越大。FOV 越小，扫描小器官时，密度分辨率、空间分辨率较高，可以实现靶向扫描。

（9）最薄层厚：层厚越薄图像的各向同性分辨力越高，扫描小组织的能力越强。探测器单元的大小决定采集素大小，随着探测器技术的发展，采集的最薄物理单元已达到了亚毫米。

（10）造影剂阈值触发扫描功能：造影剂到达一定的 CT 值之后能够触发进行心脏扫描。机器阈值触发扫描功能是轴扫的模式下，一边扫描一边检测运算某个感兴趣内的 CT 值的变化，当 CT 值达到某个设定数值时，触发机器按照心脏扫描的模式进行心脏扫描或者进行螺旋扫描。

（11）肺的低剂量软件：肺的低剂量扫描需要低剂量扫描控制程序和后处理程序。在 70kV 或者 100kV 的模式下，进行肺部扫描，更好的显示低密度的肺部组织病变。

（12）儿童、新生儿低剂量扫描技术及软件包：用于儿童的扫描和后处理软件。

（13）迭代重建技术：最新版本的迭代重建技术（西门子提供 ADMIRE 技术；飞利浦提供星光 iMR；GE 提供 ASIR-V 技术）能实现快速迭代重建的相关技术。图像质量相同的情况下，辐射剂量可以降低。迭代技术越先进，相同的图像质量情况下，所需的辐射剂量越低，计算的速度相对越快。

7. 主计算机与重建计算机部分

（1）主计算机与重建计算机的硬件性能：CT 的计算机系统一般具有运算速度快和存储量大两个特点，通常配备最高档计算机，其 CPU 主频、主内存、图像存储硬盘容量等部件均要求最高性能且相互之间兼容性最稳定，主频 $\geq 2 \times 3.0G$，内存 $\geq 4G$，硬盘总容量 $\geq 250GB$。

（2）主计算机操作系统、应用软件系统、后处理软件系统的版本及后续升级问题等问题应明确。

（3）具备 Dicom 3.0 通信接口（存储、传输、接收、存档、查询、打印、工作表、MPPS 等）。

（4）具备高压注射器接口及高压注射器同步控制扫描。

（5）采用大于 19 寸医用 LED 显示器，分辨率 2M 以上。

8. 后处理工作站系统　图像的后处理工作站现代高端 CT 的重要的组成部分，后处理工作站的性能决定着处理冠脉 CTA、各种 CTA 及各种复杂后处理的质量和效率，所以在选择高端 CT 时，后处理工作站也是重要的考虑因素。

（1）根据临床需要选择需要的软件、具备最新版本软件，最新版本的软件一般代表某个厂家后处理软件最优的工作站。

（2）后处理工作站的硬件要求：具备最好的、市场现存的最先进的硬件，主要要求 CPU 性能、内存的性能、显卡的性能、工作站档次或者小型机档次的计算机等。

（3）可进行实时最大密度投影 MIP 及最小密度投影 MinIP、实时互动多平面重建 MPR、曲面重组 CPR、表面遮盖显示 SSD、容积再现 VR、仿真内镜 VE、自由感兴趣区 MIP 重建、图像减影、电影回放、图像自动拼接技术及三维透明显示等。

（4）24 寸以上的医用液晶显示器，最好是双屏显示。

9. CT 软件包　分为扫描软件包和后处理软件包。软件包含对硬件的控制技术、原始数据处理技术、图像数据的后处理技术，只有这三种软件系统完美结合才能具备更好的图像的采集、后处理功能，才具有临床诊断应用价值。所以在写软件的需求时一定要从临床需求出发，从医院准备开展的工作出发，选择需要的软件和功能，不可大而全，但买后应用较少。

以心脏软件包为例：

（1）心脏功能学与形态学融合成像技术：融合成像能够判断心脏冠脉血管的狭窄对心肌功能的影响，并且能够判断某支血管的病变对心肌的哪个区域有影响，进而判断对血管的治疗方式。

（2）心电门控扫描装置固化在机架内部：心电门控固定在机架内部与监护仪独立方式比较可以相对减少由于导联的干扰，降低床的运动对心电信号的影响。但这不是判断 CT 心脏冠脉成像的性能的主要参数。

（3）心电门控单扇区或多扇区扫描与重建：单扇区成像代表重建软件使用一个 180° 扫描得到的原始数据就可以重建成一张 CT 图像。多扇区重建代表重建软件需要使用多个 180° 扫描得到的原始数据才可以重建成一张 CT 图像。扇区越少代表 CT 的时间分辨率越高，代表一次扫描得到的数据量越大。

（4）心电门控重建最佳期相自动选择功能：这是 CT 重建软件能够从多个心动周期扫描得到的原始数据里面，根据大数据的重建推荐选择一个重建图像质量概率最高的心动周期。这种技术能够改善高心率的情况下，需要人工选择最佳的成像期相数据，降低工作效率，又需要占用计算机处理硬件的情况。

（5）冠脉支架辅助设计功能：可以帮助临床医生根据软件计算的冠脉血管内镜、狭窄长度、狭窄的百分比等参数选择合适尺寸的支架。

（6）心脏四腔位自动成像功能：根据断层图像自动重建成四腔位的心脏图像。

（7）50cm FOV 前门控扫描处理功能：可以用 50cm FOV 对原始数据进行重建。

（8）冠脉树自动分离提取功能：对冠脉 VR 图像进行处理可以让三支冠脉在一副图像

上展示。

（9）冠脉狭窄测量评价功能。

（10）冠脉彩色编码定性定量测量：可以对斑块性质和大小、尺寸进行评价，这个技术基础是具备能量、能谱扫描技术。

（11）冠脉搭桥及支架术后复查血管通透性的显示及分析：通过支架的高分辨率成像和对血管支架内部的放大技术，可以对血管的通透性显示与分析。

（12）左、右心室功能分析。

（13）左、右心房功能分析。

（14）自动/手动心电图编辑功能：R-R 间期的人工辅助选择，调整，可以让计算机选择与时间、空间相对应的原始数据进行重建，从而调整由于心律不齐、R-R 间期点选择错误造成的错层，伪影，冠脉图像模糊等现象。

（15）心肌定量分析。

（16）全自动心耳去除功能。

10. 灌注功能相关技术　CT 脑灌注需要具备的硬件基础条件包含：第一种方式：CT 的探测器足够宽可以全器官，间隔固定时间进行断层扫描，静脉期或动脉期都同时成像，原始数据再进行灌注分析。第二种方式：CT 具备 JOG 的扫描模式，在螺旋扫描的模式时扫描床可以快速往复运动，这样可以降低两次扫描之间的时间间隔，实现灌注的扫描方式。

（1）脑灌注：①全脑灌注；②脑灌注半暗带分析；③数字减影脑血管造影；④无需动床4D 扫描实现全脑三维容积灌注，可以进行动脉瘤波动及危险评估。

（2）肺灌注：肺功能评价及肺部组织通气功能评价。

（3）体部灌注：肝动脉、门静脉同时监测，具备肾脏、前列腺、胰腺、脾脏、骨骼、软组织多器官等专用特异性灌注软件。具备以下评价指标：血流（Blood Flow）血容量（Blood Volume）通透性等评价指数（厂家可根据本厂家的评价指标列出中英文名称）。

11. 头颈血管成像技术

（1）一次扫描头颈血管成像。

（2）全脑 4D 血流成像。

（3）全脑动态灌注成像。

（4）头颈血管斑块彩色编码，斑块性质分析功能。

（5）能实现心脏与头颈血管由足向头方向联合扫描，并实现自动去骨功能。

12. 肺部　肺部的低剂量筛查扫描和后处理是现阶段主要的肺部软硬件需求。

（1）肺小结节分析功能，自动识别结节并标记自动识别所有结节类型病灶的定量分析、定性分析、自动不同时期对比分析。

（2）肺纹理增强软件。

（3）肺密度成像：肺栓塞自动探测辅助诊断功能。

（4）肺通气功能自动分析软件。

13. 腹部成像技术

（1）类 MR 成像：随着 CT 的密度分辨率提升和图像质量改进，腹部的原始数据按照更高的迭代重建算法，可以得到与 MR 图像对比度相比拟的图像，是一种高级腹部数据后处理技术。

（2）腹部灌注成像≥16cm实现全肝三维容积灌注成像,完整脏器全时相血流动态评估,正确分离动、门、静脉期。

（3）一次造影剂注射得到动、门、静三期成像实现三期相图像分离、融合成像寻找肿瘤供血血管,体表定位,指导微创手术路径,肝脏自动分段显示,具备模拟手术刀功能。

（4）腹腔脂肪测量功能。

14. 结肠成像技术　结肠扫描及后处理技术。

（1）CTE:CT虚拟内镜技术。

（2）三维透明显示:结肠的三维透明显示,从而辅助显示病灶的部位及大小。

（3）结肠病变分析软件:根据CT值的变化,辅助诊断结肠病变的性质。

（4）结肠180°平铺。

（5）自动去小肠功能。

（6）多角度显示腔道器官内部和外部结构一键式内镜成像动态内镜。

15. 其他成像

（1）骨关节:骨关节运动学成像。

（2）骨密度成像。

（3）齿科成像。

16. 双能量与能谱技术（能量成像功能主机和工作站皆具备）

（1）原始数据空间能谱分析功能。

（2）能量虚拟平扫功能。

（3）能谱曲线功能。

（4）基物质图像的种类≥60种。

（5）能谱肺容积、肌腱韧带、痛风、脑出血定性分析、肺结节、肺栓塞、骨密度、尿路结石、心肌相对灌注、尘肺分析、肝脏含铁量分析等功能。

（6）单keV能谱曲线。

17. 其他方面

（1）科研方案:厂家列出科研合作及支持的详细方案。

（2）人员培训:厂家列出详细的人员培训方案。

（3）其他优惠条款请厂家提供详细书面文件。

18. 售后服务条款

（1）球管价格:厂家自报（根据价格排序,价格最高者总价上浮5%,价格居中者总价上浮3%,价格最低者总价下浮2%）

（2）球管免费保用时间:在两年内球管无限全保,无扫描病人限制,任意时间的球管损坏均免费更换新球管（此条款不满足总价格上浮10%）以上关于球管价格低参数是为了以后保证以后维修时避免厂家针对球管和保修要高价,前期综合考虑价格,能降低后期的维护成本。

（3）整机保修价格:价格限定在具体数值之内,或者价格最高者,计算整机售价时,价格上浮多少。

（4）维修图纸和维修密码:免费提供维修图纸和维修密码。

二、CT 设备参数的选择原则

性能参数决定着我们能买什么档次的机器,一个好的参数能够买到价廉物美的高端产品,所以书写标书是一个非常严肃而重要的工作。笔者建议应该遵循以下原则:

1. 充分了解各家产品的档次、性能及关键部件,只有通过调研,充分了解每家产品的档次分布,产品特点,才能根据医院的需要,合理划分档次,确定选择合适的产品。

2. 根据医院的技术特点,临床的技术发展需要,CT 诊断及技术人员的技术水平,以及所买机器的主要目的,选择产品的档次。

3. 选择合理的档次之后,保证各家机型都在同一个档次上再考虑具体参数。

4. 确定各家档次相同的机型,参数的选择首先要考虑公平性。

（1）选择某个技术参数作为招标参数的条款要有依据,要有出处,出自教科书、文献、技术标准等才能作为招标参数的技术条款,不能随意根据某个厂家的参数或者厂家的市场宣传,或者根据自己的想法编撰招标参数条款。

（2）有些参数需要有数值的大小、高低来体现设备性能,如何确定这个数值?原则应该是在同种档次机型中,选择性能最优的数值来作为招标参数的数值。而不是倾向于哪家产品就选择某家的产品数值作为此条款的招标参数数值。只有每个条款都是选择最优数值作为评价标准,才能体现公平。

5. 体现软件功能的参数要充分考虑医院的实际临床需要,或者医院准备开展的临床检查技术,在此基础之上选择合适的需要的软件功能,切不可盲目追求大而全,购买后闲置浪费。描述软件功能需求的条款时,应该按照临床实际需要达到的功能细节作为技术语言,而不应该按照某个厂家对某个软件功能的描述语言作为招标参数描述语言。

6. 招标技术参数书写完成之后,应该与 CT 诊断医生、技师充分交流,通过沟通会检查技术参数是否真正体现要购买的机型档次和软件功能。

7. 在高端机型厂家的维修维护处于独家垄断的时期,应该在标书中有关于配件价格和保修价格、维修资料、维修密码等购买前的强制约束条款,充分考虑设备的购买后的使用成本,做到购买机器时技术效益和经济效益兼顾。还要有科研合作,技术培训的约束条款,避免高端功能购买后,厂家的培训和科研指导不到位,而使设备功能开发不到位,没有产生应有的技术效益,无法为临床服务,造成资产浪费。

第三节　CT 设备的安装条件及环境

一、机房设计及场地建筑要求

(一) 机房面积

根据国标 GBZ130—2013 医用 X 线诊断放射防护要求,CT 扫描室使用面积不小于 36m²,机房内单边最小长度 4.5m。每个机房有合适的控制室和配套设备辅助用房,所有机房必须通过环境检测,CT 机房符合辐射安全要求。

机房面积的大小,除容纳机器及辅助设备外,必须有足够的空余地方方便病人(包括手推车与担架床)进出和工作人员操作。CT、MR 的检查室面积不小于 36mm²,操作室、设备间面积各在 8~10mm² 左右。检查室与操作室的观察窗离地高度为 800mm,面积不小于 800mm×1200mm,坐在控制台前应能无障碍地观察到检查室内病人和机器的大部分情况。用于放置设备电源线、地线和信号线的电缆沟截面积为 200mm×200mm,各机房和办公室之间预埋网线和光纤。

（二）机房高度

CT 机房高度一般不低于 3000mm,为便于 CT、MR 等大型设备的安装运输,机房大门装修前的高度不低于 2200mm,装修好的高度在 2100mm 以上,宽度也应在 1500~2000mm 左右。

（三）地面承重

CT 机架的重量都在数吨以上并 CT 机架旋转起来后由于离心力的作用压力有所增加,CT 扫描室的地面必须有足够的承重能力才能保证机器的安全使用。所以在机房建造或改建时,可在预放机架的地方用混凝土浇筑基座。如机器放在楼上,则更要预先计算楼板的承重,做适当加固处理。

二、电源与地线要求

影像科的大型设备如 CT、MR、DSA 和 DR 对电源条件要求十分严格,为保证设备发挥应有的效率和工作安全稳定,需提供足够的电源容量,电源电阻不大于 0.09 欧（380V）,满负荷时电源压降波动范围不超过电源电压的 10%。由于 CT、MR、DSA 等设备功率较大,一般都单独从医院主变电站连接电源（380V）,电源线长度不超过 100m,导线（铜）截面为 25mm²。

科室一般医疗建筑用电采用低压系统（220V）,如照明、插座及一般医疗用电。磁共振扫描室为避免电磁干扰,照明应用直流白炽灯。一些小型设备如计算机、观片灯、激光打印机可直接接在房间墙壁电源插座上。

接地要求:影像科的大型设备多为精密电子仪器,需要有良好的地线。通常要求接地电阻小于 2Ω,并且各机器单独设立地线,不与其他设备或医院建筑共用地线。

三、网络要求

（一）网络端口要求

网络端口位置最好处于控制室观察窗下方距地 30cm;建议使用 1000Mbit（RJ45）自适应以太网,6 类屏蔽网线。同时,设置① HIS 网络,用来方便进入医院信息管理系统。② PACS 网络,以用来方便查阅 CT 影像;网络端口推荐数量不少于 3 个,可分别用于打印,图像备份和传输,另外可多设置 1 至 2 个端口作为备用。③外网端口,方便故障保修、远程维修、厂家远程监控等。④必要时布置视频监控网络。

（二）专用电话线

安装专用电话线用以方便科室内部,科室与科室的通信沟通。

四、环境要求

影像科的设备如 CT、MR、DR、CR 都对环境温度和湿度有较高的要求,因此机房和控制室应建立独立的空调系统,具有恒温、恒湿功能,温度一般控制在 22℃左右,湿度在 30%~70% 之间。

五、射线防护要求

由于影像科的 X 线机和 CT 机均为射线装置，机房建筑必须符合国家《医用 X 射线诊断放射卫生防护标准》。要求机房面积应足够大，控制台与检查（治疗）室分开，墙壁 2mm、天花板 1mm 铅当量防护层。如机器放在楼上，则楼板的厚度应相当于 2mm 铅当量。观察窗与墙体连接处和门缝应用 2mm 铅皮作重叠遮盖处理。工作室布局合理，应有良好通风换气（3~4 次 / 小时）。

六、照明要求及其他

在显示器附近的灯光应使用带电阻调光器的白炽灯，以方便观看显示内容。一般的日常照明建议使用平面安装或嵌入式的荧光灯。另外，还要有足够的照明提供给维修时使用。CT 机房应准备一个储物柜，用来放置头托、水模等附件。

第四节　CT 设备的验收与检测

一、机械性能验收

主要包括扫描架、扫描床、X 线准直器、探测器系统等，其性能指标包括：定位光精度、床运动精度、扫描架倾角精度。

扫描架内 X 线管和探测器以相对固定的位置安装在转动框架上，通过准直器将 X 线变成扇形射束。扫描时，扫描架应匀速、无震动，无异常声响。另外验收时要注意扫描架固定牢靠，并保持水平。

扫描床上升、下降、前进和后退应灵活，且运动精度要求是 ±2mm。

定位光精度可通过测试模体来检测，表面应有清晰易见的定位标记，内部嵌有与均质环境成高对比的特定形状的物体，此物体的形状、位置应与模体表面定位标记具有严格的空间几何关系。对其扫描后利用模体表面标记与内嵌的高对比物体的空间几何关系测出定位光标对实际扫描层面位置的偏差。CT 定位光精度要求 ±2mm。

二、电气性能验收

电气性能验收指对剂量相关的参数检测，主要包括曝光参数和 CT 剂量指数。

曝光参数定义为 X 线管电压（kV）、管电流（mA）和曝光时间（s）的设定。一般来说，管电压可选择 1~3 种数值（80~140kV 范围）。给定管电压值和层厚以后，影像质量依赖于 X 线管电流和曝光时间的乘积（mAs）。曝光量（mAs）的增加会造成患者辐射剂量的增加。因此，影像质量应控制在刚能满足临床需求的水平上，尽可能降低使用的剂量。只有在需要较高信噪比的情况下，才选择较高的曝光量（mAs）。

CT 剂量指数（CT dose index）定义为将模体内垂直于断层平面方向 z 轴上 z 点的吸收剂量 $D(z)$ 沿 z 轴从 $-L$ 到 $+L$ 对剂量曲线积分，除以标称层厚 T 与扫描断层数 N 的乘积，其表达式即 $CTDI = (1/NT)\int_{-L}^{+L} D(z)dz$。积分区间的选取方法目前有 $-7T$ 到 $+7T$，以及 $-50mm$ 到 $+50mm$ 等。其验收标准参见第四章的表 4-5。

三、图像质量验收

图像质量性能指标主要包括空间分辨率、密度分辨率、噪声、CT 值准确性、均匀性等。

分辨率分为空间分辨率和密度分辨率,这两个参数相互依存,对图像质量具有十分重要的作用。空间分辨率是指某物体间对 X 线吸收具有高的差异、形成高对比的条件下,鉴别其微细结构的能力。它受探测器宽度、层厚、物体探测器距离、X 线管焦点尺寸和矩阵尺寸的影响。密度分辨率决定着周围区域密度有较小差异时,可以观察的可视细节的尺寸。密度分辨率受到噪声的影响明显。

噪声是指在均匀物质的影像中,表示给定区域的 CT 值对其平均值的变化量,它对密度分辨率具有显著影响。噪声在很大程度上取决于辐射剂量,噪声量的大小是指同类物质的感兴趣区中 CT 值的偏差大小,它与 X 线剂量的平方根成反比。为了避免噪声的增加,在层厚减小时要适当增加剂量值。检测时对噪声的要求要参看 CT 厂家所提供数据。

CT 值的准确度是通过利用常规的操作参数和重建算法对测试物体的扫描来证实。CT 值受 X 线管电压、线束滤过和物体厚度的影响。水的 CT 值定义为 0,所测水的 CT 值应在 ±4HU 范围内。

均匀性是指在视野中匀质体各局部在 CT 图像上显示出的 CT 值的一致性。匀质体断面上边缘(相当于钟表 3、6、9、12 时的方向)和中心区域间的 CT 值差异应≤5HU。这些差异在很大程度上归因于线束硬化的物理现象。

四、功能软件验收

根据临床需求配置应用软件,包括造影剂自动跟踪扫描软件、去金属伪影技术软件、智能呼吸导航技术、各部位低剂量扫描技术、心脏变速扫描技术多期相 VR 图像融合(可将肝动脉、门静脉、肝静脉 VR 图像融合,显示肝血供)、单键去骨技术、CT 灌注成像(脑灌注、肿瘤灌注、体部灌注等)及后处理软件、脂肪定量测量软件、全肝体积快速测量软件、CTA 血管造影及后处理软件、结肠造影软件、心脏功能软件、肺通气功能自动分析软件、肺结节分析软件、结肠病变分析软件、自动去小肠功能等。设备安装调试完成后利用模型或者志愿者(通过医学委员会的审查与确认逐一测试以上软件,如本院技术质量不足时,或使用技术不熟时,请外院专家帮助指导使用)。验收测试的结果,以及有关的数据和图片等应妥当存档,作为安装、调试后的基准值,便于日常质量控制、重要部件更换或维修后的检测结果与之对比。因此,新安装的设备应该严格验收。

五、稳定性检测验收

CT 的稳定性检测是为确定 CT 在给定条件下形成的影像相对于一个初始状态(基线值)的变化是否符合控制标准而进行的检测。其中基线值是指 X 线诊断设备功能参数的参考值。是在验收或状态检测合格之后,由最初的稳定性检测得到的数值,或由相应的标准给定的数值(表 4-5)。

六、验收后的有关事项

1. 完成固定资产入库登记,注意做好 CT 资产价格的准确计价。如有配套独立设备应做好价格分项,同时分配设备唯一识别码,打印识别码标签并贴于机身。

2. 根据合同约定,支付相应的设备款项。

3. 根据乙类大型设备管理要求,提交相关材料,向主管部门申请 CT 设备配置许可证。获批后,许可证正本悬挂于 CT 机房,副本由设备部门保管。

本章相关法律法规名称

《医疗卫生机构医学装备管理办法》

《大型医用设备配置与使用管理办法》

《乙类大型医用设备配置实施办法》

《关于印发乙类大型医用设备集中采购工作指导意见的通知》

《医疗器械监督管理条例》

《医疗器械使用质量监督管理办法》

《医疗器械临床使用安全管理规范（试行）》

《计量法》

《中华人民共和国计量法实施细则》

《中华人民共和国强制检定的工作计量器具目录》

《中国人民共和国政府采购法》

《中国人民共和国政府采购法实施条例》

《政府采购货物和服务招标投标管理办法》

《政府采购进口产品管理办法》

《中华人民共和国招标投标法》

《中华人民共和国招标投标法实施条例》

《机电产品国际招标投标实施办法（试行）》

《中华人民共和国政府采购法》

《医用 X 射线诊断放射卫生防护标准》国标 GBZ130-2013

第四章　CT设备质量控制规范

现代CT设备的应用中,必须考虑两方面的因素:为患者疾病的准确诊断服务,能够获得精准的图像质量以获得尽可能多的诊断信息;为满足电离辐射防护的要求,能够在获得尽可能多诊断信息的前提下,尽量减少受检者所接受的辐射剂量,以最大限度地满足《中华人民共和国职业病防治法》和国家标准《电离辐射防护与辐射源安全基本标准》GB 18871—2002的要求。

为了得到高质量的CT图像和良好的辐射防护效果,国家制定了相关的国家标准,《X射线计算机断层摄影装置质量保证检测规范》GB 17589—2011和《X射线计算机断层摄影放射防护要求》GBZ 165—2012,《医用X射线CT机房的辐射屏蔽规范》GBZ/T 180—2006,对CT的设备性能和辐射防护两方面进行了相应的要求。依据相关的国家标准对CT设备的性能参数进行定义,确定CT设备主要性能参数的检测方法,提出对CT设备质量控制管理的要求和规范。

第一节　主要性能参数的检测

CT设备的性能参数的检测与质量控制是为了对CT的应用进行质量保证,使CT设备达到最佳的性能状态,获取高质量的图像用以进行诊断和治疗,以及减少对受检者的辐射到最小。CT质量保证通过对CT设备的各项性能指标的检测评价、对于检测的周期性实施以控制性能参数长期处于良好状态来实现。

CT设备的质量控制是通过对CT设备的各项性能指标的检测评价来进行的。这些性能参数分为三类:图像性能参数、机械性能参数、电气性能参数。其中,机械和电气性能参数又包括定位光精度、检查床和机架的倾角精度、检查床运动和定位精度、球管的电压和电流设置精度等。在保证图像质量的前提下,尽量减少X射线的辐射是质量保证的重要内容,剂量指数的检测已有成熟的方法。而图像性能参数主要有空间分辨力、密度分辨力、场均匀性和噪声、层厚、CT值线性等几个方面,对于多层面CT还增加了螺距、z轴分辨力、梯状伪影等参数。由于图像是CT设备的最终目的,而且其质量随着CT技术的不断发展得到不断提高,所以是应用质量检测的重点。

根据我国现行的国家标准《X射线计算机断层摄影装置质量保证检测规范》GB 17589—2011和《X射线计算机断层摄影放射防护要求》GBZ 165—2012,参考《医用X射线CT机房的辐射屏蔽规范》GBZ/T 180—2006,给出了与X线CT的性能参数和防护相关的性能参数及其相应的检测手段和方法。

一、设备参数

（一）基本概念和定义

1. CT剂量指数（CT dose index，$CTDI_{100}$） 沿着标准横断面中心轴线从 −50mm 到 +50mm 对剂量剖面曲线积分，除以标称层厚与单次扫描产生断层数 N 的乘积，按式（4-1）计算。

$$CTDI_{100}=\int_{-50}^{+50} \frac{D(z)}{NT} dz \qquad 式（4-1）$$

式中：T——标称层厚；

N——单次扫描所产生的断层数；

D（z）——沿着标准横断面中心轴线的剂量剖面曲线。

注：一次扫描包括许多层面

2. 加权CT剂量指数（weighted CT dose index，$CTDI_w$） 将模体中心点采集的 $CTDI_{100}$ 与外围各点采集的 $CTDI_{100}$ 的平均值进行加权求和，按式（4-2）计算。

$$CTDI_w= \frac{1}{3} CTDI_{100,c}+ \frac{2}{3} CTDI_{100,p} \qquad 式（4-2）$$

式中：$CTDI_{100,c}$——模体中心点采集的 $CTDI_{100}$；

$CTDI_{100,p}$——模体外围各点采集的 $CTDI_{100}$ 的平均值

3. 容积CT剂量指数（volume computed tomography dose index，$CTDI_{vol}$） 代表多排探测器螺旋CT扫描整个扫描容积中的平均剂量，按式（4-3）计算。

$$CTDI_{vol}=CTDI_w/P \qquad 式（4-3）$$

4. 剂量长度积（dose length product，DLP） 容积剂量指数与沿 z 轴扫描长度 L 的乘积，按式（4-4）计算。

$$DLP=CTDI_{vol} \times L \qquad 式（4-4）$$

5. CT值（CT number） 用来表示与CT影像每个像素对应区域相关的X线衰减平均值，利用式（4-5），将测得的衰减值按照国际统一的 Hounsfield 标度转换为CT值。

$$CT值_{物质} = \frac{\mu_{物质} - \mu_{水}}{\mu_{水}} \times 1000 \qquad 式（4-5）$$

式中：$\mu_{物质}$——感兴趣区物质的线性衰减系数。

$\mu_{水}$——水的线性衰减系数

按照上述标度定义CT值，水的值为0HU，空气的值为 -1000HU。

6. 体素（voxel） 是成像体层中人为划分的，按矩形排列的若干个小的基本单元。

7. 剂量剖面曲线（dose profile） 将剂量表示为垂直于断层平面的直线上位置的函数。

8. 半值全宽（full width at half-maximum） 剂量剖面曲线上最大值一半处的两点的间距。

9. 高对比分辨力（high-contrast resolution） 空间分辨率（spatial resolution）在物体与背景在衰减程度上的差异与噪声相比足够大的情况下，CT成像时分辨不同大小物体的能力。通常，物体与背景的衰减系数之间的差异导致其相应的CT值相差 100HU 以上被认为是足够大。

10. 平均CT值（mean CT number） 在一特定感兴趣区内所有像素CT值的平均值。

11. 噪声（noise） 在均匀物质影像中，给定区域CT值对其平均值的变异。其大小可用

感兴趣区中均匀物质的 CT 值的标准偏差除以对比度标尺表示。

12. 标称层厚（nominal tomograpic slice thickness） CT 设备控制面板上选定并指示的层厚。

13. 感兴趣区（region of interest，ROI） 在给定时间内对影像中特别感兴趣的局部区域。

14. 灵敏度剖面曲线（sensitivity profile，SSP） CT 系统相关响应量作为垂直于断层平面的直线上位置的函数。

15. 重建层厚（reconstructed slice thickness） 扫描野中心处灵敏度剖面曲线的半值全宽。

16. 螺距（pitch） 球管每转 360° 诊断床的移动距离与总的成像探测器宽度之比，按式（4-6）计算。

$$P = \frac{d}{MS} \qquad\qquad 式（4-6）$$

式中：d——球管每旋转 360° 诊断床的移动距离；

M——球管每旋转 360° 所获得断层图像的数目；

S——每幅断层图像的标称层厚

17. 均匀性（uniformity） 整个扫描野中，均匀物质影像 CT 值的一致性。

18. 基线值（baseline value） X 射线诊断设备功能参数的参考值。是在验收或状态检测合格之后，由最初的稳定性监测得到的数值，或由相应的标准给定的数值。

19. 低对比可探测能力（low contrast detectability） CT 图像中能识别低对比度的细节的最小尺寸。

20. 验收检测（acceptance test） X 射线诊断设备安装完毕或重大维修后，为鉴定其影响影像质量的性能指标是否符合约定值而进行的检测。

21. 状态检测（status test） 为评价设备状态而进行的检测，通常一年进行一次状态检测。

22. 稳定性检测（constancy test） 为确定 X 射线诊断设备或在给定条件下形成的影像相对初始状态的变化是否仍符合控制标准而进行的检测。

（二）检测方法

1. 诊断床定位精度

（1）目的：由于 CT 诊断床能否准确、可重复地移动至指定位置，对确定图像的相对位置十分重要，因此需要确定诊断床径向运动的准确性和稳定性。

（2）将最小刻度为 1mm，有效长度为 500mm 的直尺在靠近诊断床移动床面外的位置固定，并保证直尺与床面运动方向平行，然后在床面上做一个能够指示直尺刻度的标记指针。

（3）保证床面负重 70kg 左右（可用中等体型成年人躺在床面上的方法）。

（4）请 CT 操作人员或陪检人员分别对诊断床给出定位"进 300mm"和归位"退 300mm"的指令。

（5）记录进、退起始点和终止点在直尺上的示值，测出定位误差和归位误差。

2. 定位光精度

（1）目的：检查 CT 扫描定位灯与扫描断面的一致性。

（2）检测模体采用表面具有清晰明确的定位标记，内部嵌有特定形状的物体，该物体的形状、位置应与模体表面定位标记具有严格的空间几何关系。

（3）将检测模体放置在射野中心线上固定，模体轴线垂直于扫描横断面，微调模体使其所有表面标记与定位光重合。

（4）采用临床常用的头部曝光条件、总成像准直厚度小于 3mm 的模式进行轴向扫描，获得定位光标记层的图像。

（5）方法一：根据获得的图像，比较图像中斜面的形状和位置关系与标准层面是否一致，如果不一致，则说明定位光不准确。

（6）方法二：根据获取的图像，在轴线上前后微调模体，按照（4）中的扫描条件，最终获得与标称层面一致的图像，根据模体沿轴线调整的距离，确定定位光偏离的距离。

3. 扫描架倾角精度

（1）采用中心具有明确标记的长方体模体，使其中心与断层扫描野中心重合，并水平固定，或者采用 X 线 CT 剂量模体，将模体中心点与断层野中心点重合，并水平固定，根据定位光精度的检测结果，调整模体位置，确定扫描层面，使得扫描层面经过模体中心点。

（2）如果采用 CT 剂量模体，将剂量模体的周边四个电离室插孔中的对称中心的两个成垂直放置，并抽出其中的固体棒。

（3）采用临床常用的头部扫描条件进行扫描。

（4）模体固定不动，机架倾斜一定角度，按常用头部扫描条件再次扫描。

（5）使用工作站中的测距软件，测量长方体模体两幅断面图像的上下边缘的距离，或者对剂量模体两幅横断面影像中上孔的下边沿与下孔的上边沿之间的距离，分别记为 L_1 和 L_2。

（6）利用式（4-7）计算得到扫描架倾角的实际值，与设定值比较，确定扫描架倾角精度。

$$\alpha = \arccos \frac{L_1}{L_2} \qquad\qquad 式（4-7）$$

式中：α——扫描架倾角大小；

L_1——垂直扫描时模体横断面影像中上下边沿之间的距离；

L_2——机架倾斜 α 角度后模体横断面影像中上下边沿之间的距离

4. 重建层厚偏差

（1）轴向扫描重建层厚偏差

1）用于轴向扫描层厚偏差测量的模体采用内嵌有与均质背景成高对比的标记物，标记物具有确定的几何位置，通过其几何位置能够反映成像重建层厚；用于测量螺旋 CT 层厚偏差的标记物为薄片或小珠，标记物材料的衰减系数不应小于铅，以保证高的信噪比，且 z 轴方向的最大厚度或直径应在 0.05~0.1mm 之间。

2）将模体轴线与扫描层面垂直，并置于扫描野中心固定。

3）采用头部曝光条件，设定影像的标称重建厚度，进行轴向或螺旋扫描。

4）根据模体说明书中观察条件调整影像窗宽窗位，并记录，获得重建层厚的测量值。

5）对于轴向扫描重建层厚偏差的测量当前常用模体的测量方法有如下两种：

方法一：调整窗宽至最小，改变窗位，知道标记物影像恰好完全消失，记录此时的 CT 值，即为 CT_{max}，在该窗宽窗位条件下，测量标记物附近背景的 CT 值，即为 $CT_{background}$，则 CT 值的半高为上述两个 CT 值之和的一半，记为 CT_{hm}，测量此时标记物的长度，即为半值半宽

（FWHM），再利用标记物的固定几何关系，计算得到重建层厚的测量值。若采用 CATPHAN 500 型性能模体，按式（4-8）计算重建层厚 Z 的测量值。

$$\frac{Z}{FWHM} = \tan 23° \approx 0.424 \qquad\qquad 式（4-8）$$

方法二：该方法使用的标记物为具体确定几何关系的微小细节，可以通过计数细节的个数并结合细节间几何关系计算得到重建层厚的测量值，该方法可用于检测设定层厚与细节直径相接近的重建层厚偏差。

（2）螺旋扫描重建层厚偏差

1）用螺旋扫描方式扫描标记物，并以 1/10 标称层厚的间隔重建图像，且 z 轴方向图像重建的总宽度至少为 3 倍的标称层厚。

2）用适当的 ROI（如标记物为薄片，则 ROI 设定为该薄片直径的 2 倍，若为微米级小珠，则将 ROI 设定为点。）测量获取的系列螺旋扫描图像中薄片或小珠材料的平均 CT 值。

3）记录这些平均 CT 值作以 z 轴为横坐标的函数曲线，并确定该函数曲线的 FWHM，该 FWHM 即作为重建层厚的测量值。

注 1：本项中所指的重建层厚是 CT 默认的图像重建层厚。

注 2：对于比较陈旧的螺旋 CT，很难实现 1/10 标称层厚重建图像，可以微调起始扫描点，获取多组重建图像，测量这些图像中心的平均 CT 值并作曲线，确定 FWHM。

注 3：对于多排 CT，目前仅限于对多层轴向扫描重建层厚的检测，检测模体中的具有确定几何位置的标记物在 z 轴方向应该足够长，如果长度不能满足多层扫描的需要，可以按照探测器阵列的布局划分开来，分别检测，并保证模体中标记物的 z 轴中心尽可能与检测部分阵列在同一扫描层面。

注 4：对使用的具有确定几何位置的高对比标记物模体，应明确可以检测的最小层厚 d，该最小层厚可按式（4-9）计算得到：

$$d = \frac{T}{\cos\theta} \qquad\qquad 式（4-9）$$

式中：T——标记物的厚度；θ——标记物与扫描层面所成的角度

5. CT 剂量指数

（1）采用人体组织等效材料的均质圆柱模体（CT 剂量模体），头模直径为 160mm，模体直径为 320mm，分别在中心和距圆柱体表面 10mm 处有可放置 CT 剂量探头的孔，采用 X 线剂量检测仪与 CT 剂量探头配合检测，剂量检测仪的相对误差值应小于 5%，并已得到校准。

（2）将头模置于扫描野中心，模体轴线与扫描层面垂直，周边剂量探头孔分别对应相当于时钟时针的 3、6、9、12 点位置，探头有效探测中心位于扫描层面厚度的中心位置。

（3）按照 X 线计量检测仪操作规程连接仪器与探头，并使仪器和电脑有效连接。

（4）拔出模体中心圆柱，并插入 CT 剂量探头。

（5）根据使用模体，按照临床常用头部条件进行轴向扫描；记录剂量读数，得到 $CTDI_{100,c}$。

（6）将 CT 剂量电离室依次切换插至周边的四个电离室插孔中，并根据使用模体，按照临床常用头部条件进行轴向扫描；记录剂量读数，得到四个 $CTDI_{100,p}$（分别是 $CTDI_{100,p}1$，$CTDI_{100,p}2$，$CTDI_{100,p}3$，$CTDI_{100,p}4$），周边的四个插孔位置无顺序要求。

（7）将模体切换至体部模体，并采用临床常用体部条件进行轴向扫描，重复（2）至（6）

的步骤,以获得体部剂量读数。

（8）根据式（4-10）~式（4-12）分别计算得到头部和体部的 $CTDI_{100}$ 和 $CTDI_w$：

$$CTDI_{100}=\int_{-50}^{+50}\frac{D(z)}{NT}dz \qquad 式（4-10）$$

$$CTDI_w=\frac{1}{3}CTDI_{100,c}+\frac{2}{3}CTDI_{100,p} \qquad 式（4-11）$$

$$CTDI_{100,p}=(CTDI_{100,p}1+CTDI_{100,p}2+CTDI_{100,p}3+CTDI_{100,p}4)/4 \qquad 式（4-12）$$

（9）对螺旋扫描,采用 CT 长杆剂量探头进行 CTDI 的测量,并根据公式计算出 $CTDI_w$、$CTDI_{vol}$ 和 DLP。

由于剂量指数是 CT 性能和放射防护的共同的重要指标,这项检测除了应符合国家标准《X 射线计算机断层摄影装置质量保证检测规范》GB 17589—2011 的要求外,还应符合国家标准《X 射线计算机断层摄影放射防护要求》GBZ 165—2012 的相关要求。

6. CT 值

（1）采用均质水圆柱形模体,使模体圆柱轴线与扫描层面垂直并处于扫描野中心,对圆柱中间层面进行扫描。

（2）采用头部扫描条件进行扫描,且每次扫描模体中心位置处的辐射剂量应不大于50mGy。

（3）CT 值的测量：在图像中心用大约 500 像素的 ROI 测 CT 值并记录。

（4）噪声的测量：在中心用大约 500 像素的 ROI 测 CT 值的标准偏差 $\sigma_水$,并按照式（4-13）计算得到噪声 n 的值。

$$n=\frac{\sigma_水}{CT_水-CT_{空气}}\times100\% \qquad 式（4-13）$$

式中：$\sigma_水$——水模体 ROI 中测量的标准偏差；

$CT_水$——水 CT 值得测量值；

$CT_{空气}$——空气 CT 值得测量值；

$CT_水-CT_{空气}$——对比度标尺

（5）均匀性的测量：在图像中心用大约 500 像素的 ROI 测 CT 值；用相同 ROI 在图像圆周相当于时钟时针 3、6、9、12 点的方向,在距图像边缘 1cm 处取四个 ROI,测量其平均 CT 值；边缘对中心 CT 值的最大偏差为均匀性。

7. 高对比度分辨力

（1）采用可通过直接观察图像进行评价的模体或使用通过计算调制传递函数（modulated transfer function, MTF）评价高对比空间分辨力的模体,计算 MTF 的模体描述及其对应的高对比分辨力的测量方法参照 GB/T 19042.5。

（2）用于直接观察图像进行评价的模体应具有周期性细节,这种周期性结构之间的间距应与单个周期性细节自身宽度相等,周期性细节的有效衰减系数与均质背景的有效衰减系数差异导致的 CT 值之差应大于 100HU。

（3）将模体置于扫描野中心,并使圆柱轴线垂直于扫描层面。

（4）分别按照临床常用头部条件和体部条件进行轴向扫描。

（5）根据模体说明书调整图像观察条件或达到观察者所认为的细节最清晰状态,但窗位不得大于细节 CT 值和背景 CT 值之差。

（6）计数能分辨的最小周期性细节的尺寸或记录 MTF 曲线上 10% 对应的空间频率值作为空间分辨力的测量值。

8. 低对比可探测能力

（1）模体采用细节直径大小通常在 0.5~4mm 之间，与背景所成对比度在 0.3%~20% 之间，且最小直径不得大于 0.8mm，最小对比度不得大于 0.5%。

（2）将模体置于扫描野中心，并使其轴线垂直于扫描层面。

（3）按照临床常用头部和体部条件进行轴向扫描；

（4）根据模体说明书调整图像观察条件或达到观察者所认为的细节最清晰状态。

（5）记录每种对比度的细节所能观察到的最小直径，并作噪声水平修正，归一到噪声水平为 0.50% 背景条件下的细节直径，然后与对比度相乘，不同对比度细节的乘积的平均值作为低对比可探测能力的检测值。

（6）对噪声水平的修正可按式（4-14）计算得到：

$$T\sigma^2 R^3 = k\frac{1}{D} \qquad\qquad 式（4-14）$$

式中：T——标称层厚，单位为毫米（mm）;

　　　σ——噪声大小，%；

　　　R——可观察到的最小细节直径，单位为毫米（mm）；

　　　k——比例系数，为一常数，不用考虑其具体数值；

　　　D——扫描剂量，单位为毫戈瑞（mGy）

9. CT 值线性（linearity of CT number） 不同吸收系数物质影像 CT 值的线性关系。

（1）采用嵌有 4 种以上不同 CT 值模块的模体，且模体 CT 值之差均应大于 100HU。

（2）采用模体说明书制定扫描条件或分别使用临床常用头部和体部扫描条件分别扫描。

（3）在不同模块中心选取大约 100 个像素点大小的 ROI，测量其平均值。

（4）按照模体说明书中标注的各种衰减模块在相应射线性质条件下的衰减系数，计算得到各种模块在该射线线质条件下的标称 CT 值；计算各 CT 值模块中，标称 CT 值与测量所得到该模块的平均 CT 值之差，差值最大者记为 CT 值线性的评价参数。

（三）性能检测模体的选择

CT 性能参数的检测需要采用专用模体方法进行。由于 CT 性能参数的检测结果依赖于检测模体和检测方法，因此检测模体和方法研究受到各生产厂家、医疗单位和监督检测部门的普遍重视。在我国应用的性能检测模体主要有四种：一种是 AAPM 模体，这种模体是 1977 年 AAPM 第 1 号报告定义了 CT 的性能指标，并给出了使用特定模体进行检测的方法所描述的模体，同时 AAPM 又设计了一种测试低对比度分辨力的 ATS 模体，这两个模体通常被称为 AAPM 模体；另一种是美国 RMI 公司生产的 461A 型插件式模体；第三种是由美国模体实验室生产的 CATPHAN 模体，有 500 型和 600 型两种，由于这种模体携带方便，又不需要注水使用，因此这种模体的使用频度较高；第四种是 1996 年北京市放射卫生防护所和中国计量科学研究院联合研制的 YCTM 型 CT 检测模体。CT 性能检测模体中通常包含水或水等效材料均匀模块（用以检测 CT 值和 CT 值均匀性）、空间分辨力检测模块、低对比度分辨力检测模块、层厚及 CT 值线性检测模块等。四种模体的总体情况如表 4-1。

表 4-1 四种模体的总体情况表

模体类型	AAPM	RMI461	CATPHAN	YCTM
推出年代	1976	1985	1990	1997
均匀介质	水	水等效材料	水等效材料	水
结构特点	整体结构	插件式	整体结构	整体结构
	分层模块		分层模块	分层模块
头模直径	165mm/216mm	190mm	200mm	164mm
模体直径	320mm	330mm	多种尺寸体环	320mm
模体放置方法	用支架	用支架	挂在储运箱上	挂在储运箱上

CT 检测工作首先要选择一个性能良好、使用方便的模体,四种模体中,RMI461 和 YCTM (TM164A 型)模体使用很少,较常使用的模体是 AAPM 模体和 CATPHAN 模体,两种模体各有优缺点,下面对其进行简单的比较。

AAPM 模体于 1976 年开创了 CT 检测的规范方法,在很长一段时间内各 CT 生产厂家所给的性能指标都是用 AAPM 模体检测的结果。但是这种模体主要有以下几方面的不足: ① AAPM 模体中低对比度分辨力检测模块配制合适的溶液极为困难,一次配制后又不能稳定搁置,ATS 模体中被检物体与背景的对比度随 X 射线束的线质的变化比较大,检测不同 CT 设备时实测对比度相差较大;由于这种模体只有一种对比度,当对比度远离标称值时,难以对该机的低对比度分辨力做出确切的评价。②空间分辨力检测模块中孔的分级较粗,特别一些低档机能分辨 0.8mm 的孔却不能分辨 0.75mm 的孔,这对于 CT 的验收检测评价造成一定困难。③ AAPM 模体庞大笨重,没有防止由于热胀冷缩引起的漏水、进气的措施,监督监测部门使用这种模体不方便。④ AAPM 模体中虽有检测 MTF 的金属丝和检测边缘扩散函数的高对比度界面模块,但这种检测方法比较复杂,无论对于 CT 还是对于检测人员的技术要求都比较高,且不直观;孔模可进行直观的检测,密封的空气孔由于经常搬动可能进水而失效。

CATPHAN 性能检测模体采用等效水固体材料代替水作为基础制作,克服了 AAPM 模体存在的问题:①低对比度分辨力检测模块采用相同物质不同密度的材料制作背景,克服了 X 射线线束线质对对比度的影响,且设置了几种对比度,即使对比度与标称值不符,由于有几种对比度模块区的检测结果,使得检测可进行内插和分析;②空间分辨力采用了线对卡,不但分级较细且在高分辨力方向扩展到 20LP/cm,可用来测量调制值并作为检测 MTF 的简易方法;③固体材料使用克服了漏水、进气的问题;④ CATPHAN 模体还优化了层厚的检测方法,层厚检测模块采用了 23° 丝状斜面,以其影像分布曲线的半高宽为基础来计算检测层厚,提高了检测精度,对于薄层扫描的层厚检测更为有利。此外,CATPHAN 模体比较小巧,便于携带且没有漏水问题,因此许多厂家已改用 CATPHAN 模体检测性能指标,它也是监督监测部门较好的选择。

常用的 CATPHAN 模体有 500 型和 600 型两种,各检测组件的定位如表 4-2、表 4-3 所示,目前应用较广泛、性价比较高并能够较充分满足性能检测要求的是 CATPHAN 500 型模体。

表 4-2　CATPHAN 500 型模体检测组件定位

CATPHAN®500 组件名称：	距首个检测组件中心的距离（mm）
CTP401 层面几何学组件	
CTP528 21 个线对高分辨力组件	30mm
CTP528 点源	40mm
CTP515 亚层面和超层面低对比度组件	70mm
CTP486 固体等效水影像均匀性组件	110mm

表 4-3　CATPHAN 600 型模体检测组件定位

CATPHAN®600 组件名称：	距首个检测组件中心的距离（mm）
CTP404 层面几何学组件	
CTP591 圆珠几何学组件	32. 5mm
CTP528 21 个线对高分辨力组件	70mm
CTP528 点源	80mm
CTP515 亚层面和超层面低对比度组件	110mm
CTP486 固体等效水影像均匀性组件	150mm

（四）CATPHAN 模体检测的基本要求

1. 模体的安装及摆放定位

（1）将箱盖打开到 180° 位置。

（2）取出模体,将模体悬挂在箱子一侧,并放置在检查床上。

（3）需要时可在箱盖内加入适当重物以保持平衡,也可用受检者绑带将带有模体和配重的箱子固定。

（4）调整检查床高度和模体的左右位置,使第一截面（CTP401 或 CTP404 层面几何学组件）中心（模体上侧面红点和顶面红点）与 CT 的定位光相互对准。

（5）用随模体附带的水平仪在对应床体平面的横向和纵向调整模体的水平度。

（6）可从定位扫描（扫平片）,选择轴扫对准交叉丝状影像中心层面位置,或者通过床体自动定位到 CTP401 或 CTP404 中心点层面。

2. 模体定位检测

（1）为评价第一断面扫描影像（CTP401）,应检测模体位置和对准。

（2）这一断面会有 4 个斜面,斜面与这个组件基底到顶面呈 23° 角。

（3）当这个检测组件的扫描中心与工轴中心对准及非对准时,斜面的影像是如何变化的。

（4）使用扫描机栅形影像功能可以评价模体位置。

（5）如果扫描影像表示出非对准,应对模体重新定位,并重新扫描;直到确定正确对准后,方可继续进行下一个检测。

3. 选择合适的扫描条件　应从以下几方面出发选择检测的扫描条件:

（1）根据检测目的选择扫描条件:CT性能检测方式分验收检测、状态检测和稳定性检测三种。验收检测要特别注意厂方所给性能指标的测量条件、临床实用扫描条件及设备性能极限的扫描条件;稳定性检测则要在验收检测后确定一组或少数几组临床上实用的扫描条件,在整个临床使用的过程中定期按固定的条件进行扫描以观察系统各性能参数的变化情况;状态检测介于两者之间根据实际临床应用及评价机器状态选择扫描条件。

（2）根据各种扫描条件对CT性能指标的影响来选择扫描条件:例如CT剂量指数（CTDI）的高低影响噪声大小及低对比度分辨力,有时厂家给出低对比度分辨力指标时既规定了CTDI为40mGy,检测规范中又规定了测量时的扫描条件（kV,mAs）,但有时两者是矛盾的,CTDI可能因设备中所用的X射线管的发射效率而异,两者有矛盾时应以CTDI值为准,修改mAs值。由于国际辐射防护及辐射源安全基本标准给出CT头部扫描的多层扫描平均剂量指导水平为50mGy,我国制定的X射线计算机断层投影质量控制检测规范要求空间分辨力及低对比度分辨力要在CTDI为50mGy的条件下检测。影响空间分辨力的因素较多,例如X射线管的焦点、探测器及准直器的尺寸、数据采集方式、扫描野尺寸（FOV）、矩阵大小及卷积滤波函数等,检测前应向维修工程师了解清楚这些因素中哪些可以自选、选择原则及范围,然后根据检测目的选择测试的扫描条件。

4. 正确选择分析图像及测量参数的条件　通过扫描得到一幅模体的检测图像后必须在正确的条件下进行分析和测量。

（1）正确选择分析图像的窗宽和窗位:正确选择窗宽窗位是分析空间分辨力、低对比度分辨力及测量层厚的关键,分析空间分辨力时窗宽设在10HU以下最窄处,但窗位不得大于细节CT值和背景CT值之差,同时,还要在常规算法和高对比算法两种重建算法下分别进行测量;分析低对比度分辨力测试图像时,应将窗宽设置为5倍CT值标准偏差（SD）加两对比部分（孔内、外）CT值之差,窗位应设置为孔内、外的CT值平均值;测量层厚时,将窗宽设置为最小值,窗位设置为斜面影像CT值分布曲线的半高度,这时,测得的距离才能和层厚的定义（灵敏度曲线的半高宽）相对应。

（2）选择测量CT值及噪声的感兴趣区（region of interest,ROI）的合适尺寸:测量CT值的线性时要注意不同材料间的边缘效应,因此ROI的直径不可过大,应选在线性检测模块之内;测量噪声时ROI的面积既要包括100个以上的像素又不可太大,太大会包含了CT值的不均匀性,因此在国家标准中建议采用$1cm^2$的ROI面积测量CT值及噪声大小。

（五）CATPHAN 500模体检测方法

1. 重建层厚偏差

（1）依据CATPHAN 500模体进行模体对中,并定位于CTP401组件。

（2）采用头部曝光条件,设定影像的标称重建层厚,进行轴向或螺旋扫描,获取模体CTP401的图像。

（3）利用23°丝状斜面影像,按照下一步的方法测量层厚。

（4）对影像的调整与进行测量的方法:①调整窗宽至最小,改变窗位,直到丝形斜面影像恰好完全消失,记录此时的CT值,即CT_{max};②在该窗宽窗位条件下,测量标记物附近背景的CT值,即为$CT_{background}$;③CT值半高为上述两个CT值之和的一半,记为CT_{hm};④然后再重新调整窗位至CT_{hm},测量此时标记物的长度,即上图中标记的半值全宽（FWHM）;⑤再利用式（4-15）计算得到重建层厚Z的测量值。

$$\frac{Z}{FWHM} = \tan 23° \approx 0.424 \qquad \text{式（4-15）}$$

2. 高对比分辨力

（1）将 CATPHAN 模体对中,并定位于 CTP528 组件,这个断面组件含有从 1LP/cm 到 21LP/cm 线对（即 5~0.24mm）高分辨力的检测卡。

（2）分别按照临床常用头部条件和体部条件进行轴向扫描。

（3）周期性细节的有效衰减系数与均质背景的有效衰减系数差异导致的 CT 值之差应大于 100HU,调整图像观察条件或达到观察者认为的细节最清晰状态,但窗位不大于细节 CT 值和背景 CT 值之差。

（4）计数能分辨的最小周期性细节的尺寸（或记录 MTF 曲线上 10% 对应的空间频率值）作为空间分辨力的测量值。

3. 低对比可探测能力

（1）将 CATPHAN 模体对中,并定位于 CTP515 组件,这个断面组件含有内外两组低密度孔径结构（放射状分布）;内层孔阵:对比度 0.3%、0.5%、1.0%;直径 3mm、5mm、7mm、9mm;外层孔阵:对比度 0.3%、0.5%、1.0%;直径 2mm、3mm、4mm、5mm、6mm、7mm、8mm、9mm、15mm。

（2）将模体置于扫描野中心,并使圆柱轴线垂直于扫描层面。

（3）按照临床常用头部和体部条件进行轴向扫描。

（4）由模体说明书调整图像观察条件或达到观察者认为的细节最清晰状态。

（5）记录每种对比度的细节所能观察到的最小直径,并作噪声水平修正,归一到噪声水平为 0.50% 背景条件下的细节直径,然后与对比度相乘,不同对比度细节乘积的平均值作为低对比可探测能力测量值。

（6）对噪声水平的修正可按式（4-16）计算得到:

$$T\sigma^2 R^3 = k\frac{1}{D} \qquad \text{式（4-16）}$$

式中:T——标称层厚,单位为毫米（mm）;

　　　σ——噪声大小,%;

　　　R——可观察到的最小细节直径,单位为毫米（mm）;

　　　k——比例系数,为一常数,不用考虑其具体数值;

　　　D——扫描剂量,单位为毫戈瑞（mGy）

4. CT 值线性

（1）将 CATPHAN 模体对中,并定位于 CTP401 组件,内嵌四个分别为 Acrylic、Air、Teflon 和 LDPE 小圆柱体的样本模块。如表 4-4

表 4-4　CT 值线性检测的四种样本材料的标准 CT 值

材料	Acrylic（丙烯）	Air（空气）	Teflon（特氟隆）	LDPE（聚乙烯）
标准 CT 值 *	120	−1000	990	−100

*:标准 CT 值随使用 X 线平均能量的差异而有较小的差异

（2）用临床常用头部和体部扫描条件分别扫描并获取图像。

（3）在图像中对应不同模块中心选取大约 100 个像素大小的 ROI,测量其平均 CT 值。

（4）按照模体说明书中标注的各种衰减模块在相应射线线质条件下的衰减系数,计算得到各种模块在该射线线质条件下的标称 CT 值;然后计算各 CT 值模块中,标称 CT 值与测量值所得该模块的平均 CT 值之差,差值最大者记为 CT 值线性的评价参数。

5. CT 值

（1）将 CATPHAN 模体对中,并定位于 CTP486 组件,使模体圆柱轴线与扫描层面垂直并处于扫描野中心,对 CTP486 组件中心层面进行扫描。

（2）采用头部扫描条件进行扫描,且每次扫描模体中心位置处的辐射剂量应不大于 50mGy。

（3）CT 值的测量:在图像中心用大约 500 像素的 ROI 测 CT 值并记录。

（4）噪声的测量:在中心用大约 500 像素的 ROI 测 CT 值的标准偏差 $\sigma_水$,并按照式（4-17）计算得到噪声 n 的值。

$$n = \frac{\sigma_水}{CT_水 - CT_{空气}} \times 100\% \qquad 式（4-17）$$

式中:$\sigma_水$——水模体 ROI 中测量的标准偏差;

$\quad\quad CT_水$——水 CT 值得测量值;

$\quad\quad CT_{空气}$——空气 CT 值得测量值;

$\quad\quad CT_水 - CT_{空气}$——对比度标尺

（5）均匀性的测量:在图像中心用大约 500 像素的 ROI 测 CT 值;用相同 ROI 在图像圆周相当于时钟时针 3、6、9、12 点的方向,在距图像边缘 1cm 处取四个 ROI,测量其平均 CT 值;边缘对中心 CT 值的最大偏差为均匀性。

（六）CT 的验收和质量控制

CT 的验收和质量控制除了通过影像的评价进行成像的评价之外,还应该通过适当的性能检测方式来评价,性能检测方式可以分为以下几个方面。

1. 验收检测　设备安装完毕或重大维修后,为鉴定其性能指标是否符合约定值而进行的质量控制检测。新装机的设备通常由监督监测部门或有相关资质的第三方检验检测机构来实施,能够很好地完成验收检测,但是重大维修后的设备常常忽视验收检测而继续使用,这是需要引起足够重视的现象。

2. 状态检测　对运行中的设备,为评价其性能指标是否符合要求而定期进行的质量控制检测,通常一年进行一次状态检测。这一检测通常由监督监测部门或有相关资质的第三方检验检测机构来实施,一般情况下能够较好地完成。

3. 稳定性检测　为确定设备在给定条件下获得的数值相对于一个初始状态的变化是否符合控制标准而进行的质量控制检测。这一检测通常是由设备的使用方来完成的检测,但是由于设备使用方不具备检测仪器和相应的性能检测模体,因此目前这一检测实际上是没有完成的检测任务,也是需要引起足够重视的现象。

表 4-5 中给出了根据国家标准《X 射线计算机断层摄影装置质量保证检测规范》GB 17589—2011 中规定的质量控制检测的项目和检测要求及检测周期。

表 4-5　GB 17589—2011 中规定的 CT 质量控制检测要求及检测周期

序号	检测项目	检测要求	验收检测 评价标准	状态检测 评价标准	稳定性检测 评价标准	周期
1	诊断床定位精度（mm）	定位	±2	±2	±2	每月
		归位	±2	±2	±2	
2	定位光精度（mm）	—	±2	±3	—	—
3	扫描架倾角精度（°）	—	±2	—	—	—
4	重建层厚偏差（mm）	s≥8	±10%	±15%	与基线值相差 ±20% 或 ±1mm，以较大者控制	每年
		8>s>2	±25%	±30%		
		s≤2	±40%	±50%		
5	CTDIw（mGy）	头部模体	与厂家说明书指标相差 ±10% 以内	与厂家说明书指标相差 ±15% 以内，若无说明书技术指标参考，应 <50	与基线值相差 ±15% 以内	每年
		体部模体		与厂家说明书指标相差 ±15% 以内，若无说明书技术指标参考，应 <30		
6	CT 值（水）（HU）	水模体	±4	±6	与基线值相差 ±4 以内	每月
7	均匀性（HU）	水或等效水均匀模体	±5	±6	与基线值相差 ±2 以内	每月
8	噪声 %	头部模体 CTDIw<50mGy	<0.35	<0.45	与基线值相差 ±10% 以内	半年
9	高对比分辨力（LP/cm）	常规算法 CTDIw<50mGy	线对数 >6.0 MTF₁₀	线对数 >5.0 MTF₁₀	与基线值相差 ±15% 以内	半年
		高对比算法 CTDIw<50mGy	线对数 >11 MTF₁₀	线对数 >10 MTF₁₀		
10	低对比可探测能力	—	<2.5	<3.0	—	—
11	CT 值线性（HU）	—	50	60	—	—

4. 剂量检测　为了满足 CT 防护性能的要求，依据 GBZ 165—2012 的要求，对 CTDI$_w$ 的验收检测，对成年受检者，还应增加如表 4-6 的检测要求。

验收检测时，如果该医院有儿童受检者需要做 CT 扫描，则需按照 GBZ 165—2012 规定进行如表 4-7 的检测（对于儿童医院和综合医院中有儿科时的要求）。

表 4-6 典型成年受检者 X 射线 CT 检查的诊断参考水平

检查部位	$CTDI_w^*$（mGy）
头部	50
腰部	35
腹部	25

*：表列值是由水模体中旋转轴上的测量值推导的,模体长 15cm,直径 16cm（头部）和 30cm（腰椎和腹部）

表 4-7 儿童受检者诊断参考水平

检查部位及年龄（岁）	$CTDI_w^a$（mGy）	$CTDI_{vol}^a$（mGy）	DLP（mGy·cm）
胸部:0~1	23	12	204
胸部:5	20	13	228
胸部:10	26	17	368
头部:0~1	28	28	270
头部:5	43	43	465
头部:10	52	51	619

a：$CTDI_w$ 和 $CTDI_{vol}$ 是利用直径为 16cm 的剂量模体计算得到的,本表所列数据为调查平均值的第三个四分位（75%）值

5. 机房检测 依据 GBZ 165—2012 的要求,CT 机房外应设置电离辐射警告标志,并安装工作状态指示灯。现代 CT 设备均提供了门机联锁功能,CT 扫描时只有防护门关闭才允许 X 线曝光,工作指示灯亮。

（七）CT 自动检测方法

CT 图像性能参数主要有空间分辨力、密度分辨力、场均匀性和噪声、层厚、CT 值线性、螺距、z 轴分辨力、梯状伪影等参数。由于图像是 CT 设备的最终目的,而且其质量随着 CT 技术的不断发展得到不断提高,所以图像性能参数是应用质量检测的重点。

对 CT 设备实行质量检测的方法多采用传统手动进行测试,根据图像得出各数据,手工计算出各性能参数。存在受模体测试限制,检测周期长,费时费力,不能及时反馈设备的应用质量状况,难以对 CT 设备进行及时、定期的系统监测。在传统方法中对某些图像参数（例如低对比度分辨力）的检测,是利用周期性结构（圆孔、条纹等）体模直接测量。这些方法具有直观、方便的特点。但是其结果根据肉眼观察图像得出,它不可能精确的表示系统的低对比度分辨力,而且不同的检测体模对同一系统会产生不同的评价结果,这是因为这些结果在一定程度上依赖于能谱和体模材料。

目前随着 CT 技术的发展,新型 CT 设备已采用质量自动检测方法,检测时将随机携带的质量测试模体按要求安装完成后,按照系统提示自动完成 CT 的质量检测,并提供检测结果是否偏离。同时,CT 自动测试分析程序的应用,可将不同厂家和型号的测试模体图像通过 DICOM3.0 接口由 CT 设备传至计算机,然后由计算机对图像进行处理,获得 CT 主要性能参数检测结果。CT 自动测试分析程序为 CT 性能的稳定性监测打下了基础,可以分析 CT 设备的性能趋势,从而可以反映设备的日常运行情况,而且可以为设备维修提供可靠的原始

资料。例如 CT 设备中的噪声、均匀性和 MTF 的改变都有可能是由于球管故障或电压波动引起。

现代 CT 扫描层变薄,可以通过薄层有效地进行 3D 重建和其他图像后处理,采集的数据成倍地增长,如果采用传统的手动测试方法不仅耗时耗力,而且结果的准确性也值得探讨,因此现代 CT 的检测方法必须由传统的手动测试变为基于体模的自动测试。

二、图像参数

(一) CT 图像质量评价

CT 扫描中减少辐射剂量必将影响图像质量,优化辐射剂量必须以满足诊断要求为前提。在优化辐射剂量过程中,也必须对图像质量进行评价。常用的评价图像质量的方法有模体法、噪声法和主观评价法。

1. 模体法　可客观给出辐射剂量优化后的图像质量,并且不受扫描条件限制,缺点是模体较难获得并且成本很高。

2. 噪声法　通常使用均匀密度感兴趣区的标准差(standard diviation,SD)来衡量噪声水平,由于辐射剂量主要影响图像的噪声,所以可以使用 SD 来客观评价图像质量。

3. 主观评价法　大部分临床研究采用主观评分方法评价图像质量,将选出的图像根据参考质量评分,在图像中找出一个满足诊断的标准后,在此标准的基础上控制辐射剂量。

由于 CT 设备不同,成像方法以及减少辐射剂量的方法有差异,不同机型的辐射剂量优化方案有差异。此外不同评价标准也会导致优化方案的不同。

(二) 标准 CT 图像的要求

1. 均匀度　均匀物质在图像上应有很好的均匀度。

2. 灰度　不同吸收系数物质的图像灰度等级应有明确的分界线,而不应模糊或图像灰度有缓慢过渡。

3. 高对比度　对足够小的细微特征,系统应有足够的空间分辨率。

4. 低对比度　对吸收系数差别细微的物质,系统应有足够的组织差异分辨率(低对比度分辨率)。

5. 时间分辨率　足够好的时间分辨率,系统应具有足够好的时间响应性能。

6. 线性　物体吸收系数的正确比例映射。对客观吸收系数间的线性关系在图像灰度等级上也应具有等同的线性关系。

7. 几何形状　客观组织的几何形状应正确显示,不应扭曲。

(三) 主要图像参数

CT 图像的质量主要依赖于两种参数:一是与辐射剂量相关的参数;二是与图像处理和图像观察条件相关的参数。与辐射剂量相关的参数有:① kV、mA;②层厚;③层数;④扫描时间;⑤层间距;⑥螺距。与图像处理相关的参数有:①视野;②扫描次数;③重建矩阵;④重建算法;⑤重建层间距。与图像观察相关的参数由窗口技术设定。

1. 层厚　是指重建断层图像的厚度。原则上,层厚应该与将显示的最小解剖结构相对应。

(1) 层厚的标称值:可由操作人员根据临床检查需要进行选择,通常在 0.5~10mm 范围内。一般来讲,层厚越大,对比度分辨力越大;层厚越小,空间分辨力越大。如果层厚较大,则图像会因部分容积效应而产生伪影;如果层厚较小(0.5~2mm),图像可能会受到噪声的显著影响(噪声主要来自X线的量子噪声)。原则上,层厚应该与将显示的最小解剖结构相对应。较厚的层厚会导致图像的空间分辨率降低。使用较薄的层厚将可获得良好的图像清晰度,能够更好地区分相邻的结构(如用于内耳检查)。

(2)有效层厚:由于螺旋扫描时,被扫描物体是运动状态,所以实际采集数据的层厚与准直宽度有一定差别。一般说来都大于准直宽度,称之为有效层厚。有效层厚与螺距的大小和重建算法的不同有关,螺距越大,有效层厚越厚。有的CT无有效层厚标记,只标记准直宽度,有的CT则根据扫描参数的改变标记不同的有效层厚,实际应用中要注意。选择不同的准直宽度,决定了回顾性重建时最小层厚的选择,并影响总体扫描速度。

(3)断层准直和层厚:断层准直是由球管侧准直器和与相应探测器阵列设置匹配而产生的层厚。在多层CT中,每旋转一次z轴方向扫描覆盖的范围为激活的探测器的排数与准直的乘积,层厚为重建图像的半值全宽(FWHM)。在实际操作中,可以同时选择断层准直和需要的层厚。层厚与螺距无关,即选择的层厚就是最后得到的层厚。采集是指用于数据采集的X线探测器的物理结构,并由两个因子相乘组成:①用于扫描的探测器物理断层数量;②单个物理断层的宽度;这两个因子相乘后即为扫描的z范围。

2. 重建层厚偏差　可通过测试模体来检测,用于轴向扫描层厚偏差测量的模体采用内嵌有与均质背景成高对比的标记物,标记物具有确定的几何位置,通过其几何位置能够反映成像重建层厚;用于测量螺旋CT层厚偏差的标记物为薄片或小珠,标记物材料的衰减系数不应小于铅,以保证高的信噪比。调整影像窗宽窗位,并记录,获得重建层厚的测量值。

3. 移床量　移床参数(移床量)用于轴向扫描。移床量默认情况下等于z范围。但是,在罕见的诊断事件中,扫描时断层之间可以存在间隔。存在间隔的扫描可能会有未完全覆盖解剖区域的风险。要在轴向扫描模式下进行存在间隔的扫描,将扫描的移床设置为大于z范围的值。

4. 层间距　层间距是轴向扫描相邻层面中心点间的距离。一般来讲,对于给定的检查容积,层间距越小,受检者的局部剂量和整体剂量越高。层间距应根据检查部位和临床要求进行选择,避免受检者的被检查层面从层间距中漏掉,层间距不应超过预测病变直径的一半。在需要进行冠状面、矢状面或斜面图像的三维(3D)重建时,减小层间距是十分必要的。

5. 重建间隔　重建间隔是螺旋扫描的成像参数,定义是相邻两层重建图像之间的间隔。重建间隔是采集数据后的图像处理参数,不会影响到扫描时间,只会改变重建时间和重建图像帧数,缩小重建间隔有两个优点,一是可降低部分容积效应的影响,另一个优点是可提高MPR及三维重建图像的质量。重建间隔最小以50%层厚为宜,超过此数,不会进一步提高效率,反而无效的增加了图像帧数。

6. 视野(FOV)　定义为重建图像的最大直径,其值可由操作人员选择,通常在12~50cm的范围内。选择较小的FOV可增加图像的空间分辨力,其原因是整个重建矩阵用于较大FOV下的较小区域内,导致像素尺寸减小。在任何情况下,FOV的选择不仅应考虑增加空间分辨力的可能性,而且需要能检查所有可能的病变区域。如果FOV太小,相关区域的病灶可能会从可视图像中消失。

在标准FOV无法覆盖重建图像的身体部位时,使用扩展FOV(显示野)。但要注意使用扩展的观察区降低了图像质量。诊断时不要使用常规显示野以外的图像区域。因为图像质量下降和包含伪影。

7. 管电压、管电流 CT 检查时选择的扫描参数,是决定图像质量和辐射剂量的主要因素。

(1)管电压参数:管电压范围 70~140kV,X 射线辐射剂量和管电压的平方成反比关系,降低管电压可显著降低辐射剂量,同时会降低 X 射线的穿透力,会产生更多的噪声。目前,低电压(70kV 或 80kV)扫描用于瘦小受检者与儿童受检者,并用于 CTA 和增强扫描,实现更低的辐射,而且通过增加组织对比,可以降低造影剂的用量,减少造影剂对肾脏的损害。在曝光剂量保持一定的前提下,图像的对比度随着管电压的减少而增加,管电压越低,增强对比度越高,这是因为管电压越低时,X 射线辐射能量频谱的平均能量越靠近碘元素的 k 值(33.2keV)。图像的对比度随着受检者的体型变瘦而增加。在相同的曝光剂量条件下,对于体型较瘦的受检者,随着管电压的减小,图像噪声几乎没有变化,而对于体型较胖的受检者,随着管电压的降低,则图像的噪声变大。

(2)管电流参数:管电流范围 10~800mA,扫描中选择最低 mA 获得满足诊断要求图像,X 射线的辐射剂量和管电流成线性关系,降低管电流可降低辐射剂量,但图像噪声增加,主要影响图像的低对比密度分辨率,使低对比时细节显示困难。为了维持噪声水平和对比度噪声比,降低 kV 应增加 mA。给定 kV 值和层厚以后,图像质量依赖于管电流和扫描时间的乘积(mAs)。为获取影像信息,在需要较高信噪比的情况下,应选择较高的 mAs。但是 mAs 的增加会伴随着受检者辐射剂量的增加。因此与临床目的相关的图像质量应在受检者辐射剂量尽可能低的情况下获得。

8. 窗宽窗位 窗宽定义为显示器上显示 CT 值的范围。窗宽由操作人员根据临床需要进行选择,以产生易于获取临床信息的图像。一般来讲,大的窗宽(如 400HU)比较适合于较宽范围组织的显示,较窄的窗宽有助于在可取的精确度情况下显示特定的组织。窗位定义为图像显示过程中代表图像灰阶的中心位置。窗宽、窗位由观察者根据被检部位结构的衰减特性进行选择。窗宽窗位根据器官特有的 CT 值定义重建图像的亮度和对比度。适当的窗宽窗位可产生对特定器官显示效果最佳的图像。

9. 螺距 螺距作为螺旋 CT 成像的重要指标,不仅对成像质量有较大的影响,而且还对 CT 成像的速度有较大的影响。使用小的螺距可增加扫描原始数据的采集量,从而提高图像质量,但增加了受检者辐射剂量和扫描时间。使用大的螺距,可在相同扫描时间内增加扫描范围,或者是在相同的扫描范围内缩短扫描时间,但扫描层面所获得的原始数据的采集量减少,影响图像质量。X 射线辐射剂量和扫描过程中使用的螺距成反比。螺距增大,则辐射剂量减低。在螺距增大的同时层面敏感度轮廓曲线(SSP)增宽,图像的 z 轴空间分辨率下降。

10. z 轴分辨力 CT 的轴向(xy)平面分辨力通常都好于 z 轴分辨力,因为在扫描平面上的采样率大大超过层面和层面间的采样率。对于某一设定的层厚,损失了纵轴(z 轴)的分辨力,因为在常规轴向扫描中,床的进行等于扫描层厚,z 轴向结构信息的采样率不足。为使轴向分辨力等于层厚,两次轴向扫描间的距离至少是层厚的一半。对于选定的层厚,螺距和螺旋内插器的选择是螺旋层面灵敏度(SSP)的关键,层面灵敏度是度量 CT 分辨层面内物体的能力,层面灵敏度曲线的定义是 CT 沿长轴方向通过机架中心测量的长轴中心曲线。因此,对一幅图像,z 轴分辨力的度量是由那幅图像的层面灵敏度曲线确定的。

11. 时间分辨力 时间分辨力是指扫描机架旋转一周的时间,在多层螺旋 CT 中,时间分辨力与扫描覆盖范围和重建方式有关,时间分辨力是 CT 设备的性能参数之一,并且与每帧图像的采集时间、重建时间以及连续成像的能力有关。在 CT 中表示了设备的动态扫描功能,如在多层螺旋 CT 心脏成像时,时间分辨力的高低则决定了 CT 临床应用的适应性和范围。

12. 单扇区和多扇区重建　单扇区和多扇区重建是冠状动脉 CT 检查的专用术语。一般,冠状动脉 CT 图像的重建采用 180° 加一个扇形角的扫描数据,称为单扇区重建;采用不同心动周期、相同相位两个 90° 的扫描数据合并重建为一幅图像称为双扇区重建;采用不同心动周期、相同相位的 4 个 45° 或 60° 扫描数据合并重建为一幅图像称为多扇区重建。多扇区重建的目的主要是为了改善冠状动脉 CT 检查的时间分辨力。

13. 采集矩阵与显示矩阵　矩阵是像素以二维方式排列的阵列,采集矩阵是数据采集系统直接获得的数据矩阵,螺旋 CT 获得的信息非平面数据,必须采用线性内插合成平面数据,并重建出断层图像,重建图像的矩阵称为重建矩阵,与重建后图像的质量有关。在相同大小的采样野中,矩阵越大像素也就越多,重建后图像质量越高。CT 图像重建后用于显示的矩阵称为显示矩阵,通常为保证图像显示的质量,显示矩阵往往是等于或大于采集矩阵。

14. 迭代算法　迭代算法与滤波反投影 FBP 比较,可以更好地处理噪声和图像伪影,能在保证图像质量的同时降低检查剂量,成为当代 CT 重建研发的首选。迭代算法主要分为图像域迭代和原始数据域迭代。

(1)图像域迭代:首先对原始数据进行滤波反投影 FBP 重建,重建为主重建(master recon)。主重建图像尽可能地保留了图像细节信息,但是也具有较高噪声。随后在图像域内,结合已知的解剖信息,逐步进行噪声去除,并将每一次迭代的结果与主重建图像进行比较,以纠正迭代中引入的偏差。如此反复执行,最终得到一幅低噪声、高保真的图像。由于不需要正投影,所以重建时间相对于迭代重建大幅提高。同时由于采用了噪声识别算法,可以在不失图像锐利度的情况下降低噪声。

(2)原始数据域迭代:基于原始数据的迭代算法进一步提高了图像域迭代对噪声去除的性能,并且引入基于原始数据迭代伪影去除技术。在得到主重建图像以后,又将图像投影至原始数据域,并与投影数据进行比较以消除图像投影中的伪影和数据误差,再使用矫正后的投影数据重建一幅新的图像。在图像域中,图像噪声大幅降低;降噪后的图像进入原始数据域重建,进而抑制多种 CT 伪影。重建过程在图像域和原始数据域反复循环,逐步逼近最优的图像质量。迭代算法将迭代重建拓展至原始数据域,在降低噪声伪影的同时,增加解剖细节,提高图像质量。但原始数据域的迭代重建的应用障碍是数据和计算量增大,而且重建速度缓慢。

15. 滤波函数　滤波反投影重建的反投影函数写成卷积的形式,表明在频域中所作的滤波运算可以等效地在时域中用卷积运算来完成。做卷积处理的关键是卷积算子也就是系数矩阵的选择,这个系数矩阵就是卷积核。卷积时使用到的权用一个矩阵表示,该矩阵与使用的图像区域大小相同,其行、列都是奇数,是一个权矩阵。在 CT 图像重建过程中,CT 图像是通过图像的平滑或模糊来减小图像噪声,其核心是图像噪声的相关性,所谓相关性,即一个像素点的噪声与图像中的其他像素点是相关的,虽然权值不一样,但图像中的每个衰减测量值对每个像素点都有影响。在滤波算法中,平滑滤波是提高各个像素点之间的相关性,使每个像素点与它周围的像素点有交融,结果使噪声的随机结构趋于平滑,从而降低了噪声,而锐利滤波则是提高各个像素点之间的非相关性,虽然边缘锐利,但噪声也随之增加。

多层螺旋 CT 的滤波函数针对不同的器官和组织有了更为详细的设计,并不是单层螺旋 CT 的简单扩充,其扫描采集数据量明显增加,数据点的分布也不同于单层螺旋 CT,如柔和算法、标准算法、骨算法、边缘增强算法等。为了重建优质的三维图像,必须要对滤波函数做出针对性正确选择。

16. 扩展 CT 值范围　使用扩展 CT 值范围,可以在图像上区分更宽的 CT 值范围(−10 240~+30 710HU)。使用扩展 CT 值范围时,衰减更高的对象(例如金属植入物)显示在灰阶范围内,而不是显示为白色。

17. 剂量调整　目前,降低 CT 辐射剂量的技术主要有:

(1)根据受检者体型调整剂量:体型较大的受检者会导致衰减量加大,到达探测器的 X 线量子数减少,因而使图像噪声升高。根据受检者体型调整剂量可以限制这种不利影响。根据所选的扫描方案使用质量参考 mAs 值定义基准图像质量。基准图像质量是指体重在 70~80kg 之间的受检者的图像质量。实际受检者衰减从定位像中确定。

(2)调整 z 轴剂量:X 线沿 z 轴的衰减分布根据单个定位像确定。分布包含在 X 线投影方向测得的衰减以及在与 X 线投影垂直的方向计算所得的衰减。根据衰减分布,计算每个检查床位置的球管电流值,以便在每个断层图像的采集中都获得最佳剂量。

(3)调整角度剂量:如果不进行调整,椭圆形身体部位(例如肩部)的 X 线射束衰减会因球管旋转角度的差异而显著改变。调整角度剂量按照成角衰减分布图在球管旋转的每一圈中对球管电流进行调整:①对于低衰减区域,降低球管电流以避免剂量过高;②对于高衰减区域,升高球管电流以降低图像噪声。

18. 图像伪影　即使采用精心制造、校正和保养的 CT 设备,有时也在图像中出现不属于 CT 图像一部分的影像。这些影像称为伪影。为了获得最佳的图像质量,在受检者定位时,检查的器官必须位于扫描野的中心。主动脉或气管的检查例外,不能将其定位于正中心以避免产生环形伪影。造成伪影的原因有多种,一般可以归结为两类:测量相关伪影和系统相关伪影。

(1)主要的测量相关伪影:检查床配件相关伪影、部分容积效应、线束硬化、金属伪影、运动伪影;某些检查床配件可能导致图像伪影:如果使用床面延长板,则可能会出现图像伪影;固定带的边缘可能导致伪影;外悬材料活动板。

(2)系统相关伪影可能由于下列原因造成:系统未校正,探测器偏差。

1)系统未校正:如未正确设置 CT 系统(例如,未进行检查),可能会导致 CT 标度偏移和不均匀。这可能会发生在设备刚刚开机之后,或者在预热到工作温度(校正)期间,或者由于 X 线球管超寿命使用。这同样也适用于测量系统中的故障。如果室内温度变化较大,可能需要进行附加校正。其他系统缺陷或校正偏差会导致在 CT 图像上出现条纹或(部分)环状伪影。

2)探测器偏差:在由旋转式球管探测器组件构成的 CT 系统中,即使各探测器通道与原始校正值的极小偏差也会导致在 CT 图像内出现环状或部分环状伪影结构。这样的通道越靠近探测器中心,这些效应越大。在极端情况下,环状伪影可能集中出现在扫描野的中心,形成较模糊的斑点(如果图像参数坐标中心 X 和 Y 都为零,则扫描野中心将出现在图像中心)。这些环状伪影容易识别,但是扫描野中心的模糊斑点会导致误诊。

（3）测量相关伪影或者系统相关伪影的排除：如果断层图像结构有疑问，则应重复扫描。应稍微移动断层中的受检者位置（例如，将检查床垂直改变 5mm 以上），然后再进行重复扫描。结果可用于排除伪影原因中与系统相关的长期或暂时性设备故障。持续存在的对象相关伪影很可能是测量相关的伪影。

第二节　CT 设备常见故障及维修

CT 设备属于大型医疗设备，有着较为复杂的电路结构及机械结构。不仅包含低压电路也包含高压电路；不仅有复杂的计算机系统，也有着许多外围电路和外围设备；不仅有静止的机械部分也有高精度高速度的运动部件；不仅有系统的主设备也还有许多辅助设备等。CT 设备由许多部件组成，每一个部件都存在一定的故障率。不同的部件故障率不同。问题的核心是出现故障后如何进行分析，如何尽快地将故障定位并加以排除。维修时，既涉及硬件的测试与更换，又需对软件进行检查和参数校正。出现故障时，要谨慎地进行检查和修理，切忌盲目乱拆乱卸，以免使故障扩大。

CT 设备的故障可以分为硬件故障和软件故障。硬件故障基本上是由于硬件的某一部件损坏或工作状态不佳引起。硬件故障又可分为：机械故障和电路故障两类。①机械故障常见的有转动部件失灵或卡死以及长期使用后磨损造成机械精度改变、弯曲、断裂、固定件松动或拔出，如螺钉、螺母、铆钉、键等；②电路故障就其性质而言，基本分为三种：开路故障、短路故障、漏电故障。辅助设备是扫描系统主设备以外的配套设备。例如稳压器、高压注射器、空调设备（某些型号的设备直接与主设备相连接）配电柜等。辅助设备的稳定性与可靠性也直接关系整个系统的可靠运行，因此不可忽视。

CT 设备的软件通常包括：操作系统、数据库、扫描程序、调试维修程序、检查程序及应用程序等。软件故障最常见的是软件卡死被破坏，致使 CT 设备不能正常工作或停机，这种类型的故障往往仅需要重新启动软件系统就可以恢复；部分软件参数改变，出现异常图像，这需要对软件中的有关参数进行校正。

一、常见故障原因

CT 设备在使用过程中发生故障，一般可分为三个阶段，①早期故障期：设备使用初期，元器件本身存在材料、工艺、设计等方面的问题，使用初期经过连续运行的考验，大部分会暴露出来；②偶然故障期：这个时期故障率低，设备故障率与外界因素如温度、湿度、电源供电情况有明显的相关性，与日常维护保养关系很大，采用预防维护可保证设备处于良好运行状态，减少这个阶段的故障率；③耗损故障期：这一阶段，故障率快速增加，这是由于设备及元器件老化、磨损等原因造成，耗损期设备故障率日趋增加。日常工作中，造成 CT 设备故障的原因主要是：

（一）正常性损耗

任何设备、任何部件都有一定的寿命，随着使用时间和使用次数的增加，故障率也在不断增多。如 X 线管，在长期工作中，因阳极不断蒸发的金属附着在管壁上，或阴极灯丝逐渐因加热而变细，内阻增大，使其发射电子的能力减低，造成 X 线管老化，故 CT 的 X 线管受曝光次数的限制，射线量降低，因而导致伪影出现。此种情形便是正常性损坏，无法修理，只有更新。此外,如接触器、滑动电位器等元件也随使用年限的增长而逐渐老化;还有继电器触点的损坏;轴承的破裂;滑环与碳刷使用时间过长会出现接触不良的情况等,但可通过正确地使用和维护,延缓其老化过程,延长使用年限。

(二)性能参数调整欠佳

CT设备是高精密医疗设备,在安装和检修调整过程中,必须按照说明书中的技术要求逐步调试和校准。如X线管中心、旋转速度、扫描床的进出速度、图像对比度、低对比度分辨力、CT值校准、模体校准、编码器的调整、准直器的调整、X线管的参考电压调整、灯丝电流调整、高压波形的测试调整等,都应细致认真对待,若调整不当,轻则导致设备工作状态不稳定,重则会导致元器件寿命缩短,甚至无法正常扫描工作。若电流过大或电压过高,甚至会导致元器件的损坏。

(三)人为的损坏

这是由不正当的操作造成CT设备的损坏,如操作者对CT操作不熟练,不按操作规程使用所致。如在不预热X线管的情况下,便接通高压扫描,这样会迅速降低X线管的使用寿命,使其突然高温而造成X线管阳极靶面烧伤,轻则使CT图像质量欠佳,重则造成X线管报废;不进行空气校正或空气校正失败,造成伪影;开机不开空调室内温度升高;关机没有按规程退出程序等。另外,有的操作员工作时将喝水杯或饮品放置在操作台上,不小心碰倒会造成操作台键盘进水,轻则停机,重则造成设备进水短路而损坏。

(四)设备质量欠佳

造成设备质量欠佳问题的原因很多,其中有:①设计的原因:设备在设计时留的余地太小,例如:电源的容量不足而负载又太重;系统抗干扰能力弱;信号传递的匹配不佳;机械传动配合过于紧张;元件耐压不够;元器件选择不当等。②制造加工安装调试的原因:生产过程中的质量检查与监督不严,造成不合格的产品出厂,例如:应当拧紧的螺丝没有拧紧;应当紧固的部件没有紧固;X线管安装的位置不佳等。③元器件的质量不好:例如:旋转部件耐磨性能差(如轴承);元器件的耐压不够;元器件的热稳定性差等。

(五)环境的影响

CT设备对环境条件要求十分严格,①电源对于CT设备的正常运行至关重要,由于电源电压的不稳定,忽高忽低,除影响设备的正常使用外,同时还影响设备的使用寿命。如磁盘机、磁带机正在高速旋转,磁头正在读取数据,浮在盘面上,CT正在扫描中,此时突然停电或切换电源(瞬时停电),就有可能造成磁盘损坏,进而造成系统软件和应用软件的故障,也会造成设备多处损坏,给修复带来极大困难。②CT设备的地线非常重要,接地不好往往引起设备的不稳定,有时也会产生故障。③机房内的温度与湿度也很重要,温度过高或相对湿度过大或过小都会引起设备的故障。如常见的因室内温度过高,导致X线管过热、扫描架过热、计算机过热保护,CT无法扫描,需等待温度降低后才能正常使用。

(六)平时维护保养不足

CT设备的日常定期保养十分重要,需要经过专门培训,并固定工作人员负责。如设备内部的灰尘没及时清除,高压电缆插头硅脂或变压器油没及时添加或更新,机械部分的润滑欠佳,计算机柜内的空气过滤网不勤清洁,会造成通风不畅;滑环与碳刷不定期清洁保养,会出现接触不良;高压电缆过度弯曲或受潮,会使其绝缘强度降低,造成高压击穿故障等。

定期的设备维修保养对于延长CT的使用寿命至关重要。例如:设备内部的空气过滤网必须经常进行除尘,以便使得设备有良好的通风散热;经常地检查图像质量也是保养的重要工作,因为进行图像质量检查不仅是为了确保图像质量而且可以预先防止故障的发生;对于螺旋CT必须经常清理滑环由于磨损所造成的碳粉附着,同时检查碳刷磨损的情况必要时及时进行更换,此项工作对于减少故障非常重要;对于一些运动的部件必要时要经常地加润滑油以减少磨损;经常检查运动部件的紧固情况等。

二、维修原则及方法

(一)检修原则

1. **专业人员检修**　检修时必须由具有CT专业知识和一定实践经验的工程技术(或影像技术)人员负责,要有严肃、认真的工作态度。

2. **先调查后动手**　即当发生故障时,首先通过厂家自带的故障排查软件查看错误代码和错误信息,通过故障代码可大致判断故障所在。各CT设备的故障代码不相同,有的设备可能不提供代码的解释,需要在工作中不断了解、摸索、总结故障代码的含义。向操作者了解发生故障的前后情况,然后再结合故障现象动手检查。

3. **先外后内**　即先检查电源是否正常,机器外部元器件及各开关旋钮的位置是否正确,然后再打开机器内部进行检查。

4. **先静后动**　即先在不通电的情况下,用眼观、鼻闻、耳听及万用电表测等,静态观察有无响声和气味。然后再接通电源,逐步认真分析和测量,找出故障发生的位置和原因。

5. **先读图后动手**　检修者一定要对所检修的CT说明书以及有关资料数据认真地阅读和掌握,掌握各种软件操作程序,并弄清机械的结构原理和电路的工作原理。CT设备发生故障时,先读懂故障部位的电路原理图,最好以流程图的形式逐步列出,特别是对继电器的工作状态分析,一环扣一环,以流程图的形式可省时省力,加快找到发生故障的原因,然后再动手找出排除故障的方法。

6. **充分发挥故障诊断软件的作用**　CT的软件中,一般都设置了各种校验程序,其中也包括故障诊断软件(维修软件)。不同CT设备的维修软件的使用方法也不同,有些CT设备还需输入密码才能使用维修软件。CT发生故障时,运行这些故障诊断程序,可提示故障部位、性质及其相关信息,结合故障现象,参考这些信息追根求源,便可找出故障所在。

7. **综合分析,制定检修计划**　切忌无计划的"盲动"检修。检修完毕,应对CT设备进行综合校验和必要的调整,并填写检修记录。遵循上述原则,可少走弯路,加快检查和排除故障的速度,提高检修工作的效率。

(二)检修注意事项

1. **安全保护**　尽量避免在带电的情况下检修;在带电情况下进行检修时,所用检修工具,如仪表测试笔、接线夹、螺丝刀等,其金属暴露部分尽量少,以免造成短路。如无专用工具,可在普通工具上加装绝缘套管。要特别注意人身安全,检修扫描架内部的部件时,一定要将安全开关关闭,以免有人误操作时造成人身伤害;在维修过程中有时需要辐射曝光,此时应注意防护辐射;在维修高压系统时,需要操作高压部件时必须注意将高压部件对地进行放电,以释放掉残余的电荷,避免高压伤人。

2. **按制定的检修计划进行**　检修用仪表要保证一定的精度,避免测量误差过大,影响检修工作。

3. 零部件安装复位　凡拆下的导线均应做好记录并加以标记,以免复原时出现错线错位,造成新的故障,对需要调节的元器件,调节前后都应做好测量记录,以免错乱。对拆下的零件、螺母、螺钉等要分别放置,不可乱丢,检修后应及时装回原处。

4. 试验要慎重　当遇到短路故障时,例如:CT 设备高压击穿、机器漏电、电流过大等情况,应尽量避免过多的重复试验,非试验不可时,应选择低条件,谨慎从事,防止将故障扩大。

5. 注意防止静电　CT 设备采用大规模集成电路或超大规模集成电路,在维修时必须注意防止静电,尤其是在操作带有大规模集成电路板时必须佩戴静电防护手环,以免造成集成电路的损坏,这也是必须注意的操作规程。

（三）检修顺序

1. 了解故障情况　配置有无改动。

2. 观察故障现象　观察指示灯、开关等情况。

3. 工作原理分析　分析故障产生的可能原因。

4. 拟定检测方案　拟定出检测步骤和测试工具。

5. 分析检测结果和分析故障的原因和部位　是检修 CT 最关键而且最费时的环节。

6. 故障修复　进行更新、替换等整修工作。

7. 修复后功能检测　必要时应作某些调整。

8. 检修记录　填写内容有故障现象、出错代码、故障分析、检测方案和结果。

（四）检修方法

在日常检修 CT 设备中,会碰到性质、现象不同的故障,也有繁简、大小、隐蔽和明显的故障,这就应根据不同情况,对症下药,采取有效的检测手段,才能"准而快"地查出故障所在。在检修 CT 时常用的查找故障方法有以下几种:

1. 控制台面板法　利用 CT 操作台上设置的开关、按键、插孔、旋钮和各种指示器等来缩小故障的查找范围。

2. 直接观察感触法　利用人的眼、耳、鼻、手等感官,通过①看指示灯;②听声音;③闻气味;④摸温度。来发现较明显的故障。例如接线松动或脱离,电子元件是否变形,电阻烧坏断裂,电解电容电解液外溢,变压器烧焦,高压电缆击穿,漏油,速度不匀等明显故障适用此法。但也要注意,用此法找到的故障,有时可能是发生故障的表面现象,不是原因所在,因而不应急于更换零件,应认真分析引起故障的真正原因,否则故障非但不能排除,反而会加重。

3. 信号注入法　即利用逻辑测试笔或信号发生器输出各种不同频率的信号,加到待修部件的输入端,在输出端用示波器观测其波形的变化,此法对解决因放大器引起的故障帮助很大。

4. 对比代替法　即用新的元器件或电路板替换怀疑有问题的元器件或电路板,观察故障能否排除。此法需有大批的零备件,或在同型号 CT 设备上测试,既快又省事,对因元器件变质、虚焊等隐蔽的故障十分有效。

5. 切割法　即有时一个故障现象牵涉面很广,会有好多个故障引起的可能,必须将这些可能性一个一个地排除,最后只剩下一种可能性。或者对于难以判断故障所在或现象相同而部位不同的故障采用此法很有效,如 X 线部分的故障,可先将高压发生器端电缆拔出进行高压通电试验,而后将 X 线管侧电缆拔出,这样很快便可得出结论。对于计算机系统的故障,可利用终端板来分段查找,逐段排除,这样可逐步缩小故障的搜寻范围。

6. 软件法　即充分利用故障诊断软件(维修软件)来查找故障,现代 CT 设备维修软件,均有错误日志,会提供错误代码,故障可能原因,检测步骤和方法,根据提示逐步检测判断,加快排除故障的速度。

7. 测量法　即用万用表、计时器、示波器等仪表进行测量或使用体模检测,将所测数据与原资料进行对比,以便迅速准确地判断故障所在。在使用中,不同的故障,不同的部位,不同的技术要求,要选择不同的仪表。总之,测量法是检查故障常用和可靠的方法,而各类仪表又是检修的重要工具,是检修工作者的耳目,应熟练掌握并倍加爱护。

8. 电路板维修方法

(1) 先看后量:应先看,进行目测:①是否有断线,是否有烧糊痕迹;②分立元件是否有断开现象;③电路板上是否有断线,粘线;④是否修过,是否虚焊,漏焊,插反等。确认无上述现象后,用万用表测量电路板电源和地之间阻值,通常电路板的阻值在 70~80Ω 以上,若阻值太小,才几欧姆或十几欧姆,说明有元器件被击穿或部分击穿,可给电路板加电,用手摸各元器件温度,烫手的将是重点怀疑对象。若阻值正常,就可以用万用表检测,原则是能用万用表解决的问题就不要复杂化。

(2) 先外后内,枚举测试:使用在线维修仪测试,由于在线维修仪集合了两种故障诊断技术,一种是基于器件测试程序库的标准比较测试法(ICFT);另一种则是基于 VI 曲线的实时比较扫描测试法(即 ASA-VI)。在运用 ICFT 进行芯片测试时,可能会出现下列两个测试盲区:①测试程序库暂时尚未建立某芯片的测试程序即库中无此芯片;②即使已建库,但"在线测试"不通过。对于库中无此芯片的测试盲区,只能通过板子的对称性或与好板比较,用 VI 曲线测(或建库)而对"在线测试"不过的盲区,有两种可能:①器件的逻辑功能 NG;②测试误判。对于后者,不要急于焊下,可先做记号。在运用 ASA—VI 曲线扫描时,也可能出现下列测试盲区:①曲线比较结果的贴合度不是非常紧密,但在允许误差内;②没有可比较的对象,即找不到相同的好板。对于贴合度不是非常紧密的盲区,首先要求两块电路板上的负载相同,不能在缺少几块芯片的情况下比较,另外由于两块电路板使用年限不同,包括各阻容器件在内的元器件性能蜕化程度不同等,都会造成 VI 曲线的差异化。经验证明:仅仅是 VI 曲线比较结果的贴合度不是非常紧密,存在故障的概率并不明显。

维修实践表明:多数电路板出现故障的元器件都在边沿,或次边沿,电路板中央地带的器件出现故障的概率比较少。另外,在好坏板比较测试时,还可采用双棒比较测试的方法从端口开始,实际上这时可以把整个电路板视为一块器件,因为故障常反映在端口上,曲线不同,说明这条链上有故障,顺藤摸瓜。

(3) 动手处理应先易后难:使用 ICFT 功能测试时,下面两种情况会影响测试效果:①晶振的影响;②大容量电解电容的影响。因此对电路板上标记的器件,可以将晶振短路,电解电容开路,以尽量削弱各种干扰。对于未通过功能测试的器件,还提供了一种不太正规但比较实用的处理方法,即把未通过的器件电源脚挑开,进行"准离线"测试,尤其是探棒对电容的测试,可以弥补万用表"在线"难以测出是否漏电的缺陷。

(4) 先静后动:由于在线维修仪只能对器件进行功能在线测试和静态特征分析,无法仿真电路板是否已经修好,因此,维修的电路板都必须经过上机测试来检验,给该电路板通电,测试电路板上关键节点上的电压等参数是否正常。

在 CT 设备的检修工作中,方法是多种多样的,实践多了还会有很多小技巧,积累许多小经验。希望 CT 维修技术人员结合发生故障的现象、部位,从实际出发灵活掌握和运用。

三、维护保养及内容

CT 的维护保养工作在于保证设备处于良好工作状态,减少故障的重要手段。CT 设备经过一段时间的运转,机械部件需要润滑和再调整,电气性能漂移需要检查及再调整,损耗件需要及时更换。CT 属于精密设备,正确的维护方法和保养措施,对于充分发挥它的性能,减少故障的发生,最大限度地保证设备正常使用,是不可或缺的。

CT 的维护保养要求:①按照 CT 设备要求,定期对设备进行保养;②以不影响科室正常工作为原则,制定详细的维护保养计划,做好预防性维护工作;③以定期对设备进行维护及清理工作;④根据设备保养反映出的设备状况,定期对使用操作人员进行技术操作培训;⑤对设备必须进行插电测试,保证该类设备处于正常运转状态;⑥预防性保养对设备的主体部分或主要组件进行检查,调整精度,必要时更换已达到磨损限度的机械易损部件,抽样检查一些性能变差的电子元器件(电位器、电容、电阻等),提前更换。

(一)保养内容

1. 工作环境　要使 CT 设备正常工作,首先要保证其必要的工作环境。即保持扫描室、操作室、计算机室和设备间的干净卫生,避免有害气体侵袭。保持 CT 设备机房的规定温度和湿度,避免周边震动等,要定期检查 CT 设备各房间的空调使用情况,定期清洁空调、计算机(或热交换器)的过滤网,保证其正常工作状态,使机房温度控制在 18~22℃。CT 设备在较高的湿度环境中运行,会频繁出现故障,显示错误信息。CT 设备机房特别是计算机房间要安装空调或专用除湿机去湿,确保湿度控制在 40%~65%。

CT 设备要求供电稳定,电压波动小,不得在 CT 设备运行过程中停电拉闸。当电网电压波动较大时,稳压电路不可能完全有效地稳定输出,此时极易产生瞬间过高压,使 X 线管瞬间超负荷,危及 X 线管的安全。为使 CT 设备供电电压稳定,室内的空调和除湿机,不要与 CT 设备同时接在同一稳压电源上。如有条件可以给 CT 设备配备 UPS 电源,以便在供电出现故障时可以保证设备正常关机以保护机器设备并保存相应的影像资料。

2. 使用操作　CT 设备必须正确使用,错误的操作,轻者达不到目的,重者造成设备损坏。

(1)使用原则:CT 设备的使用应遵循下列原则:① CT 设备操作人员必须具备相应的专业知识和操作技能,熟悉 CT 设备的结构、工作原理以及扫描技术参数选择等。应按国家的相关规定,需经过专门的 CT 设备上岗培训并获得合格证书。②根据 CT 设备的特点,严格遵守使用说明书中所规定的操作规程,谨慎、熟练、正确地操作 CT 设备。③每日 CT 设备开机后,应按要求正确进行 X 线管预热和空气校正,避免冷 X 线管突然加上高压后因快速升温而造成阳极靶面损伤,缩短 X 线管的使用寿命,因而影响其采集数据的精准程度。④扫描过程中要注意操作台和显示器上各参数的变化,以便及时发现异常。⑤扫描过程中严禁更改成像参数和 CT 设备条件。⑥注意扫描的间隔时间,禁止超热容量使用。

CT 使用的扫描条件过小会影响图像质量,过大会增加 X 线管负荷,同时也会增加患者受到的辐射剂量。扫描间隔时间太短会造成 X 线管温度上升加快,冷却时间缩短,间隔时间太长又会增加旋转阳极的启动次数,对旋转阳极也不利。工作中应选用适当的扫描条件,在不影响图像质量的前提下,尽可能降低扫描条件,降低辐射剂量。

(2)操作规程:不同厂家和型号的CT设备各有自己的使用特点和相应的操作规程。但其共同特点是:①开机前检查操作室、扫描室和计算机室的温度和湿度,使之达到规定的要求后方可开机;②严格按照顺序启动CT设备,开机后观察各项技术条件选择是否在正常位置,并按要求进行X线管预热和空气校正;③合理摆放患者体位,按医嘱和病变部位选择相应的技术参数进行扫描;④按要求进行CT图像后处理,同时进行图像传输和胶片打印;⑤每天下班时,严格按顺序关闭CT设备和总电源。

CT设备的X线管预热程序是从低kV到高kV,每档kV从低mA到高mA,逐步进行,使X线管逐步加温到工作状态。突然的高kV、高mA、长时间曝光会使处于冷却状态的X线管靶面突然升温,有可能造成球管靶面龟裂,或产生游离气体,从而降低X线管的耐压性;同时还可能造成冷却油炭化,绝缘性能下降而引起管套内高压放电,缩短X线管的使用寿命。当更换新的X线管或设备长期停用(超过一周)重新使用时,均应按设备说明书的要求手动进行X线管的预热训练和空气校正。

CT设备的空气校正通常是由CT设备自动按校正程序完成的,按照每档kV、每个准直层厚、每个旋转时间进行空气校正,确保采集数据的精准度。空气校正一般在X线未曝光时间超过3~4小时后或扫描室内温度发生变化时进行,系统会提示需要进行空气校正。

3. 日常保养　CT设备的日常保养应按天、周、月、季度和年度计划进行,并做好日常保养工作的记录。CT设备日常保养项目如表4-8所示。

表4-8　CT设备日常保养项目

检查项目	检查目的	检查周期
工作环境		
设备间温湿度检查	安全要求	每天
扫描间温湿度检查	安全要求	每天
操作间温湿度检查	安全要求	每天
X-射线曝光指示灯	安全要求	每天
空调及通风系统检查	安全要求	每天
场地周围环境检查	安全要求	每三个月
扫描架		
检查扫描架地面固定螺丝	安全要求	每三个月
驱动皮带松紧度和破损	安全要求	每三个月
清洁电源刷/信号刷	图像质量	每三个月
检查电源刷/信号刷磨损	图像质量	每三个月
检查并记录扫描架旋转圈数	安全要求	每三个月
滑环清洁/检查	清洁要求	每三个月
清洁/检查球管防尘过滤网	清洁要求	每三个月
检查数据采集系统/清除灰尘	清洁要求	每三个月

续表

检查项目	检查目的	检查周期
检查所有风扇运作情况	安全要求	每三个月
扫描架倾斜角度驱动装备固定	安全要求	每三个月
检查旋转部分的固定螺丝	安全要求	每三个月
检查扫描架前 / 后倾斜状态	安全要求	每三个月
扫描架轴承加油润滑	安全要求	每三个月
遮光器运动组件润滑	清洁要求	每三个月
扫描床		
检查扫描床板进 / 出状态	安全要求	每三个月
加油润滑导轨和丝杠	安全要求	每三个月
检查扫描床及附件是否损坏	安全要求	每三个月
清洁扫描床及扫描床板	清洁要求	每三个月
检查床地面固定螺丝	安全要求	每三个月
检查床升降轴固定装置	安全要求	每三个月
系统		
检查放弃扫描紧急按钮	安全要求	每三个月
检查紧急制动按扭	安全要求	每三个月
整体清洁	清洁要求	每三个月
检查系统日志文件	安全要求	每三个月
检查系统文件	安全要求	每三个月
校准（如需要）	图像质量	每三个月
图像质量检测	图像质量	每三个月
操作台		
清洁操作台内部风扇及防尘罩	清洁要求	每三个月
检查鼠标 / 轨迹球	清洁要求	每三个月
高压部分		
清理球管热交换器	清洁要求	每三个月
检查高压状态（球管 / 高压油箱）	安全要求	每三个月
检查并记录球管扫描次数	安全要求	每三个月
电源柜		
检查并清理防尘系统	清洁要求	每三个月
检查 LED 及状态指示灯	安全要求	每三个月
检查所有继电器	安全要求	每三个月

（1）保持机房恒定的温湿度和清洁：这是对设备日常保养工作的基本要求，注意在清扫机房时，尽量不用水或少用水（北方地区的冬季除外），在断电情况下，擦拭CT设备，尽量不用湿抹布。不要使用有腐蚀性的清洁剂擦拭设备，腐蚀性的清洁剂会损坏表面或引起毛细裂纹，进入设备后，会损坏电子组件。若发现CT设备有受潮现象，应首先进行干燥处理后，方可开机。阴雨天气应关闭门窗。

（2）保持机房和CT设备内部清洁：由于静电感应可使灰尘附着于元器件表面，影响元器件的散热和电气性能，因此CT设备机房应该是封闭房间，通过换气扇或空调与外界通风换气，其他的功能房间应该有纱窗。工作人员、患者及其家属进CT设备房都需换专用拖鞋或一次性鞋套，防止灰尘和沙土落入CT设备机房。这是保证CT设备正常运转的重要措施。

（3）CT设备定期性能检测：为使CT设备提供优质的诊断图像，必须对影响图像质量的CT设备各部件的性能参数进行经常的检测。定期对CT图像进行质量检查，使用随机附带的模体进行CT值、CT平均值、标准差、均匀性及像素噪声等的检测，并进行高对比度分辨力和低对比度分辨力的测定。全面质量控制检测的内容包括：扫描层厚、扫描床位置精确度、扫描床位指示精确度、X线管输出量、噪声水平、高对比度分辨力、低对比度分辨力和CT值的线性等。

（4）注意安全检查：CT设备在使用过程中，由于机械的磨损和电器元件的老化等原因，会产生不安全隐患，因此只有随时留心观察，仔细检查，才能防患于未然，避免一些故障或事故的发生。日常检查包括：扫描床的升降和进退、扫描架的前倾后仰角度、探测器和X线管的运行声音是否正常、接地线是否牢固、计算机是否显示X线管温升过快、各种连线有无被老鼠咬断或绝缘橡胶被咬破等。同时还要注意对安全防护的检查，如扫描架和控制台上的紧急停止键，扫描室内的电源紧急停止按钮，机房辐射警告灯，扫描附件等，一旦发现异常，应及时修复或更换。

4. 机械部分保养　对CT设备使用频繁的轴承、轨道、滑轮等部件要重点检查。机械部分的故障往往是逐渐形成的，从局部的损伤发展到整件的损坏，以致CT设备停止运行。在检查中不仅要查出有明显损伤的部件，更重要的是把那些有隐伤的部件查出来，防患于未然。

（1）检查CT扫描床：检查扫描床运行状态及活动度：观察有无摩擦现象，经常对扫描床的升降和进退轨道涂抹润滑油，以减少摩擦和磨损；为防止部件的电镀部分生锈，应经常用油布擦拭。避免碰撞喷漆或烤漆部位，以免漆皮脱落生锈。

（2）应经常检查扫描架的运行情况：检查正负倾斜运动时是否匀速，有无卡壳现象，正负倾斜运动的限位开关是否良好。对扫描架的倾斜运动轴应经常涂抹润滑油，防止磨损，增加灵活度；对扫描架内X线管和探测器运行的旋转轴、视野调节轨道应经常检查，看有无磨损、断裂，并经常涂抹润滑油。应经常检查扫描架的旋转运动情况，观察旋转是否平稳、有无噪声，并做相应的处理。

（3）经常检查CT设备各部件的紧固件：检查螺丝、螺母、销钉等是否有松动或脱落现象，如有应及时加以紧固，并重点检查扫描架内影响CT设备安全稳定的螺丝等紧固件是否有松动或脱落现象。

（4）检查传动部件：检查所有的滑轮、轴承、齿轮变速装置、传动装置和各种导轨，更换已损坏或即将损坏的部件，并重新加注润滑油，使其传动平稳、机械噪声小。

（5）检查平衡部件：检查链条、钢丝绳，发现有断股或严重折痕时，应用同规格的链条、钢丝绳加以更换并调节，使之松紧适度。清除锈斑，并用机油润滑。

5. 电气部分保养　CT 设备运行一段时间后，各元器件的性能会发生一些改变。在电路检查中要注意测量各关键测试点的电压数值及纹波系数。要经常检测电源状态，调整稳压电源的工作状态，确保 CT 设备所需的稳定工作频率和工作电压，免受外界突变电压的影响。

（1）检查电源线：检查绝缘层有无老化、破损或过负荷烧焦等现象，若有上述情况应立即更换电源线。

（2）检查接地装置：连接是否完好，若发现接地导线有局部折断应更换新线，若测得接地电阻明显增大或超过规定数值，应进一步检查各导线的连接点，必要时应直接检查接地电极。

（3）检查控制台、扫描架、扫描床等电路：检查接线是否完好，有无破损、断路和短路现象，如有应及时更换，以防故障扩大。

6. 安全防护检查　为了保证 CT 的安全运行，降低设备故障率，同时消除医疗事故隐患，确保医疗安全，必须定期进行安全防护检查。

（1）对电击危险的防护：CT 发生电击危险的因素主要是由于地线电阻过大或断路；电缆老化破损，高压电缆头接触不良导致球管打火产生伪影甚至缩短球管寿命，继电器触点碳化，机壳绝缘破坏等原因所致。在已经安装使用时间较长的 CT 中，容易出现地线电阻变大甚至断路，造成 CT 设备故障频发且故障隐蔽很难发觉。如地线脱落导致图像伪影；因地线断路而连续出现电路板损坏故障；三相供电电缆绝缘老化，捆绑在一起发生短路燃烧。因此，需定期对地线进行检测，保障其接地电阻小于 4 欧，各部件地线连接完好且部件间地线电阻小于 0.1Ω；检查供电，高压电缆有无破损，鼠咬，发热等现象，对于保障 CT 电气安全性是非常必要的。

（2）对电磁干扰的防护：手机或其他电磁设备也可能对 CT 本身，尤其采用射频技术进行数据传输的机型产生数据干扰，产生图像异常或扫描中止等故障。CT 检查中使用的 X 射线可能造成某些植入或体外电子医疗器械故障，文献中可见 CT 扫描干扰起搏器、除颤器、神经刺激器、植入或体外药物输注泵、耳蜗植入物、视网膜植入物的病例报告。随着我国医疗技术的发展，施行过植入术的患者不断增加，有必要在 CT 检查前进行详细地询问和排查，以避免可能产生的医疗安全事故。

（3）对机械危险的防护：CT 扫描时机架的倾斜，扫描床的升降进退，都有可能对患者造成挤压等伤害。在发生由于机架或检查床运动而造成的意外伤害时，必须及时按动紧急停止开关，以避免伤害的加重。因此，需要定期检查 CT 操作台，机架，电源柜等处的紧急开关。CT 故障很多由机械原因导致。如准直器错误，检查发现信号流程及步进电机正常，而准直器因脱落的小螺钉卡死而无法动作。有些机械故障，可能造成患者伤害。因螺纹磨损，在患者进行检查时突然发生扫描床塌落，病人身上多种插管脱落造成医疗纠纷。尤其需要注意的是，严禁在机器外壳未上好的情况下进行患者扫描，以免发生伤害。

（4）对不必要的或过量的辐射危险的防护：随着 CT 在临床上的广泛应用，其不可避免地成为医源性辐射的主要来源之一，日益增长的人群射线暴露剂量成为严重影响公众健康的问题。在某种程度上讲，CT 辐射危险的防护是 CT 安全使用的重心。从工程技术角度来看，在保证影像质量的前提下尽可能地使用低剂量，给人体各部位扫描预置适当的扫描参数并依据患者实际情况进行调整;熟悉并掌握扫描技术及运动伪影消除软件,避免患者二次扫描;更多地使用自动调节剂量技术将有效降低普通检查者的受照剂量,也能有效地延长球管使用寿命。

7. X线管的保养 X线管是CT设备的核心部件,属于损耗品。为了保证CT设备的可靠安全运转、获得最佳图像质量,必须对X线管进行维护保养,从而延长球管的使用寿命。

(1)定期检查X线管的油路冷却系统:循环油虽然是耐高压耐高温的,但随着使用时间的延长,在高温及辐射下会被炭化,造成油路过滤器内沉积大量微细杂质,油路循环不畅,引起阻塞、漏油、进气等。当冷却风扇不正常时,油温不能及时冷却,使X线管长期处于高温下,也可影响X线管的使用寿命,应经常观察风扇是否正常运转,定期清洁散热片上的灰尘;

(2)定期检测和监视电源状态:检测三相电源的相位及相辐均衡稳定、不移相以及地线的阻值、接地是否良好、电压不能超过额定的±15%。高压电缆与X线管的接触要良好,确保高压电缆插头的硅垫和高压硅脂完好,接触零部件无杂质;

(3)定期检测球管的各种工作参数:主要包括对管电流、管电压、曝光时间以及过载保护装置的校正和检修。不要超出阳极热容量或散热比率,防止超负荷使用;

(4)检查放电打火记录:经常检查日志,查看有无X线管放电现象。扫描时,应注意听X线管内是否有放电等异常声音。若经常出现放电现象,说明绝缘油内存在较多杂质,绝缘性能变差或X线管内气体造成的。若有异常声音应立即停止使用,并及时更换X线管,以防故障扩大;

(5)测量X线管的输出量:X线管在长期工作中,阳极不断蒸发的金属附着在X线管内壁上,阴极灯丝因点燃而逐渐变细,内阻增大,使其发射电子的能力减弱,造成X线管老化,导致X线辐射剂量输出不足,从而影响CT图像质量。这属于正常性损坏,无法修理,只有更新X线管。

8. 滑环的保养 螺旋CT滑环与碳刷(或电刷)的维护保养 碳刷与滑环的接触将直接影响到整个系统工作的稳定性与可靠性。因此应当充分重视滑环与碳刷保养与维护。

(1)滑环的处理:首先关闭设备的总电源,设置手动旋转滑环,让滑环沿着一个方向低速连续转动,然后用纱布逐道擦拭滑环直至手感平顺、目视无明显脏污处;若有些脏污处不易擦掉,可以用橡皮擦拭;滑轨式滑环的保养需要使用专用工具进行清洁;

(2)碳刷的处理:取下的碳刷模块按信号类别分组,每组负责相同的信号传输,增加数量是为了增加信号的可靠性。先清除每支碳刷上的异物,然后擦拭清洁。观察每组碳刷的高度是否一致,若有相对低的,可调整碳刷后部弹簧。将碳刷模块固定后需让扫描架旋转以使滑环和碳刷充分磨合,分别进行扫描架慢速、中速、高速旋转,这样磨合后可避免因碳刷接触不良导致扫描出错;

(3)电刷的处理:滑轨式滑环采用电刷,用两根棉棒蘸上无水酒精后加紧电刷清洗,如遇磨损严重的电刷用镊子夹起后从根部剪掉,如需剪掉的太多,则更换新的电刷,将电刷装回滑环时要使电刷和滑环压紧,要注意电刷间不要相互交叉,以免引起故障。

(二)定期保养计划

CT设备在使用过程中,要定期检查和保养机械部分和电气部分,以便及时发现故障和隐患,防止故障扩大和重大事故的发生,延长CT设备的使用寿命。为保持CT设备良好的运行状态,应制订相应的保养制度。

1. 日清洁 对 CT 控制台、扫描架、扫描床的表面,每天早上开机前或下班时要用柔软的纱布清除灰尘,以防开机扫描时灰尘吸附到电器元件上。控制台、扫描架上绝不允许放置水杯,以防水杯翻倒将水撒进 CT 设备内,造成重大故障或事故。每天应用半干的湿拖把清洁 CT 设备机房地面,最好先用吸尘器吸尘,再用拖把清洁,绝对不能用湿拖把清扫 CT 设备机房,以防潮气吸入设备内部,造成设备部件生锈和电器短路。

2. 周检查 每周应对 CT 设备的控制台、扫描架、扫描床、高压发生器和计算机柜等进行一次检查。用 SMPTE 图形调整显示器的亮度、对比度,使其保持最佳状态;检查控制台表面各技术选择键是否灵活;扫描床上升下降和前进后退是否灵活自如,有无运行障碍;扫描架表面上的各操作键、功能键是否灵敏有效;观察排风扇是否运转;检查 CT 设备的供电是否良好;检查空调是否运行良好。

3. 月保养 主要内容包括:①对控制台、计算机柜、扫描架和扫描床内部的灰尘,可用带毛刷的吸尘器抽吸。对控制台和计算机柜内的集成电路板,在清除灰尘后,需再次插紧,以防止电路接触不良;清洁通风口滤过网,必要时更换。②对扫描架、扫描床和控制台内的机械触点生锈,需要用去锈纸除去,检查各接触点有无氧化、烧熔,各连线有无松动、移位或断开,各部件有无烧焦、熔化,各紧固件是否松脱等;检查滑轮、轴承和轨道是否光滑,有无破裂、伤痕,各螺丝和销钉是否紧固,传动用的钢丝绳有无断股或严重折痕等;检查 X 线管与探测器运行的轨道轴承是否正常,有无裂痕。③检查扫描架内的 X 线管是否漏油或渗油,若高压发生器和 X 线管内的冷却循环系统的油量减少,影响散热,应及时进行补充。检查高压插座的固定螺圈有无松动,高压发生器上的高压电缆有无松动,高压电缆的绝缘橡胶有无破损等。清理滑环碳刷和周围散落的碳粉,必要时更换碳刷。④检查计算机柜内有无异常的烧焦味,各电路板是否松动,各连接导线是否松脱和断开等。

4. 半年保养 主要工作任务:①对各系统进风口过滤网的清洁和调换;②对扫描架内、扫描床和控制台内的机械状况、部件的运动状况进行检查;③根据 CT 图像质量作一些数据测试,相应作一些必要的校正和调整;④进行接地电阻测量;⑤调整、紧固运动和传输部件的相对位置,更换有损伤和易损的零部件;⑥检查接触器触点有无损坏的痕迹,测量各档电源电压是否在标准范围,保险丝是否氧化等;⑦电路板引脚清洁并重新插紧,进行各机(箱)柜内吸尘除灰。

5. 年检测 CT 设备运行一定时间后,某些机械部件和电器元件,特别是 X 线管、探测器等的性能将发生变化,其主要参数可能出现不准确或不稳定,必须进行校正。CT 设备最好一年进行一次定期的全面检修,以保障其运行状态良好。

(1) X 线管的检测包括:①观察管套有无漏油或渗油;②通过放大镜观察阳极靶面有无龟裂、裂纹及熔化现象;③用万用表检测 X 线管阴极端 X、Y、Z 端子的电压是否稳定正常;④通过扫描曝光,观察 mA 的变化,来估测 CT X 线管的真空度;⑤测量 mA、kV 和 X 线的输出量。

(2) 探测器的检测包括:①探测器的吸收能力是否正常;②探测器吸收 X 线的均匀度如何;③探测器有无残光现象;④探测器的工作性能是否稳定;⑤各探测器之间的空隙是否扩大。

(3) 机械部分检测:检查 CT 设备的机械部分精度是否改变,机械与机械结合处是否松动,各部分的紧固件是否牢靠,机械运动部分是否平稳灵活。对 CT 设备的整个机械运动部分均要加润滑剂。

　　(4)高压检查:清理高压插头,更换硅脂和绝缘垫。

　　(5)检查扫描床:水平运动轴、垂直运动轴、水平运动的导向轴承是否磨损,并加润滑剂;检查枕部锁定装置与强度。

　　(6)检查扫描架:主旋转轴承是否有过热、磨损现象,并加润滑剂;

　　(7)检查滑环:检测滑环和碳刷磨损,更换碳刷。

　　全面认真地检查计算机柜和控制台内的电路板,进行全面的灰尘清除,并且插紧各类电路板。检查准直器位置是否正常,准直器与探测器侧是否精确对准,补偿器的位置是否正确等,都要一一校正。检测接地电阻是否符合要求(雨季前),北方地区在冬季之前检测。CT 设备稳定性检测时间如表 4-9 所示。

表 4-9　CT 设备稳定性检测时间表

测试内容	周期	体模	测量参数	备注
水模测试	1 次 / 月	水模	CT 值、均匀性、噪声	在所有可用 kV 值条件下,测试 CT 值的一致性,CT 值的均匀性,噪声用标准差
伪影检测	1 次 / 月	质控模体	常用各项层厚	如有变化可能是设备系统或重建算法有问题
定位灯测试	1 次 / 季	层厚模体	定位灯精度	通过定位灯测试,可确定内部定位灯位置与当前断层平面的偏差
断层厚度测试	1 次 / 季	层厚模体	断层厚度	对于所有可用层厚进行测试,计算实际层厚,测试层厚是否在允许偏差之内
扫描床位置测试	1 次 / 季	标尺	扫描床移位精度	测试实际床位是否与显示床位相符,测出定位误差和归位误差
CT 值线性测试	1 次 / 半年	内有不同密度的材料模体	不同材料的 CT 值	模体各材料标称 CT 值与测量的平均 CT 值的偏差是否在允许偏差之内。差值最大的 CT 值线性的评价参数
高对比度分辨力	1 次 / 半年	高对比度孔形模体星形模体MTF 测试模体	模体中可见孔、线对的数目或 MTF 值	孔或星形体模测试的敏感性较差,最好采用 MTF 测量,但需要测试软件
低对比度分辨力	1 次 / 半年	低对比度测试模体	可见的孔数	低对比度评估采用略有主观性的目测检验方法。注意调整窗宽和窗位来改善图像的显示
CT 剂量指数测试	1 次 / 年	16cm CTDI 头部模体32cm CTDI 体部模体剂量计与电离室	头部 CTDI体部 CTDI	在所有可用 kV 值条件下,分别测试头部 CTDI 和体部 CTDI 实际值与偏差
图像畸变	1 次 / 年	质控模体	测垂直、水平方向距离	体模中相邻两个孔的距离应相等,否则图像畸变
kV 和 mA 波形	1 次 / 年或必要时	高压分配器示波器	kV 的形状和幅度及 mA 的波形	与前记录比较,必要时重新校正

四、典型故障分析

CT 设备的故障种类和故障现象与其结构特点有直接关系,下面针对各 CT 设备共性故障进行分析,掌握和了解一些典型故障现象产生的主要原因和检修方法。

(一)伪影

CT 伪影是在所有故障中最为复杂的问题,伪影的出现往往涉及设备的高压、重建、数据采集、探测器、X 线管以及软件、校准程序等。

1. 环状伪影

(1)产生环状伪影的原因:①探测器损坏:探测器的某一个或某些损坏或探测效率降低;②积分电路损坏:某个或某些通道的积分电路损坏;③X 线管辐射输出降低:射线量不足导致剂量降低进而影响探测器的接收;④X 线管位置或准直器的调整不佳:会造成剂量的不足;⑤探测器受潮:导致探测器的性能差异变大;⑥探测器温度低:探测器通电时间不足,未达到温度要求,温度太低,可能产生伪影;⑦软件损坏:校正参数表破坏。⑧未进行空气校准或校准不正确,造成伪影;⑨电网电压不稳或内阻过大导致剂量不稳,极可能产生环状伪影。

(2)检测及分析处理:①判断 X 线管:X 线管辐射能力的降低是产生环状伪影的重要原因之一。此时 X 线管的辐射性能不稳定,时高时低,因此应当判断环状伪影是否由 X 线管引起。但是 X 线管一般来说不会发生突变,这一点是应当注意的。②判断探测器:某个探测器损坏会引起一个圆圈状的伪影。早期的 CT 采用的闪烁晶体容易受潮,当探测器受潮后也会引起环状伪影。但是和单个探测器损坏相比它们产生的伪影是不同的。探测器受潮引起的环状伪影不会是单个圆圈。③判断积分电路:积分电路的损坏可能是单一的也可能是一组。积分电路最容易损坏的是电路板上的滤波电容,但是滤波电容的损坏常常不只影响一组通道。④调整问题:X 线管和准值器的调整不佳导致球管发出来的 X 线不能全部穿透人体到达探测器,这种情况下表现的是辐射剂量不足。在检查探测器和积分板没有明显的损坏的情况下,有可能是球管和准直器调整不佳产生的伪影,需要重新进行调整。⑤检查定位像:通过定位像可以判断通道和探测器的损坏,损坏时会出现平行于轴向的竖线。⑥高压不稳会引起剂量脉冲的不稳也会导致环状伪影的产生。应当检查电网电压,特别是在曝光的过程中应当监视电网波动情况。⑦环状伪影一般机器不会报错。

2. 条状伪影

(1)条状伪影产生的原因:①同步脉冲短缺:条状伪影往往是缺少同步脉冲引起的;②滑环接触不良会导致信息的丢失;③数据传输时发送与接收不可靠引起数据丢失;④电网电压不稳引起高压脉冲的不稳导致剂量脉冲不稳。

(2)检测与分析处理:①检查 AP 脉冲;②利用软件测试旋转稳定性;③检查同步信号传送通路及信号状态;④检查滑环并清理积存的碳粉;⑤检查数据传送通路;⑥检查电网电压。

3. 网格状伪影

(1)网格状伪影产生的原因:探测器与积分电路的连接不良。

(2)检测与分析处理:①检查探测器与积分电路的连接状况;②进行 DAS 的偏置与噪声测试。

4. 伪影分析

（1）图像中心部位出现伪影，造成该伪影的原因有：①校准文件损坏，需要重新运行校准程序；②射线滤线器中心部件有裂纹；③数据采集板采集的数据异常或丢失；④探测器采集模块损坏；⑤数据采集单元中模数转换板损坏；⑥球管旋转阳极靶面有缺损；⑦探测器表面及射线透视环上有异物。

（2）图像出现单道灰色环形伪影，原因有：①校准文件损坏；②滤线器有细小裂纹或杂质；③数据采集板相应采集通道损坏；④探测器采集模块和采集板连接线接触不良；⑤层厚控制器导轨表面有异物。

（3）图像出现环形带状伪影，原因有：①数据采集板采集通道损坏；②滤线器有较大裂纹；③校准文件损坏；④数据采集单元中模数转换板转换通道损坏；⑤探测器采集通道相邻几个模块损坏。

（4）图像出现多环形带状伪影，原因有：①校准文件损坏；②数据采集单元中模数转换板多个转换通道损坏或基准电压偏离；③数据采集板多个采集通道损坏或数据采集控制电路损坏；④探测器采集模块损坏；⑤滤线器或层厚控制器上有异物或损坏。

（5）图像出现多环形细环伪影，原因有：①校准文件损坏；②数据采集控制板损坏；③数据采集板损坏；④探测器采集模块和数据采集板连接排线接触不良。

（6）图像出现晶格状伪影，但有扫描图像。原因有：①球管旋转阳极异常；②数据采集控制板故障；③探测器偏值电压异常；④球管打火。

（7）图像出现晶格状伪影，无扫描图像，原因有：①高压系统无射线输出；②数据重建单元故障；③数据采集控制板故障；④校准文件损坏；⑤探测器损坏。

（8）图像出现麻饼状伪影，原因有：①探测器损坏；②高压系统故障；③数据采集控制板损坏；④数据采集单元模数转换板损坏；⑤探测器偏值电压异常；⑥最后诊断：数据采集单元模数转换板损坏。

（9）图像出现转向颠倒偏移，原因有：①数据采集时序控制电路故障；②数据采集触发信号异常；③重建单元故障。

（10）图像出现分离及偏移，原因有：①系统硬盘有坏扇区；②重建单元故障；③原始数据存储接口板故障。

（二）数据采集系统故障

数据采集系统（DAS）的功能是将穿过人体的不均匀 X 线信号转变成电信号，并将其数字化后送给计算机。判定是否是 DAS 的故障时，可以用硬盘内正常的原始数据重建图像：如果重建的图像好，说明重建系统及显示系统均正常，基本上就是 DAS 故障。检测 DAS 故障时要充分利用数据采集系统的测量软件，获得大量的数据。这些数据可以帮助分析具体的故障部位。

DAS 的故障最常见的是环状伪影。环状伪影可由探测器至中央计算机的通信故障、探测器漂移、光谱改变、数据采集系统的电压超差或波纹过大、X 线输出量不足、X 线管和探测器的匹配位置调整不当、准直器内有异物进入或内部的滤波片损坏、体模校准数据不准，图像重建系统不正常等原因引起。环状伪影可以是单环状也可以是多环状。常见的故障原因有：

（1）体模校准数据不准时，环状伪影大多出现在图像的中心位置附近。

（2）单环伪影多由通道放大板或探测器通道板故障产生，每道环形等间距，多由 A/D 板引起。

（3）多环伪影集中在图像的中心部分，表明 X 线管输出量不足；整个图像上都有环状伪影，特别是采用 10mm 层厚扫描时更严重，多为 X 线管位置偏移所致。

（4）探测器某个单元或某几个单元损坏，或者连接探测器与滤波放大板的软电缆故障，也可出现环状伪影。

（5）准直器划伤或污染时，可出现黑白成对的环状伪影。

（6）补偿器出现裂纹时，可出现环形内外密度稍高的伪影；当某些电路板有问题时，也可出现环状伪影。

（7）准直器位置不正常，挡住部分 X 线时，图像分辨力降低，外围出现高亮度圆环形伪影。

（8）探测器一端地线接触不良时，可引起探测器左、右两边的氙气电离室内形成不同的电压差，致使探测器电离室达不到稳定的工作状态，数据收集不准确，出现多个同心圆的环状伪影，如探测器的直流电源故障时，可在扫描图像中出现多个同心的环状伪影或间距不等的粗细黑条影。

（9）扫描架内通风散热条件不好，温度过高时，可出现粗细不等的高密度同心圆环状伪影。

（三）X 线管故障

1. X 线管的典型故障　在 CT 设备各种故障中，X 线管是最容易发生故障的部件，因为 X 线管是真空部件，属于 CT 设备的耗材，随着扫描曝光次数的增长，故障发生的可能性增大。常见的故障现象有：

（1）打火：X 线管使用时间过长，管内的高压油绝缘性能会有所降低；油冷却系统密封不好会导致空气进入形成气泡容易打火；更换新的 X 线管时，高压插头没有完全紧固或涂抹绝缘硅脂不均匀，空气没有完全排除容易打火；有时打火也会表现为电流过载。

（2）旋转阳极不启动：在规定的时间内阳极旋转速度达不到要求的转速。这种情况大部分是由于轴承过热变形，使转速下降，甚至卡死。特别是扫描速度越来越快，X 线管积累的热量不能迅速散发出去时这种故障是很容易发生。这时只有更换 X 线管才能使故障排除。

（3）电流过载：也是 X 线管经常发生的故障之一。电流过载常常由金属蒸发导致真空度下降引起，严重时只能更换 X 线管。

（3）灯丝烧断：此种情况有时也会发生（双灯丝可以换用），这时只有更换 X 线管才能解决问题。

（4）过热过压保护：在 X 线管内的温度过高、绝缘油的压力过大时，过热过压保护开关对 X 线管起保护作用。此故障在停止扫描使得 X 线管慢慢冷却下来即可恢复。但是在任何情况下绝不可将压力开关摘除，这样做是很危险的，可能会导致 X 线管的真正损坏。

（5）油循环故障：可出现油循环泵损坏，油循环油路堵塞，风扇损坏，供电电缆断，旋转停止，供电电源损坏等。

2. X 线管损坏的判断方法　判断方法主要有：

（1）噪声跟踪测量法：由于 X 线管使用时间过长阳极靶面变得粗糙，灯丝老化变细导致射线量降低,因而使得图像噪声加大。通过测量图像 CT 平均值和标准偏差可以判断 X 线管的寿命。

（2）灯丝电流比较法:测量灯丝电流与曝光次数的关系,可以判断 X 线管的寿命。

（3）射线输出量测量法:通过测量 X 线的输出量与曝光次数的关系来判断 X 线管的使用寿命。

（4）有些型号的 CT 提供校正测量值也可以初步判断 X 线管的寿命。

3. 区别高压发生器故障　为了准确地判断 X 线管损坏,必须排除高压发生器及其控制电路故障和高压电缆及插头击穿故障。因为高压发生器故障和高压电缆击穿有时也表现为电流过载,容易与 X 线管故障混淆。判断方法:①摘除高压发生器的高压电缆;②摘除 X 线管的高压电缆(注意高压)。

4. 延长 X 线管的使用寿命　X 线管属于易损部件而且价格昂贵,因此应当尽量地延长使用寿命。延长使用寿命大致有以下几种方法:①扫描之前必须对 X 线管进行充分的预热,以延长灯丝的寿命;②做好维护保养工作,定期对 X 线管散热系统清理灰尘;③经常检查高压插头,保持紧固的连接,以避免打火伤害到 X 线管;④在不影响图像质量的前提下,适当降低扫描条件使用,缩短灯丝加热时间,避免扩大扫描范围。

（四）X 线控制及高压发生器故障

1. X 线部件故障　常见故障有:

（1）CT 内部和计算机接口部分故障:特点是手动曝光正常,计算机控制曝光不正常。

（2）控制部分故障:不曝光,无 X 线。

（3）高压初级直流电源及电容故障:因电压高易击穿短路不曝光。

（4）高压逆变器故障:不曝光,逆变器损坏时四个大功率管要一起更换,需要参数匹配。

（5）高压发生器故障:不曝光,无 X 线。

（6）旋转阳极控制部分故障:引起 X 线管旋转阳极不转或转速不对。如阳极旋转过快,其控制刹车的继电器接点接触不良,阳极不能刹车。

（7）灯丝加热控制部分故障:加热异常也不曝光。如灯丝电流产生漂移,特别对低 mA 造成影响。

2. 外围设备控制故障　常见故障有:

（1）扫描架旋转编码器(斑马尺)故障:灰尘污染时曝光脉冲少,瞬间无 mA,kV 相对高(空载),可以引起 X 线机报错 kV 高。

（2）DAS 接口板故障:X 线曝光信号是从 DAS 接口板传输给主机的,其故障可引起 X 线系统的异常。如接口板损坏,当实际数据已采集结束时,接口板不发出采集后的信号,而 X 线管旋转阳极仍转,所以有些看似 X 线的故障,其实是其他系统引起的。

（3）其他外围设备故障:也可引起 X 线系统不曝光。如图像重建系统或计算机本身故障未发出指令,可引起不曝光(但这时往往不能旋转)。扫描旋转起始位置错误,也不能启动 X 线系统曝光。

（五）螺旋 CT 常见故障

1. 碳刷与滑环引起的故障　在螺旋 CT 设备中有静止与旋转两大部分,它们的连接通信靠的是滑环与碳刷接触。这其中包括:电源供电、控制信号传送和数据的传输。接触不良导致接触电阻增大,导电性能降低因而引起故障。常见故障有:①碳刷周围堆积的碳粉会产生打火现象引起断层扫描过程中曝光中断,而且此故障与空气的相对湿度有关。相对湿度过大或过小都会使故障增多;②碳刷周围的碳粉堆积会导致扫描过程中信号传输不稳造成数据丢失,严重时还可能引起设备掉电。

2. 碳刷与滑环的维护保养　碳刷与滑环的接触将直接影响到整个系统工作的稳定性与可靠性。因此应当充分重视滑环与碳刷保养与维护:①要经常检查碳刷的长度,当碳刷磨损到一定程度,剩余的长度到达极限时,就要及时更换,以保证系统正常工作;②要定期清理碳粉:设备运行当中为了减少滑环和碳刷的无效磨损,应当尽量减少不扫描患者时扫描架的旋转。

3. 其他经常引起的故障　常见故障有:

(1) 通信故障:X线不能得到信号曝光。指扫描架的固定部分和旋转部分的通信故障。根据通信方式的不同,原因可有碳刷、光电、射频等故障。

(2) 光耦元件故障:扫描架内灰尘大有可能引起堵塞某些光耦合电路的光通路,导致系统故障。清除扫描架内的灰尘特别是光耦元件的灰尘一般系统能恢复正常工作。

(3) 继电器故障:系统中的继电器经常有触点接触不良而使设备不能正常工作的情况。改善继电器的触点接触状况或更换继电器可使设备恢复正常工作。

(4) 旋转故障:机架内的多发故障是旋转故障,它致使扫描中断。最为常见的原因是伺服驱动系统故障导致的过载,位置反馈或速度反馈电位器、光耦、编码器损坏导致的速度控制失效,当然对于运行较久的设备还要考虑机械传动,皮带的老化等原因。另外由于常年累月的旋转震动会导致某些接插件松动(如电路板插座、电缆插头等)造成接触不良,影响系统工作。这类故障一般与旋转有关。因此应当经常检查扫描架内的接插件的接触问题。进行定期的维护与保养。

(5) 高压故障:高压系统也是故障多发的部件,主要是X线管、高压逆变器、高压油箱等,可以通过各种测试来区分。

(六) 扫描架、扫描床、准直器机械运动系统故障

1. 扫描架旋转系统故障　包括机械运动、供电驱动、旋转控制等故障。

(1) 机械运动故障:①旋转皮带断裂松动,引起不能旋转、转速低或旋转不均匀等故障。解决方法是调整旋转齿轮的位置,使皮带紧凑,不松动打滑;②旋转电机变速器缺油、损坏等,噪声加大,振动,转速不均;③旋转电缆线松脱卡死引起机械制动;④机架缺油(润滑油),这会引起旋转阻力加大,噪声大,转速不均,CT设备报错。旋转阻力过大,将使旋转电机电流过大,空气开关跳闸保护。

(2) 供电驱动故障:①扫描架旋转系统电源故障,机架旋转速度不正常;②电机碳刷常会接触不良(碳刷属于消耗品,要定期检测,勤更换);电机线圈也常出现断、短路故障;③驱动板故障,速度快慢不均,有伪影;④旋转锁止故障,扫描架固定不好。扫描架的刹车是靠电机制动的,电机的锁止器不好会使扫描架固定不住,但一般不影响扫描;⑤扫描架旋转系统的电路板故障,扫描架旋转系统的电路板上面有各种电位器,需根据情况现场调整,故未调好的电路板也会报错,维修人员应注意。

(3) 旋转控制故障:①旋转控制系统主板故障,旋转控制系统的主板和主计算机进行通信对话,当旋转系统主板有问题时,整个旋转系统全部处于瘫痪状态,故障一般较重,较易判断,这时也不应排除计算机内和旋转系统的接口板损坏的可能性。②旋转控制板故障,旋转

功能丧失。③旋转编码器光栅测速故障,缺曝光脉冲,报旋转速度错误。④旋转电机测速线圈故障,速度不均匀失控(一般加快)。⑤旋转限位开关故障,扫描架不能旋转。⑥保护开关故障,扫描架开门保护开关误动作,摆角受限。扫描架面板开门保护开关的作用是开门时不让扫描架旋转。当此开关损坏时,扫描架面板门虽没打开,但程序误认为门已开而不让扫描架旋转。⑦旋转曝光起始位置错误,不能启动曝光。原因多为编码器的参考值读数不对。需重新调整。⑧扫描起始记数开关损坏,常闭开关松开后延时闭合,引起旋转过位。扫描架旋转部分冲过位,危害很大(有可能因强烈的震动损坏 X 线管或其他部件)。

2. 扫描架倾斜故障　常见故障有:

(1)倾斜电机故障,机架倾斜不能进行。

(2)倾斜检测故障,角度不对时,不能扫描(计划的角度与实际的角度不一致)。

(3)倾斜电机机械传动故障,机架倾斜角度过冲,原因是电机的丝杠螺杆磨损严重,机械传动间隙加大所致。

3. 床水平运动故障　常见故障有:

(1)床水平运动电机驱动板损坏:床水平运动不能进行。

(2)床水平运动电机损坏:床水平运动不能进行。床水平电机本身损坏情况较为少见,床水平运动不能进行多为水平移动机械性受阻所致(链条等)。

(3)床水平运动电机水平位置检测损坏:水平位置显示不对,不能扫描。另外在做定位像时,X 线产生需要由床轴编码器送来的编码脉冲作为 X 线基本触发信号。床轴编码器故障时扫描定位像不曝光。

(4)水平运动电机传动间隙增大:水平位置不准,不能扫描。

(5)水平前后限位开关损坏:到极限位后不限位或不能扫描,(后限位压合 CT 认为不在扫描位置)或不能做定位像,或床不能水平移动。

(6)扫描时床故障:不能水平移动,但平时手动正常。这不是床本身的故障,而是 CT 设备计算机控制系统的问题。

4. 床垂直运动故障　常见故障有:

(1)垂直运动电机故障:床不能升降,故障不难判断,但要区别驱动板或控制板的故障。

(2)床升降液压泵及电磁阀故障:有的床升降采用液压泵,泵损坏时床不能升,只能降(降床只用电磁阀)。这种床如果电磁阀关闭不严,会出现床面缓慢下降的故障,平时一般不能发现,当因此故障长时间停机时,要将床面板退到床尾。

(3)床高度检测器损坏:高度显示不准,不能进床(高度不够),当床高度太低时,CT 设备摆角受限。

(4)床防夹保护损坏:床下有防夹开关,如损坏或误动作则不能降床。

(5)床垂直升降限位损坏:到极限位后不停止或上下运动之一不能进行。

(6)床旁紧急停开关故障:床及扫描架不能运动,表现为机械故障。

5. 准直器故障　常见故障有:

(1)前准直器功能故障:一般 CT 前准直器决定层厚,防散射线。多层 CT 的前准直器,只起防散射线的作用。故障时可有层厚不准,表现为扫描图像有环形伪影,CT 值偏差;不能选择层厚,只能扫某一层厚的图像,在选择完层厚后 CT 设备等待超时。

(2)后准直器功能故障:后准直器起防散射线的作用,当其较前准直器窄时也会出现伪影。后准直器可协助探测器完成控制层厚的任务（多层 CT）。

（3）多层 CT 准直器故障：准直器的一大作用是限制到达探测器外面的射线，以降低对病人的辐射剂量，如果准直器开档不精准（偏大），会导致辐射剂量偏大，剂量检测中表现为 CTDI$_{VOL}$ 超标。故障原因有：

1）准直器的固定螺丝松动：可引起层厚不准、伪影、机架倾斜后加重。

2）检测开关损坏或误动作：光电开关（机械开关）有灰尘可以引起故障，需要清洁。

3）准直器的链条、皮带故障，CT 不能扫描原因是：带动链条的齿轮（检测电位器）顶丝松动。

4）准直器的电机故障：这种情况比较少见，故障时准直器不动。

5）准直器的控制电路故障：这种情况比较少见，故障时准直器不动，CT 设备报错。

6）准直器的控制传输电缆线断：故障时准直器不动，CT 设备报错。

（七）计算机系统故障

1. 应用软件故障　CT 设备不能启动，缺少功能，一般不只缺少一个功能，软件参数改变，出现异常图像，极个别只有小的功能缺少（这时不好判断是否是软件故障）。如校准软件损坏，CT 设备就会出现能启动，但不能扫描或扫描后不出图像。如校准软件损坏，就会出现环形伪影。校准软件损坏可用备份的校准软件恢复，或重新做校准。

系统软件破坏可通过重新安装系统恢复。因硬盘损坏而造成的软件损坏，须将硬盘格式化后再重装系统。重装系统和计算机相似，CT 设备均带有安装系统的光盘或软盘，可以恢复系统。如果硬盘损坏严重则需更换硬盘。如果 CT 设备只有一个硬盘，则所有图像及校准软件均会丢失，重装系统要慎重，应在完全排除其他系统故障后，确认是软件损坏时才能重装。

2. 硬件故障　电源故障较多，主板故障较少，多为计算机内外围设备的接口板故障（如 X 线控制接口，IRS 接口，图像显示系统接口，DAS 接口，扫描架旋转系统接口等）。这些接口板的故障，使计算机与接口管理的外围设备之间的通信中断或不完全中断，外围设备的功能受到影响。如果 X 线控制接口故障，则可使计算机不能控制 X 线的曝光。如果 IRS 接口故障，则可使计算机不能控制 IRS 处理图像。如果扫描架旋转系统接口故障，则可使计算机不能控制扫描架旋转。这类故障易误诊为外围设备的故障，应特别注意。

常见故障有：①电源故障：其现象是计算机不能启动或死机；②硬盘部分扇区损坏故障：其表现为软件功能不全，不能存储图像；③计算机硬件电路板损坏：其现象是 CT 设备不能启动；④计算机内外围设备的接口板损坏：其故障现象类同软件故障。

3. 计算机的外围设备故障　常见故障有：①有的 CT 在 DAS 和计算机或控制台之间等用光缆通信，当光缆出现断点（外观正常，内部不能导光）也会导致通信故障。② CT 外围设备有故障时（非计算机内），可使主机不能进入正常的开机界面，故障假象是计算机故障或软件故障，这类故障不能进一步由软件检测，也不报错，很容易误导维修人员，要引起注意。③当读取的原始数据有问题时，可以表现为计算机死机，重启后往往仍死机，需将硬盘内损坏的原始数据删除才可以消除故障。

4. 图像重建系统（IRS）故障　螺旋 CT 出现之前的 CT 设备是由阵列处理器完成用扫描采集的原始数据进行图像重建的过程。随着 CT 技术的发展，现在采用计算机图像重建系统代替阵列处理器进行图像重建处理。图像重建系统故障：与一般计算机故障相似。如死机、软件损坏、硬盘、CPU、内存发生故障等。如缺乏清洁除尘,导致散热不良,程序挂起;内存及 PCI 等灰尘污染也容易导致接触不良,从而导致死机;重建的反投影板等也会因为散热不良,从而导致重建图像过慢或不能重建,甚至损坏反投影板。

（八）操作台、图像显示系统故障

1. 操作台故障　常见故障有:

（1）图像显示器故障:无图像,无显示或显示不稳等。这类故障和一般显示器的相同,检修也一样。

（2）传输电缆有问题或插头接触不良:显示屏上可见斜行条纹,胶片上也同样,经查是计算机与显示屏间连线松动。

（3）键盘线接触不良或键盘故障:不能通过键盘向 CT 设备输入各种指令。

（4）鼠标损坏或线接触不良:不能通过鼠标向 CT 设备输入各种指令。

（5）操作台和计算机等通信电缆故障:操作台和计算机或扫描架的通信电缆接触不良或损坏影响通信。

（6）操作台电路板故障:操作台有完成其功能的电路板（和计算机或扫描架通信）,其电路板损坏,也使 CT 设备通信中断。

（7）操作台的电源故障:可引起操作台的部分功能丧失,如控制台与计算机的通信正常扫描时良好（使用功能键）,而使用维修软件时和计算机的通信不能正常进行（使用键盘）,软件不能正常使用。

2. 图像显示系统故障　图像显示系统的功能是将数字信号转化成模拟信号后供给显示器显示图像。判断图像显示系统是否有故障时,可从硬盘内调一幅以往的好图像来显示。判断图像显示系统具体哪块电路板损坏的方法主要是依靠更换电路板。常见故障有:

（1）电源的故障:故障发生时整个图像显示系统没电,显示屏上无图像,容易排除故障。检修时首先检测电源输出是否正常,保险管是否正常。

（2）图像显示系统和计算机之间的接口及通信电缆线损坏或接触不良:显示器上出现伪影或无图像,CT 设备可报错。

（3）图像显示系统控制板故障:其现象是不能显示图像,或显示的图像很乱,不清晰。

（4）图像显示系统存储器故障:其现象是显示的图像上有点状亮点、暗点或横竖线。故障原因多为图像显示系统存储器的电路板松动有灰尘沉积造成,清除灰尘和重新将电路板插紧,故障可排除。

（5）图像显示系统和显示器之间的信号线损坏或接触不良:其显示屏上无图像或伪影,但 CT 设备不报错。现在用显卡代替以往的图像显示系统,故障明显减少。

（九）散热系统故障

1. 散热风扇故障　扫描架、DAS、计算机、图像重建系统等均有风扇散热,长时间运行损坏较多。检修时,首先检测直流 5V、12V 电源是否正常。检修风扇时,注意有的风扇有控制电路,一般风扇是两根线,而它是三根线,其中一根为脉冲信号控制线,当开机工作时,风扇启动运转瞬间,脉冲信号加至电源控制电路上。

2. 水冷机故障　有的 CT 设备用水冷机给扫描架散热,水冷机故障停机引起扫描架内温度升高。故障原因如冷冻液泄漏,压缩机不能正常制冷;室外机太脏影响散热,过滤网堵塞等,不能有效降低机架内温度,致使机架温度过高。

3. 风扇过滤网被灰尘堵塞故障　如 X 线控制柜内的指示灯提示过热,功率管的散热风扇被灰尘封堵,散热不好,X 线控制柜升温加重;提示计算机柜过热,多为空气过滤网堵塞;还有温度传感器灰尘多,造成散热风扇工作不正常。

4. X 线管油循环冷却风扇被灰尘封堵故障　X 线管的油循环冷却能力高低直接关系到 X 线管的寿命长短。定期清理 X 线管油循环冷却风扇的灰尘,可以保证 X 线管的散热良好。

(十) 电源故障

电源故障主要分为:医院配电箱故障、CT 电源分配柜故障和 CT 设备的各系统电源故障。

1. 配电箱(柜)故障　CT 设备电源由医院配电箱(柜)提供,故障主要有:

(1) 保险丝故障:保险丝烧断,其供电的回路无电流,需更换(先检查完有无其他问题后再换)。

(2) 变压器故障:线圈烧断,引出线接触不良。

(3) 继电器故障:线圈烧断,继电器不工作,供电的回路没电流。接点接触不良打火,电压不稳,可以烧毁其后面的用电回路。

(4) 配电箱开关损坏,不能开机。

2. CT 设备的各系统电源故障　无论 CT 的内部电源还是外部供电电源均是 CT 经常发生故障的部分,由于电源是设备的功率输出部分,所以故障相对较多,且危害很大。CT 的电源故障有以下特点:

(1) 故障的范围广:CT 设备各系统都有电源,均可以损坏,损坏后的现象各不相同。

(2) 故障的损失大:电源本身故障又可以引起其供电设备或电路板的损坏,造成继发故障。

(3) 故障的现象复杂:很多时候 CT 设备的故障现象不易表现为电源故障,易误导维修人员走弯路。

(4) 故障率高:当输入的电压或其供电的负载有问题时,均可以损坏电源;另外电源本身故障率较高。

(5) 故障判断相对容易:检修时不仅用万用表直流档测量直流输出(5V 电源低于 4.8V后往往不行),还要用万用表交流档测量直流输出内的交流分量(一般 10mV 以内),必要时用示波器测量直流输出内有无高频干扰脉冲。

(6) 故障具有可修复性:CT 的电路板等部件损坏时只能整体更换,不能修复,CT 的电源以往也都是整体更换。但是,如保险丝烧断及保险管座接触不良、电解电容失效、风扇不转等原因导致电源故障则可以自行修复。

(7) 维修时的风险大:电源维修后电压会发生改变,须再调整电压。如果调整失误,会损坏后面的电路板,引起不必要的损失。

(8) 电源散热很重要:因为一旦散热不良即引起故障,所以平时要加强设备的维护保养减少电源故障的发生。

第五章 CT检查操作规范

第一节 头 颈 部

一、颅脑

（一）适应证

1. 急性脑卒中。

2. 颅脑外伤。

3. 脑血管疾病。

4. 先天性发育异常及新生儿疾病。

5. 脑实质病变及脑萎缩。

6. 占位性病变及炎症。

7. 颅内感染及寄生虫病。

（二）检查前准备

1. 受检者检查前,去除被检部位的金属饰品或可能影响 X 线穿透力的物品,增强检查需禁食 4 小时以上,告知患者注射对比剂可能出现的风险,并签署知情同意书以及建立静脉通道。注射对比剂前需告知受检者身体可能发生的不适感,并嘱咐受检者在扫描过程中保持体位不动。

2. 不合作的受检者(如婴幼儿、躁动不安或意识障碍者),在 CT 扫描前给予镇静。成人一般检查前采用肌内注射或静脉注射 10mg 地西泮,少数效果差者可重复肌内注射或静脉注射 10mg 地西泮;小儿口服水合氯醛最为安全,按每千克 50~75mg(总剂量不得超过 2g),于扫描前口服。

3. 在 CT 扫描过程中做好患者和陪同人员的射线防护工作。

（三）扫描技术

1. 平扫

（1）体位:取仰卧位,头部置于检查床头架内,头部正中矢状面与正中定位线重合,使头部位于扫描野的中心。

（2）扫描基线:常规以听眦线或听眶上线为扫描基线。

（3）扫描范围:扫描范围从颅底至颅顶。

（4）扫描参数:采用非螺旋逐层扫描模式。管电压100~120kV,有效管电流200~250mAs。根据机型选择不同探测器组合(16×1.5mm、32×1.2mm,64×0.625mm、128×0.6mm、320×0.5mm 等),转速为 1.0 秒 / 转。

（5）重建参数：FOV 为 200~250mm；脑组织窗算法：软组织或标准算法；重建层厚 5~6mm，重建间距 5~6mm；骨窗算法：骨算法或锐利算法，重建层厚 5~6mm，重建间距 5~6mm。

2. 对比增强扫描

（1）注射参数：采用（含碘 300~370mgI/ml）非离子型碘对比剂，用量 50~70ml，采用高压注射器经静脉团注对比剂，注射流率 1.5~2.0ml/s。

（2）扫描及延迟时间：扫描参数与常规平扫相同，首先行 CT 平扫确定扫描范围，根据病变的性质设置头部增强的延迟扫描时间，血管性病变延迟 25s，感染、囊肿延迟 3~5 分钟，转移瘤、脑膜瘤延迟 5~8 分钟。

（3）注意事项：体弱或体质量指数（body mass index，BMI）<18kg/m^2 的受检者，对比剂用量酌减。

（四）图像后处理

1. 常规横断面重组　预置窗宽、窗位：脑组织窗窗宽 80~100HU，窗位 35~45HU；骨窗窗宽 3500~4000HU，窗位 500~700HU。颅脑 CT 骨窗适应证：颅脑外伤、颅骨病变、颅底或内听道病变。

2. 三维数据重组　用薄层横断面数据（横断面≤1mm，采用 2/3 重叠重建）进行多平面重组，可获得脑组织的冠状面、矢状面、斜面图像。运用表面遮盖法（shade surface displayment，SSD）显示颅骨的骨折线、病变与周围解剖结构的关系等。

3. 照片排版要求　14 英寸 × 17 英寸（1 英寸 =2.54cm）胶片 30 幅照片以内，摄脑组织窗与骨窗。

（五）图像质量标准

1. 脑组织窗　能够显示灰白质边界、基底神经节、脑室系统、中脑周围的脑脊液腔隙、静脉注射对比剂后的大血管和脑室脉络丛。

2. 骨窗　能够显示颅骨的内板、外板和板障。

二、垂体和鞍区

（一）适应证

1. 普通 X 线检查发现鞍区病变，需进一步明确诊断者。

2. 临床怀疑垂体肿瘤。

3. 垂体瘤术后复查。

（二）检查前准备

1. 受检者检查前，去除被检部位的金属饰品或可能影响 X 线穿透力的物品，增强检查需禁食 4 小时以上，告知患者注射对比剂可能出现的风险，并签署知情同意书以及建立静脉通道。注射对比剂前需告知受检者身体可能发生的不适感，并嘱咐受检者在扫描过程中保持体位不动。

2. 不合作的受检者（如婴幼儿、躁动不安或意识障碍者），在 CT 扫描前给予镇静。成人一般检查前采用肌内注射或静脉注射 10mg 地西泮，少数效果差者可重复肌内注射或静脉注射 10mg 地西泮；小儿口服水合氯醛最为安全，按每千克 50~75mg（总剂量不得超过 2g）于扫描前口服。

3. 在 CT 扫描过程中做好患者和陪同人员的射线防护工作。

（三）扫描技术

1. 平扫

（1）体位：仰卧位，头部置于头架内，受检者体位同颅脑轴面扫描。

（2）扫描基线：常规以听眦线或听眶上线为扫描基线。

（3）扫描范围：扫描范围从颅底至鞍顶。

（4）扫描参数：采用螺旋扫描方式。管电压 100~120kV，有效管电流 200~250mAs，选择不同探测器组合（16×0.625mm、32×1.2mm 等），转速为 0.6~0.8 秒/转，螺距≤1。

（5）重建参数：FOV 为 200~250mm；软组织窗算法：软组织算法；重建层厚 3mm，重建间距 3mm；骨窗算法：骨算法或锐利算法；重建层厚 3mm，重建间距 3mm。

2. 对比增强扫描

（1）注射参数：采用（含碘 300~370mgI/ml）非离子型碘对比剂，用量 80.0~100.0ml（或 1.5~2.0ml/kg），注射流率 2.5~3.0ml/s。

（2）扫描及延迟时间：首先行 CT 平扫确定扫描范围，注入对比剂后 10 秒启动扫描，扫描 5~8 次。延迟时间一般设为注射对比剂后 35s。

（3）垂体微腺瘤放大动态扫描：能清楚地观察垂体微腺瘤及其与周围组织结构的关系。动态增强扫描可观察微腺瘤血供的全过程，有利于诊断微腺瘤。

（四）图像后处理

1. 常规横断面重组：预置窗宽、窗位：软组织窗窗宽 350~400HU，窗位 35~45HU；病变侵犯颅骨时需重建骨窗，骨窗窗宽 3500~4000HU，窗位 500~700HU。

2. 三维数据重组：采用薄层横断面数据（层厚≤1.0mm，采用 2/3 重叠重建）进行多平面重组，重建鞍区冠状面、矢状面图像，重建层厚及层间距≤3mm。

3. 照片排版要求：14 英寸×17 英寸胶片 30 幅照片以内，摄颅脑窗与骨窗。

（五）图像质量标准

1. 软组织窗　能够显示鞍区软组织、脑灰白质边界、中脑周围的脑脊液腔隙、静脉注射对比剂后的大血管和脑室脉络丛。

2. 骨窗　能够显示鞍区诸骨的结构，颅骨的内板、外板和板障。

三、眼和眼眶

（一）适应证

1. 眼眶、鼻骨外伤。

2. 眼球内和眶内肿瘤、炎性假瘤。

3. 血管性疾病。

4. 眶内异物、炎症及感染。

5. 眼睛的先天性疾病。

（二）检查前准备

1. 受检者检查前，去除被检部位的金属饰品或可能影响 X 线穿透力的物品，增强检查需禁食 4 小时以上，告知患者注射对比剂可能出现的风险，并签署知情同意书以及建立静脉通道。注射对比剂前需告知受检者身体可能发生的不适感，并嘱咐受检者在扫描过程中保持体位不动。

2. 不能闭眼者,可让其盯住正前方一个固定目标。不合作的受检者(如婴幼儿、躁动不安或意识障碍者),在 CT 扫描前给予镇静。成人一般检查前采用肌内注射或静脉注射 10mg 地西泮,少数效果差者可重复肌内注射或静脉注射 10mg 地西泮;小儿口服水合氯醛最为安全,按每千克 50~75mg(总剂量不得超过 2g)于扫描前口服。

3. 嘱咐患者闭上双眼,尽量保持眼球不动,不能闭眼者让其盯住正前方一个目标。

4. 在 CT 扫描过程中做好患者和陪同人员的射线防护工作。

(三)扫描技术

1. 平扫

(1)体位:仰卧位,下颌稍上抬,听眶线与床面垂直,两外耳孔与床面等距,正中矢状面与床面中线重合。

(2)扫描基线:常规以听眶线为扫描基线。

(3)扫描范围:扫描范围从眶下缘至眶上缘。

(4)参数:采用螺旋扫描方式,管电压 100~120kV,有效管电流 200~250mAs,探测器组合(16×0.750mm、32×1.2mm、64×0.625mm 等)。转速为 0.6~0.8 秒/转,螺距≤1。

(5)重建参数:FOV 为 200~250mm;软组织窗算法:软组织算法;重建层厚 2mm,重建间距 2mm;骨窗算法:骨算法或锐利算法;重建层厚 2mm,重建间距 2mm。

2. 对比增强扫描

(1)注射参数:采用(含碘 300~370mgI/ml)非离子型碘对比剂,用量 80~100ml(或 1.5~2.0ml/kg),注射流率 2.5~3.0ml/s。

(2)扫描及延迟时间:普通增强检查延迟 35~45 秒;血管性病变采用动静脉双期增强扫描,动脉期延迟 25s,静脉期延迟 70s。

(四)图像后处理

1. 常规横断面重组　预置窗宽、窗位:软组织窗窗宽 350~400HU,窗位 35~45HU;骨窗窗宽 3500~4000HU,窗位 500~700HU。

2. 三维数据重组　眼部外伤常规采用多平面重组,用薄层横断面数据(横断面≤1mm,采用 2/3 重叠重建)进行多平面重组,可获得眼部的冠状面、矢状面、斜面图像。眼球内异物定位时,通常需采用横断面、冠状面和矢状面结合定位。若重点观察视神经管,则需要重建骨算法或锐利算法,重建层厚 1mm,层间距 1mm。

3. 照片排版要求　14 英寸×17 英寸胶片 42 幅照片以内,摄软组织窗,外伤患者以及其他需要观察骨结构的病例加骨窗。

(五)图像质量标准

1. 软组织窗　能够显示眼球结构(晶状体、球壁等),泪腺、眼肌和视神经。

2. 骨窗　能够显示眶骨的内部结构,清晰分辨皮质和松质骨。

四、颞颌关节

(一)适应证

1. 先天性变异、畸形。

2. 骨折或关节脱位。

3. 肿瘤及囊性病变。

4. 感染及其他病变。

（二）检查前准备

1. 受检者检查前,去除被检部位的金属饰品或可能影响 X 线穿透力的物品,增强检查需禁食 4 小时以上,告知患者注射对比剂可能出现的风险,并签署知情同意书以及建立静脉通道。注射对比剂前需告知受检者身体可能发生的不适感,并嘱咐受检者在扫描过程中保持体位不动。

2. 不合作的受检者(如婴幼儿、躁动不安或意识障碍者),在 CT 扫描前给予镇静。成人一般检查前采用肌内注射或静脉注射 10mg 地西泮,少数效果差者可重复肌内注射或静脉注射 10mg 地西泮;小儿口服水合氯醛最为安全,按每千克 50~75mg(总剂量不得超过 2g)于扫描前口服。

3. 嘱咐患者不做吞咽动作。

4. 在 CT 扫描过程中做好患者和陪同人员的射线防护工作。

（三）扫描技术

1. 平扫

（1）体位:取仰卧位,头部置于检查床头架内,头部正中矢状面与正中定位线重合,使头部位于扫描野的中心,听眶线垂直于检查床。

（2）扫描基线:常规以听眶线为扫描基线。

（3）扫描范围:扫描范围从舌骨水平至眶下缘,包全病变部位。

（4）扫描参数:采用螺旋扫描模式。管电压 100~120kV,有效管电流 200~250mAs,根据机型选择不同探测器组合($16 \times 1.5mm$,$32 \times 1.2mm$,$64 \times 0.625mm$、$128 \times 0.6mm$、$320 \times 0.5mm$ 等),转速为 0.6~0.8 秒 / 转,螺距$\leqslant 1$。

（5）重建参数:FOV 为 200~250mm;软组织窗算法:软组织或标准算法;重建层厚 1~2mm,重建间距 1~2mm;骨窗算法:骨算法或锐利算法,重建层厚 1~2mm,重建间距 1~2mm。

2. 对比增强扫描

（1）注射参数:采用(含碘 300~370mgI/ml)非离子型碘对比剂,用量 80~100ml(或 1.2~1.5ml/kg),注射流率 2.5~3.0ml/s。

（2）扫描及延迟时间:扫描参数与常规平扫相同,首先行 CT 平扫确定扫描范围,普通增强检查延迟 35~45 秒;血管性病变应行动脉期扫描,延迟时间为 20~30s,也可行团注跟踪扫描精确延迟扫描时间。欲了解实质性病变强化情况、明确病变范围时,应行实质期扫描,延迟时间为 50~60s。采用动静脉双期增强扫描,动脉期延迟,静脉期延迟 50~60s。

（四）图像后处理

1. 常规横断面重组　预置窗宽、窗位:软组织窗窗宽 300~400HU,窗位 35~45HU;骨窗窗宽 1500~2000HU,窗位 300~400HU。

2. 三维数据重组　下颌部外伤常规采用多平面重组,用薄层横断面数据(横断面$\leqslant$1mm,采用 2/3 重叠重建)进行多平面重组,可获得颞颌关节的斜矢状面图像。运用 MPR、MIP 和 VR 技术可明确病变的空间定位、了解病变的累及范围并指导临床治疗计划的制定。

3. 照片排版要求　14 英寸 × 17 英寸胶片 42 幅照片以内,摄软组织窗与骨窗。

（五）图像质量标准

1. 软组织窗　能够显示下颌部肌肉、腺体等组织结构。

2. 骨窗　能够显示颞颌关节解剖结构,清晰分辨骨皮质和骨松质。

五、耳和颞骨

（一）适应证

1. 先天性畸形,如外耳、内耳、中耳畸形,各种血管畸形。

2. 炎性病变,如外耳道炎症、中耳炎及乳突炎等。

3. 颞骨肿瘤（如听神经瘤、胆脂瘤等）。

4. 耳硬化症。

5. 耳源性脑脓肿。

6. 外伤等。

（二）检查前准备

1. 受检者检查前,去除被检部位的金属饰品或可能影响 X 线穿透力的物品,增强检查需禁食 4 小时以上,告知患者注射对比剂可能出现的风险,并签署知情同意书以及建立静脉通道。注射对比剂前需告知受检者身体可能发生的不适感,并嘱咐受检者在扫描过程中保持体位不动。

2. 不合作的受检者（如婴幼儿、躁动不安或意识障碍者）,在 CT 扫描前给予镇静。成人一般检查前采用肌内注射或静脉注射 10mg 地西泮,少数效果差者可重复肌内注射或静脉注射 10mg 地西泮;小儿口服水合氯醛最为安全,按每千克 50~75mg（总剂量不得超过 2g）于扫描前口服。

3. 在 CT 扫描过程中做好患者和陪同人员的射线防护工作。

（三）扫描技术

1. 平扫

（1）体位:仰卧位,头部置于头架内,两外耳孔与床面等距,取标准的头颅前后位。

（2）扫描基线:常规以听眶线为扫描基线。

（3）扫描范围:扫描范围从外耳道下缘至岩骨上缘。

（4）扫描参数:采用螺旋扫描模式,管电压 120~140kV,有效管电流 200~250mAs,探测器组合（16 × 0.625mm,32 × 0.625mm 等）。转速为 0.6~0.8 秒 / 转,螺距≤1。

（5）重建参数:FOV 为 200~250mm;软组织窗算法:软组织算法;重建层厚 3mm,重建间距 3mm;骨窗算法:骨算法或锐利算法,重建层厚 1mm,重建间距 1mm。

2. 对比增强扫描

（1）注射参数:采用（含碘 300~370mgI/ml）非离子型碘对比剂,对比剂用量 60~80ml,采用高压注射器经静脉团注对比剂,注射流率 2.5~3.0ml/s。

（2）扫描及延迟时间:扫描参数与常规平扫相同,首先行 CT 平扫确定扫描范围,普通增强检查延迟时间 40~50s。

（四）图像后处理

1. 常规横断面重组　窗宽、窗位调节:外耳道闭锁的放大图像应包全耳部皮肤。增强扫描图像用软组织窗摄影,骨窗窗宽 3500~4000HU,窗位 500~700HU。

2. 三维数据重组　用薄层横断面数据（横断面≤1mm,采用 2/3 重叠重建）进行多平面重组,获得冠状面重组图像,运用曲面重建、仿真内镜法对病变进行显示。还可采用单侧放大的方式进行重建。

3. 照片排版要求　14 英寸 ×17 英寸胶片 42 幅照片以内,摄脑组织窗与骨窗。

(五)图像质量标准

1. 骨窗　能够显示颞骨的内部结构,听骨链、面神经管、耳蜗、半规管等。

2. 软组织窗　能够显示病变组织和周围脑组织的关系。

六、鼻窦

(一)适应证

1. 鼻及鼻窦炎症及感染。

2. 肿瘤。

3. 外伤。

4. 先天畸形等。

(二)检查前准备

1. 受检者检查前,去除被检部位的金属饰品或可能影响 X 线穿透力的物品,增强检查需禁食 4 小时以上,告知患者注射对比剂可能出现的风险,并签署知情同意书以及建立静脉通道。注射对比剂前需告知受检者身体可能发生的不适感,并嘱咐受检者在扫描过程中保持体位不动。

2. 不合作的受检者(如婴幼儿、躁动不安或意识障碍者),在 CT 扫描前给予镇静。成人一般检查前采用肌内注射或静脉注射 10mg 地西泮,少数效果差者可重复肌内注射或静脉注射 10mg 地西泮;小儿口服水合氯醛最为安全,按每千克 50~75mg(总剂量不得超过 2g)于扫描前口服。

3. 在 CT 扫描过程中做好患者和陪同人员的射线防护工作。

(三)扫描技术

1. 平扫

(1)体位:仰卧位,听眦线或听眶线与床面垂直,正中矢状面与床面中线重合。

(2)扫描基线:常规以听眶线为扫描基线。

(3)扫描范围:扫描范围从海绵窦至口咽部。

(4)扫描参数:采用螺旋扫描方式,管电压 100~120kV,有效管电流 200~250mAs,探测器组合(16×1.5mm、32×1.2mm、64×0.625mm 等),转速为 0.6~0.8 秒 / 转,螺距≤1。

(5)重建参数:FOV 为 200~250mm;软组织窗算法:软组织算法;重建层厚 2~3mm,重建间距 2~3mm;骨窗算法:骨算法或锐利算法,重建层厚 1mm,重建间距 1mm。

2. 对比增强扫描

(1)注射参数:采用(含碘 300~370mgI/ml)非离子型碘对比剂,用量 60.0~80.0ml,采用高压注射器经静脉团注对比剂,注射流率 2.5~3.0ml/s。

(2)扫描及延迟时间:扫描参数与常规平扫相同,首先行 CT 平扫确定扫描范围,根据病变的性质设置鼻窦增强的延迟扫描时间,普通增强检查延迟 40~50s;血管性病变应行动脉期扫描,延迟时间为 20~30s,也可行团注跟踪扫描精确延迟扫描时间。欲了解实质性病变强化情况、明确病变范围时,应行实质期扫描,延迟时间为 60~70s。

（四）图像后处理

1. 常规横断面重组　预置窗宽、窗位：骨算法或锐利算法窗宽 2000~2500HU，窗位 150~250HU。软组织重建窗宽 300~400HU、窗位 35~45HU。骨窗适应证：鼻骨外伤、蝶窦与筛板及额窦有无分隔或外伤。

2. 三维数据重组　用薄层横断面数据（横断面≤1mm，采用 2/3 重叠重建）进行多平面重组，重组层厚 0.75mm，层间距 0.75mm。鼻窦冠状面图像可显示窦腔病变、窦口复合体区域病变以及观察解剖结构是否异常。鼻部外伤患者行多平面重组及 SSD 三维重组有助于观察鼻部骨折的位置、类型及与邻近解剖结构的关系。

3. 照片排版要求　14 英寸 ×17 英寸胶片 42 幅照片以内，摄冠状位与横断位的软组织窗与骨窗。

（五）图像质量标准

1. 骨窗　能够显示诸骨的内部结构、增厚的黏膜。

2. 软组织窗　能够显示软组织病变与周围组织的关系。

七、喉部

（一）适应证

1. 喉部占位性病变。

2. 血管性病变。

3. 气管病变。

4. 外伤等。

（二）检查前准备

1. 受检者检查前，去除被检部位的金属饰品或可能影响 X 线穿透力的物品，增强检查需禁食 4 小时以上，告知患者注射对比剂可能出现的风险，并签署知情同意书以及建立静脉通道。注射对比剂前需告知受检者身体可能发生的不适感，并嘱咐受检者在扫描过程中保持体位不动。

2. 不合作的受检者（如婴幼儿、躁动不安或意识障碍者），在 CT 扫描前给予镇静。成人一般检查前采用肌内注射或静脉注射 10mg 地西泮，少数效果差者可重复肌内注射或静脉注射 10mg 地西泮；小儿口服水合氯醛最为安全，按每千克 50~75mg（总剂量不得超过 2g）于扫描前口服。

3. 告知患者不做吞咽动作。扫描时嘱受检者连续发字母"E"音，使声带内收，梨状窝扩张，以便较好地显示声带、梨状窝、咽后壁及杓会厌襞的形态及病变。

4. 在 CT 扫描过程中做好患者和陪同人员的射线防护工作。

（三）扫描技术

1. 平扫

（1）体位：仰卧位，头稍后仰，使喉部尽量与床面平行，同时两肩放松，两上臂置于身体两侧，两外耳孔与床面等距。

（2）扫描基线：常规扫描角度与声带平行，以垂直于喉部为扫描基线。

（3）扫描范围：扫描范围从第 4 颈椎向下扫描，或直接对准喉结扫描。

（4）扫描参数：采用螺旋扫描模式，管电压 120kV，有效管电流 200mAs，探测器组合

（16×1.5mm、32×1.2mm、64×0.625mm 等），转速为 0.6~0.8 秒 / 转，螺距 0.6~1.0。

（5）重建参数：FOV 为 200~250mm；软组织窗算法：软组织算法；重建层厚 2~3mm，重建间距 2~3mm；骨窗算法：骨算法或锐利算法，重建层厚 2~3mm，重建间距 2~3mm。

2. 对比增强扫描

（1）注射参数：采用（含碘 300~370mgI/ml）非离子型碘对比剂，成人用量 60.0~80.0ml，儿童为 2.0ml/kg。采用高压注射器经静脉团注对比剂，注射流率 2.5~3.0ml/s。

（2）扫描及延迟时间：扫描参数与常规平扫相同，首先行 CT 平扫确定扫描范围，根据病变的性质设置喉部增强的延迟扫描时间，普通增强检查延迟 30~40s；血管性病变应行动脉期扫描，延迟时间为 20~30s，也可行团注跟踪扫描精确延迟扫描时间。欲了解实质性病变强化情况、明确病变范围时，应行实质期扫描，延迟时间为 60~70s。

（四）图像后处理

1. 常规横断面重组　预置窗宽、窗位：软组织窗窗宽 250~350HU，窗位 30~50HU；骨窗窗宽 1500~2000HU，窗位 300~600HU。喉部 CT 骨窗适应证：病变侵犯相关骨组织。

2. 三维数据重组　用薄层横断面数据（横断面≤1mm，采用 2/3 重叠重建）进行多平面重组，可获得喉部的冠状面、矢状面图像。进行多方位观察，显示喉部病变与周围解剖结构的关系等。

3. 照片排版要求　14 英寸 ×17 英寸胶片 42 幅照片以内，摄软组织窗。

（五）图像质量标准

1. 软组织窗　能够显示喉部软组织的层次和增强后大血管的结构。

2. 骨窗　能够显示喉部骨组织骨质。

八、甲状腺

（一）适应证

甲状腺病变，如甲状舌管囊肿、结节性甲状腺肿等。

（二）检查前准备

1. 受检者检查前，去除被检部位的金属饰品或可能影响 X 线穿透力的物品，增强检查需禁食 4 小时以上，告知患者注射对比剂可能出现的风险，并签署知情同意书以及建立静脉通道。注射对比剂前需告知受检者身体可能发生的不适感，并嘱咐受检者在扫描过程中保持体位不动。

2. 不合作的受检者（如婴幼儿、躁动不安或意识障碍者），在 CT 扫描前给予镇静。成人一般检查前采用肌内注射或静脉注射 10mg 地西泮，少数效果差者可重复肌内注射或静脉注射 10mg 地西泮；小儿口服水合氯醛最为安全，按每千克 50~75mg（总剂量不得超过 2g）于扫描前口服。

3. 嘱咐患者不做吞咽动作。

4. 在 CT 扫描过程中做好患者和陪同人员的射线防护工作。

（三）扫描技术

1. 平扫

（1）体位：仰卧位，头稍后仰，使颈部与床面平行，同时两肩放松，两上臂置于身体两侧，两外耳孔与床面等距。

（2）扫描基线：常规将瞳间线与横向定位线平行，以垂直于颈部为扫描基线。

（3）扫描范围：扫描范围从第 5 颈椎下缘至第 1 胸椎。

（4）扫描参数：采用螺旋扫描模式，管电压 120kV，有效管电流 200mAs，探测器组合（16×1.5mm、32×1.2mm、64×0.625mm 等），转速为 0.6~0.8 秒 / 转，螺距 0.6~1.0。

（5）重建参数：FOV 为 200~250mm；软组织窗算法：软组织算法；重建层厚 3mm，重建间距 3mm。

2. 对比增强扫描

（1）注射参数：采用（含碘 300~370mgI/ml）非离子型碘对比剂，成人用量 60.0~80.0ml，儿童为 2.0ml/kg。采用高压注射器经静脉团注对比剂，注射流率 2.5~3.0ml/s。

（2）扫描及延迟时间：扫描参数与常规平扫相同，首先行 CT 平扫确定扫描范围，根据病变的性质设置甲状腺增强的延迟扫描时间，普通增强检查延迟 35~40s；血管性病变应行动脉期扫描，延迟时间为 20~30s，也可行团注跟踪扫描精确延迟扫描时间。欲了解实质性病变强化情况、明确病变范围时，应行实质期扫描，延迟时间为 60~70s。

（四）图像后处理

1. 常规横断面重组　预置窗宽、窗位：软组织窗窗宽 250~350HU，窗位 30~50HU；

2. 三维数据重组　用薄层横断面数据（横断面≤1mm，采用 2/3 重叠重建）进行多平面重组，可获得甲状腺的冠状面、矢状面图像。进行多方位观察，显示甲状腺病变与周围解剖结构的关系等。

3. 照片排版要求　14 英寸 ×17 英寸胶片 42 幅照片以内，摄软组织窗。

（五）图像质量标准

软组织窗：能够显示甲状腺组织和增强后大血管的结构。

九、颈部软组织

（一）适应证

颈部占位性病变、颈部淋巴结肿大、颈部血管性病变、颈部气管病变、外伤。

（二）检查前准备

1. 受检者检查前，去除被检部位的金属饰品或可能影响 X 线穿透力的物品，增强检查需禁食 4 小时以上，告知患者注射对比剂可能出现的风险，并签署知情同意书以及建立静脉通道。注射对比剂前需告知受检者身体可能发生的不适感，并嘱咐受检者在扫描过程中保持体位不动，不做吞咽动作。

2. 不合作的受检者（如婴幼儿、躁动不安或意识障碍者），在 CT 扫描前给予镇静。成人一般检查前采用肌内注射或静脉注射 10mg 地西泮，少数效果差者可重复肌内注射或静脉注射 10mg 地西泮；小儿口服水合氯醛最为安全，按每千克 50~75mg（总剂量不得超过 2g）于扫描前口服。

3. 嘱咐患者不做吞咽动作。

4. 在 CT 扫描过程中做好患者和陪同人员的射线防护工作。

（三）扫描技术

1. 平扫

（1）体位：仰卧位，头稍后仰，使颈部与床面平行，同时两肩放松，两上臂置于身体两侧，两外耳孔与床面等距。

（2）扫描基线：常规将瞳间线与横向定位线平行，以垂直于颈部为扫描基线。

（3）扫描范围：扫描范围从海绵窦至口咽部。

（4）扫描参数：采用螺旋扫描模式，管电压120kV，有效管电流200mAs，探测器组合（16×1.5mm、32×1.2mm、64×0.625mm等），转速为0.6~0.8秒/转，螺距0.6~1.0。

（5）重建参数：FOV为200~250mm；软组织窗算法：软组织算法；重建层厚5mm，重建间距5mm；骨窗算法：骨算法或锐利算法，重建层厚5mm，重建间距5mm。

2. 对比增强扫描

（1）注射参数：采用（含碘300~370mgI/ml）非离子型碘对比剂，成人用量60.0~80.0ml，儿童为2.0ml/kg。采用高压注射器经静脉团注对比剂，注射流率2.5~3.0ml/s。

（2）扫描及延迟时间：扫描参数与常规平扫相同，首先行CT平扫确定扫描范围，根据病变的性质设置颈部增强的延迟扫描时间，普通增强检查延迟35~40s；血管性病变应行动脉期扫描，延迟时间为20~30s，也可行团注跟踪扫描精确延迟扫描时间。欲了解实质性病变强化情况、明确病变范围时，应行实质期扫描，延迟时间为60~70s。

（四）图像后处理

1. 常规横断面重组　预置窗宽、窗位：软组织窗窗宽250~350HU，窗位30~50HU；骨窗窗宽3500~4000HU，窗位500~700HU。颈部CT骨窗适应证：病变侵犯骨组织。

2. 三维数据重组　用薄层横断面数据（横断面≤1mm，采用2/3重叠重建）进行多平面重组，可获得脑组织的冠状面、矢状面、斜面图像。采用MIP、SSD、VR进行后处理，进行多方位观察，显示颈部病变与周围解剖结构的关系等。

3. 照片排版要求　14英寸×17英寸胶片42幅照片以内，摄软组织窗。

（五）图像质量标准

1. 软组织窗　能够显示颈部软组织的层次和增强后大血管的结构。

2. 骨窗　能够显示颈部椎体骨质。

第二节　胸　　部

一、肺

（一）适应证

1. 纵隔　肿瘤、淋巴结肿大、血管病变等。

2. 肺　肿瘤、结核、炎症、间质性和弥漫性病变等。鉴别肺门增大的原因，区分血管性结构、淋巴结肿大和肿块。

3. 胸膜和胸壁　定位胸膜腔积液和胸膜增厚的范围与程度，鉴别包裹性气胸与胸膜下肺大疱，了解胸壁疾病的侵犯范围及肋骨和胸膜的关系，了解外伤后有无气胸、胸腔积液及肋骨骨折等情况。

4. 心包和心脏　明确心包积液、心包肥厚及钙化程度，鉴别心脏原发或继发肿瘤。

5. 大血管病变　诊断各种胸部大血管病变，包括主动脉瘤、夹层动脉瘤、肺动脉栓塞、大血管畸形等。

（二）检查前准备

1. 受检者检查前,去除被检部位的金属饰品或可能影响 X 线穿透力的物品,增强检查需禁食 4 小时以上,告知患者注射对比剂可能出现的风险,并签署知情同意书以及建立静脉通道。注射对比剂前需告知受检者身体可能发生的不适感,并嘱咐受检者在扫描过程中保持体位不动。

2. 不合作的受检者(如婴幼儿、躁动不安或意识障碍者),在 CT 扫描前给予镇静。成人一般检查前采用肌内注射或静脉注射 10mg 地西泮,少数效果差者可重复肌内注射或静脉注射 10mg 地西泮;小儿口服水合氯醛最为安全,按每千克 50~75mg(总剂量不得超过 2g)于扫描前口服。

3. 对受检者进行屏气训练,保证扫描时胸部处于静止状态,对于不能屏气者,嘱咐患者平稳呼吸,并适当修改扫描参数,以保障图像质量。

4. 在 CT 扫描过程中做好患者和陪同人员的射线防护工作。

（三）扫描技术

1. 平扫

（1）体位:仰卧位,头先进,两臂上举抱头,身体置于床面正中间,侧面定位像对准腋中线。驼背或不宜仰卧者、对少量胸腔积液和胸膜肥厚进行鉴别诊断者可采用俯卧位。

（2）扫描基线:常规扫描基线一般与横轴位平行。

（3）扫描范围:扫描范围从肺尖扫描肺底。

（4）扫描参数:采用螺旋扫描模式。①常规扫描:管电压 100~120kV,BMI<25 时,管电压可选择 100kV,BMI>25 时,管电压以 120kV 为宜,有效管电流宜采用自动管电流技术,参考管电流为 100~150mAs(视 CT 机型号而定,在不影响图像质量的情况下,尽量低剂量扫描原则)。根据机型选择不同探测器组合(16×0.75mm、32×0.6mm,64×0.625mm、128×0.75mm、160×0.5mm 等),螺距≤1,对于呼吸困难不能屏气者或婴幼儿,扫描中应适当加大螺距,缩短扫描时间,减少运动伪影。常规转速采用 0.75~1.0 秒/转;配合欠佳者可采用 0.33~0.5 秒/转。②低剂量扫描:管电压 100~120kV,BMI<25 时,管电压可选择 100kV,BMI>25 时,管电压以 120kV 为宜,有效管电流 20~50mAs。其他同常规扫描。③高分辨率 CT 扫描:常采用 140kV,140~210mAs,结合小焦点、小扫描野对病灶进行小范围靶扫描,准直器选择 20×0.625mm。

（5）重建参数:FOV 为 350~400mm;软组织窗算法:标准算法,重建层厚 5~7mm,重建间距 5~7mm;肺窗算法:肺算法,重建层厚 1~2mm,重建间距 1~2mm;骨窗算法:骨算法,重建层厚 1~2mm,重建间距 1~2mm。高分辨率扫描模式下,FOV 为≤150mm,层厚≤1mm,层间距≤0.8mm,使用高空间分辨率算法。

2. 增强扫描

（1）注射参数:采用(含碘 300~370mgI/ml)非离子型碘对比剂,用量 60~70ml,采用高压注射器经静脉团注对比剂,注射流率 2.0~2.5ml/s。

（2）扫描及延迟时间:扫描参数与常规平扫相同,首先行 CT 平扫确定扫描范围,常规扫描延迟时间为 30~35 秒。也可根据不同要求选择扫描时间,如动静脉双期扫描,可采用智能追踪技术实时监测,检测位置为降主动脉,触发阈值为 110~180HU,延迟时间为触发阈值后 8~10 秒扫描动脉期,约 45 秒后扫描静脉期。低剂量扫描与高分辨率扫描常规不行增强扫描。

（3）注意事项：体弱或体质量指数（body mass index，BMI）<18kg/m² 的受检者，对比剂用量酌减。若病情允许，嘱病人多饮水，以利于对比剂排泄。

（四）图像后处理

1. 常规横断面重组　预置窗宽、窗位：纵隔窗窗宽 300~500HU，窗位 30~50HU；肺窗窗宽 800~1500HU，窗位 −800~−600HU；骨窗窗宽 1000~1500HU，窗位 250~350HU。

2. 三维数据重组　采用薄层横断面数据（横断面≤1mm，采用 2/3 重叠重建）进行冠状面、矢状面或斜面多平面重组（层厚≤2mm），对怀疑骨质结构病变的检查行 VR 像。在观察肺部病灶与血管解剖关系时可行 MIP，在观察肺部病灶与气管解剖关系时可行 MinIP 像。对外伤疑有肋骨骨折，需重建 3~5mm 肋骨长轴骨窗，必要时增加肋骨三维重建。

3. 照片排版要求　14 英寸 × 17 英寸胶片 50 幅照片以内，摄纵隔窗与肺窗。定位线分别摄取有、无定位线的图像各一幅。根据需要对重点观察层面进行放大摄片，酌情选择各剖面像或三维影像。

（五）图像质量标准

1. 纵隔窗　能够显示纵隔结构与周围组织的关系，并用于观察肺组织病灶内部结构，确定有无钙化、脂肪和含气成分等。在静脉注射对比剂后可观察血管与病灶间的关系以及测量病灶强化程度等。

2. 肺窗　能够显示肺组织及支气管等。

3. 骨窗　能够显示诸骨（肋骨、胸椎骨以及肩胛骨）的骨皮质与骨松质。

二、纵隔

（一）适应证

1. 纵隔　肿瘤、淋巴结肿大、血管病变等。

2. 胸膜和胸壁　定位胸膜腔积液和胸膜增厚的范围与程度，鉴别包裹性气胸与胸膜下肺大疱，了解胸壁疾病的侵犯范围及肋骨和胸膜的关系，了解外伤后有无气胸、胸腔积液及肋骨骨折等情况。

3. 心包和心脏　明确心包积液、心包肥厚及钙化程度，鉴别心脏原发或继发肿瘤。

4. 大血管病变　诊断各种胸部大血管病变，包括主动脉瘤、夹层动脉瘤、肺动脉栓塞、大血管畸形等。

（二）检查前准备

1. 受检者检查前，去除被检部位的金属饰品或可能影响 X 线穿透力的物品，增强检查需禁食 4 小时以上，告知患者注射对比剂可能出现的风险，并签署知情同意书以及建立静脉通道。注射对比剂前需告知受检者身体可能发生的不适感，并嘱咐受检者在扫描过程中保持体位不动。

2. 不合作的受检者（如婴幼儿、躁动不安或意识障碍者），在 CT 扫描前给予镇静。成人一般检查前采用肌内注射或静脉注射 10mg 地西泮，少数效果差者可重复肌内注射或静脉注射 10mg 地西泮；小儿口服水合氯醛最为安全，按每千克 50~75mg（总剂量不得超过 2g）于扫描前口服。

3. 对受检者进行屏气训练，保证扫描时胸部处于静止状态，对于不能屏气者，嘱咐患者平稳呼吸,并适当修改扫描参数,以保障图像质量。

4. 在 CT 扫描过程中做好患者和陪同人员的射线防护工作。

（三）扫描技术

1. 平扫

（1）体位:仰卧位,头先进,两臂上举抱头,身体置于床面正中间,侧面定位像对准腋中线。

（2）扫描基线:常规扫描基线一般与横轴位平行。

（3）扫描范围:扫描范围从胸腔入口扫描纵隔下缘。

（4）扫描参数:采用螺旋扫描模式。管电压 100~120kV,BMI<25 时,管电压可选 100kV,BMI>25 时,管电压以 120kV 为宜,有效管电流宜采用自动管电流技术,参考管电流为 100~150mAs(视 CT 机型号而定,在不影响图像质量的情况下,尽量低剂量扫描原则)。根据机型选择不同探测器组合(16×0.75mm、32×0.6mm、64×0.625mm、128×0.75mm、160×0.5mm 等),螺距≤1,对于呼吸困难不能屏气者或婴幼儿,扫描中应适当加大螺距,缩短扫描时间,减少运动伪影。常规转速采用 0.75~1.0 秒/转;配合欠佳者可采用 0.33~0.5 秒/转。

（5）重建参数:FOV 为 350~400mm;软组织窗算法:标准算法,重建层厚 3~5mm,重建间距 3~5mm;肺窗算法:肺算法,重建层厚 1~2mm,重建间距 1~2mm。

2. 增强扫描

（1）注射参数:采用(含碘 300~370mgI/ml)非离子型碘对比剂,用量 60~70ml,采用高压注射器经静脉团注对比剂,注射流率 2.0~2.5ml/s。

（2）扫描及延迟时间:扫描参数与常规平扫相同,首先行 CT 平扫确定扫描范围,根据不同要求选择扫描时间,注射对比剂 25 秒后进行动脉期扫描,70 秒后进行静脉期扫描。也可依据对比及智能追踪技术实时监测,检测位置为降主动脉,触发阈值为 110~180HU,延迟时间为触发阈值后 8~10 秒扫描动脉期,约 45 秒后扫描静脉期。

（3）注意事项:体弱或体质量指数(body mass index,BMI)<18kg/m^2 的受检者,对比剂用量酌减。若病情允许,嘱病人多饮水,以利于对比剂排泄。

（四）图像后处理

1. 常规横断面重组　预置窗宽、窗位:纵隔窗窗宽 300~500HU,窗位 30~50HU;肺窗窗宽 800~1500HU,窗位 –800~–600HU;骨窗窗宽 1000~1500HU,窗位 250~350HU。

2. 三维数据重组　采用薄层横断面数据(横断面≤1mm,采用 2/3 重叠重建)进行冠状面、矢状面或斜面多平面重组(层厚≤2mm)。

3. 照片排版要求　14 英寸×17 英寸胶片 50 幅照片以内,摄纵隔窗与肺窗。定位线分别摄取有、无定位线的图像各一幅。根据需要对重点观察层面进行放大摄片,酌情选择各剖面像或三维影像。

（五）图像质量标准

1. 纵隔窗　能够显示纵隔结构与周围组织的关系。在静脉注射对比剂后可观察血管与病灶间的关系以及测量病灶强化程度等。

2. 骨窗　能够显示诸骨(肋骨、胸椎骨)的骨皮质与骨松质。

第三节　腹　　部

一、肝胆胰脾

（一）适应证

1. 肝脏、胆囊

（1）肝肿瘤、肝囊肿、肝脓肿、脂肪肝、肝硬化、胆道系统占位、胆管扩张、胆囊炎和胆结石等疾病。

（2）筛查和鉴别肝脏肿瘤。

（3）评估肝脏肿瘤的性质、大小、范围及转移情况（肝静脉、门静脉和下腔静脉内有无肿瘤栓子形成等）。

（4）对肝肿瘤的治疗提供客观依据。

2. 脾脏

（1）确定脾脏的大小、形态、内部结构和先天变异等。

（2）鉴别脾脏良、恶性肿瘤、炎症及外伤引起的出血等。

3. 胰腺

（1）确定急性胰腺炎的类型，炎症渗出的范围以及有无假性囊肿形成和合并症，为外科治疗提供依据。

（2）能显示慢性胰腺炎微小的钙化、结石，为内科保守治疗或手术后作随访观察。

（3）能确定有无肿瘤，肿瘤的来源、部位和范围。

（4）鉴别外伤后胰腺有无出血。

（二）检查前准备

1. 受检者检查前少渣饮食，一周内禁服含金属的药物或行消化道钡剂造影，去除被检部位的金属饰品或可能影响 X 线穿透力的物品，增强检查需禁食 4 小时以上，告知患者注射对比剂可能出现的风险，并签署知情同意书以及建立静脉通道。注射对比剂前需告知受检者身体可能发生的不适感，并嘱咐受检者在扫描过程中保持体位不动。

2. 不合作的受检者（如婴幼儿、躁动不安或意识障碍者），在 CT 扫描前给予镇静。成人一般检查前采用肌内注射或静脉注射 10mg 地西泮，少数效果差者可重复肌内注射或静脉注射 10mg 地西泮；小儿口服水合氯醛最为安全，按每千克 50~75mg（总剂量不得超过 2g）于扫描前口服。

3. 对受检者进行屏气训练，保证扫描时腹部处于静止状态，对于不能屏气者，嘱咐患者平稳呼吸，并适当修改扫描参数，以保障图像质量。

4. 口服温水：检查前 15~20 分钟口服温水 500~1000ml，检查前即刻在检查床上再服 200~300ml（使胃及十二指肠壶腹部充盈，形成良好对比）。观察肾及肾上腺，需在检查前 20~30 分钟口服温水。检查腹膜后腔提前 1~2h 分段口服温水 800~1000ml，使肠道系统充盈。推荐检查准备：①受检者只做平扫，建议服用阳性对比剂；②做腹部器官增强或 CTA 检查，建议服用中性对比剂。

5. 在 CT 扫描过程中做好患者和陪同人员的射线防护工作。

（三）扫描技术

1. 平扫

（1）体位：仰卧位，足先进，两臂上举；身体置于检查床正中间，水平线对准人体腋中线。

（2）扫描基线：在定位像上设定，①肝脏、脾脏以膈顶为扫描基线；②胆囊和胰腺以肝门为扫描基线。

（3）扫描范围：通常设定为（或根据临床需求和病变受累范围而定）：①肝、脾：从膈顶扫描至脾下角；②胆囊及胰腺：从肝门扫描至胰腺下缘。

（4）扫描参数：采用螺旋扫描模式。管电压 100~120kV，管电流 200~300mA（或自动毫安技术），转速 0.6~0.8s。根据机型的不同探测器组合为 16×1.5mm，32×1.2mm，64×0.625mm，128×0.625mm，160×0.5mm 等，对于急诊患者可尽量选择较宽的探测器组合以缩短扫描时间。螺距≤1，对于呼吸困难不能屏气者或婴幼儿，扫描中应适当加大螺距，缩短扫描时间，减少运动伪影。常规转速采用 0.75~1.0 秒 / 转；配合欠佳者可采用 0.4~0.5 秒 / 转。

（5）重建参数：FOV 为 300~350mm（体部）；软组织窗算法：标准算法，重建层厚肝脏采用 5mm 层厚；胰腺采用 1.25~3mm 层厚；脾脏采用 5mm 层厚。重建间距肝脏采用 5mm；胰腺采用 1.25~3mm；脾脏采用 5mm。

2. 增强扫描

（1）注射参数：采用（含碘 300~370mgI/ml）非离子型碘对比剂，用量 80~100ml，采用高压注射器经静脉团注对比剂，注射流率 2.5~3.5ml/s。

（2）扫描及延迟时间：上腹部 CT 扫描一般常规须进行增强扫描，增强扫描参数与常规平扫相同，首先行 CT 平扫确定扫描范围，可根据影像诊断需要进行期相的增减。常规扫描期相和延迟时间：①肝脏、脾脏通常采用三期扫描，动脉期延迟 25~30s，门静脉期延迟 50~60s，实质期延迟 120~180s；②胰腺增强扫描通常采用双期扫描，动脉期延迟 35~40s，胰腺期延迟 65~70s；③脂肪肝、肝内钙化、肝癌 TACE 术后近期复查了解碘油沉积情况等，建议只做平扫；④延时强化或廓清较慢（如血管瘤、胆管癌等）的肝内病灶需三期或多期扫描；⑤肝硬化患者，门静脉期需延后 5~10s，如临床怀疑布加综合征患者，肝脏静脉期扫描延迟 80~100s，扫描范围需要包括下腔静脉右心房部分。

（3）注意事项：体弱或体质量指数（body mass index，BMI）<18kg/m² 的受检者，对比剂用量酌减。若病情允许，嘱病人多饮水，以利于对比剂排泄。

（四）图像后处理

1. 常规横断面重组　预置窗宽、窗位：肝胆胰脾窗宽 200~250HU，窗位 30~50HU；肾上腺窗宽 250~300HU，窗位 30~50HU。

2. 三维数据重组　采用薄层横断面数据（横断面≤1mm，采用 2/3 重叠重建）进行冠状面、矢状面多平面重组（层厚≤2mm），根据病灶与背景对比度最强的期相多平面重组像确定各脏器及病变范围及测量肿瘤的大小；对动脉期、门脉期及平衡器进行 MPR、VR 与 MIP 像后处理可同时显示病灶动脉（变异情况），病变与门静脉、肝静脉、下腔静脉（是否存在静脉侵犯、血管栓塞）关系；对门静脉期进行薄层重建可以测量虚拟切除后剩余肝脏体积或肝脏各叶、段的体积，对其进行 MPR 与 MinIP 后处理可显示胆管扩张和狭窄、胆道结石、胆管癌、胆囊癌等情况。

3. 照片排版要求　14 英寸 ×17 英寸胶片 50 幅照片以内，摄软组织窗。定位线分别摄取有、无定位线的图像各一幅。

（五）图像质量标准

软组织窗：清晰分辨肝脏、胆囊、脾脏、胰腺、肾上腺及肾脏组织与周围组织的关系，在静脉注射对比剂后可观察血管与病灶间的关系以及测量病灶强化程度等。

二、肾脏

（一）适应证

1. 确定肾脏有无良恶性肿瘤及其大小、范围，有无淋巴结转移等。

2. 肾脏炎症、脓肿及结石的大小和位置。

3. CTA 诊断肾动脉狭窄及其他肾血管病变。

4. 显示外伤后肾损伤及出血。

5. 确定肾上腺有无良恶性肿瘤以及功能性疾病（如肾上腺皮质功能减退等）。

（二）检查前准备

1. 受检者检查前少渣饮食，一周内禁服含金属的药物或行消化道钡剂造影，去除被检部位的金属饰品或可能影响 X 线穿透力的物品，增强检查需禁食 4 小时以上，告知患者注射对比剂可能出现的风险，并签署知情同意书以及建立静脉通道。注射对比剂前需告知受检者身体可能发生的不适感，并嘱咐受检者在扫描过程中保持体位不动。

2. 不合作的受检者（如婴幼儿、躁动不安或意识障碍者），在 CT 扫描前给予镇静。成人一般检查前采用肌内注射或静脉注射 10mg 地西泮，少数效果差者可重复肌内注射或静脉注射 10mg 地西泮；小儿口服水合氯醛最为安全，按每千克 50~75mg（总剂量不得超过 2g）于扫描前口服。

3. 对受检者进行屏气训练，保证扫描时腹部处于静止状态，对于不能屏气者，嘱咐患者平稳呼吸，并适当修改扫描参数，以保障图像质量。

4. 口服温水：检查前 15~20 分钟口服温水 500~1000ml，检查前即刻在检查床上再服200~300ml（使胃及十二指肠壶腹部充盈，形成良好对比）。观察肾及肾上腺，需在检查前20~30 分钟口服温水。检查腹膜后腔提前 1~2 小时分段口服温水 800~1000ml，使肠道系统充盈。推荐检查准备：①受检者只做平扫，建议服用阳性对比剂；②做腹部器官增强或 CTA检查，建议服用中性对比剂。

5. 在 CT 扫描过程中做好患者和陪同人员的射线防护工作。

（三）扫描技术

1. 平扫

（1）体位：仰卧位，足先进，两臂上举；身体置于检查床正中间，水平线对准人体腋中线。

（2）扫描基线：在定位像上设定，①肾和肾上腺以肾上极为扫描基线；②腹膜后腔以肝门为扫描基线。

（3）扫描范围：通常设定为（或根据临床需求和病变受累范围而定）：①肾脏：从肾上极扫描到肾下极；②肾上腺：从肾上腺上缘扫描到肾门；③腹膜后腔：从肝门扫描到髂前上棘。

（4）扫描参数：采用螺旋扫描模式。管电压 100~120kV，管电流 200~300mA（或自动毫安技术），转速 0.6~0.8s。根据机型的不同探测器组合为 16×1.5mm，32×1.2mm，64×0.625mm，128×0.625mm，160×0.5mm 等，对于急诊患者可尽量选择较宽的探测器组合以缩短扫描时间。螺距≤1,对于呼吸困难不能屏气者或婴幼儿,扫描中应适当加大螺距,缩短扫描时间,减少运动伪影。常规转速采用0.75~1.0秒/转;配合欠佳者可采用0.4~0.5秒/转。

(5) 重建参数:FOV为300~350mm(体部);软组织窗算法:标准算法,重建层厚5mm层厚;肾上腺采用1.25~3.0mm层厚。重建间距5mm,肾上腺采用1.25~3.0mm。

2. 增强扫描

(1) 注射参数:采用(含碘300~370mgI/ml)非离子型碘对比剂,用量80~100ml,采用高压注射器经静脉团注对比剂,注射流率2.5~3.5ml/s。

(2) 扫描及延迟时间:扫描参数与常规平扫相同,首先行CT平扫确定扫描范围。肾脏通常行皮质期、髓质期和分泌期扫描,皮质期延迟25~30s,髓质期延迟90~110s,分泌期延迟3~5分钟。肾上腺增强扫描建议采用两期法扫描,延迟时间分别为20~25s和50~70s,根据需要可在注射对比剂后5~30分钟做延迟扫描;

(3) 注意事项:体弱或体质量指数(body mass index,BMI)<18kg/m²的受检者,对比剂用量酌减。若病情允许,嘱病人多饮水,以利于对比剂排泄。

(四)图像后处理

1. 常规横断面重组 预置窗宽、窗位:肾脏窗宽200~250HU,窗位30~50HU;具有丰富脂肪衬托者,窗位为0~20HU;肾上腺窗宽250~300HU,窗位30~50HU。

2. 三维数据重组 采用薄层横断面数据(横断面≤1mm,采用2/3重叠重建)进行冠状面、矢状面多平面重组(层厚≤1.5mm)。根据多平面重组像可确定各脏器及病变范围;测量肿瘤的大小;腹腔动脉、静脉主干及所属分支,肿瘤与血管的关系等。

3. 照片排版要求 14英寸×17英寸胶片50幅照片以内,摄软组织窗。定位线分别摄取有、无定位线的图像各一幅。

(五)图像质量标准

软组织窗:清晰分辨肾上腺及肾脏组织与周围组织的关系,在静脉注射对比剂后可观察血管与病灶间的关系以及测量病灶强化程度等。

三、胃部

(一)适应证

肿瘤术前评价、术后随访,不推荐单纯为诊断胃肿瘤进行扫描。

(二)检查前准备

1. 受检者检查前少渣饮食,一周内禁服含金属的药物或行消化道钡剂造影,去除被检部位的金属饰品或可能影响X线穿透力的物品,增强检查需禁食4小时以上,告知患者注射对比剂可能出现的风险,并签署知情同意书以及建立静脉通道。注射对比剂前需告知受检者身体可能发生的不适感,并嘱咐受检者在扫描过程中保持体位不动。

2. 不合作的受检者(如婴幼儿、躁动不安或意识障碍者),在CT扫描前给予镇静。成人一般检查前采用肌内注射或静脉注射10mg地西泮,少数效果差者可重复肌内注射或静脉注射10mg地西泮;小儿口服水合氯醛最为安全,按每千克50~75mg(总剂量不得超过2g)于扫描前口服。

3. 对受检者进行屏气训练,保证扫描时腹部处于静止状态,对于不能屏气者,嘱咐患者平稳呼吸,并适当修改扫描参数,以保障图像质量。

4. 口服温水,检查前 30 分钟口服温水 500~800ml,检查前即刻在检查床上再服 200~300ml(使胃及十二指肠壶腹部充盈,形成良好对比)。

5. 在 CT 扫描过程中做好患者和陪同人员的射线防护工作。

(三)扫描技术

1. 平扫

(1)体位:仰卧位,足先进,两臂上举;身体置于检查床正中间,水平线对准人体腋中线。

(2)扫描基线:在定位像上设定,以膈顶为扫描基线。

(3)扫描范围:通常设定为(或根据临床需求和病变受累范围而定):从膈顶扫描至髂前上棘。

(4)扫描参数:采用螺旋扫描模式。管电压 100~120kV,管电流 200~300mA(或自动毫安技术),转速 0.6~0.8s。根据机型的不同探测器组合为 16×1.5mm,32×1.2mm,64×0.625mm,128×0.625mm,160×0.5mm 等,对于急诊患者可尽量选择较宽的探测器组合以缩短扫描时间。螺距≤1,对于呼吸困难不能屏气者或婴幼儿,扫描中应适当加大螺距,缩短扫描时间,减少运动伪影。常规转速采用 0.75~1.0 秒 / 转;配合欠佳者可采用 0.4~0.5 秒 / 转。

(5)重建参数:FOV 为 300~350mm(体部);软组织窗算法:标准算法,重建层厚 5mm;重建间距 5mm。

2. 增强扫描

(1)注射参数:采用(含碘 300~370mgI/ml)非离子型碘对比剂,用量 80~100ml,采用高压注射器经静脉团注对比剂,注射流率 2.5~3.5ml/s。

(2)扫描及延迟时间:扫描参数与常规平扫相同,首先行 CT 平扫确定扫描范围。推荐行动脉期与门脉期两期扫描,动脉期延迟 25~30s,门静脉期延迟 50~60s。

(3)注意事项:体弱或体质量指数(body mass index,BMI)<18kg/m^2 的受检者,对比剂用量酌减。若病情允许,嘱病人多饮水,以利于对比剂排泄。

(四)图像后处理

1. 常规横断面重组　预置窗宽、窗位:窗宽 200~250HU,窗位 30~50HU。

2. 三维数据重组　采用薄层横断面数据(横断面≤1mm,采用 2/3 重叠重建)进行冠状面、矢状面多平面重组(层厚≤2mm)。根据动脉期与门脉期多平面重组像可清晰显示胃癌的浸润深度和范围以及胃部与邻近脏器的关系,MIP 像则可清晰显示腹腔动脉、静脉主干及所属分支,肿瘤与血管的关系等。常采用平扫或增强胃充气像进行仿真内镜后处理,以观察胃黏膜表面情况。

3. 照片排版要求　14 英寸 ×17 英寸胶片 50 幅照片以内,摄软组织窗。定位线分别摄取有、无定位线的图像各一幅。

(五)图像质量标准

软组织窗:清晰分辨胃部与周围组织的关系,在静脉注射对比剂后可观察血管与病灶间的关系以及测量病灶强化程度等。

四、肠道

(一)适应证

1. 小肠　小肠炎、小肠肿瘤、吸收不良综合征。

2. 结、直肠

（1）肠梗阻、肠缺血、胃肠道出血。

（2）炎性肠病、阑尾炎、结直肠癌。

（二）检查前准备

1. 受检者检查前少渣饮食，一周内禁服含金属的药物或行消化道钡剂造影，去除被检部位的金属饰品或可能影响 X 线穿透力的物品，增强检查需禁食 4 小时以上，告知患者注射对比剂可能出现的风险，并签署知情同意书以及建立静脉通道。注射对比剂前需告知受检者身体可能发生的不适感，并嘱咐受检者在扫描过程中保持体位不动。

2. 不合作的受检者（如婴幼儿、躁动不安或意识障碍者），在 CT 扫描前给予镇静。成人一般检查前采用肌内注射或静脉注射 10mg 地西泮，少数效果差者可重复肌内注射或静脉注射 10mg 地西泮；小儿口服水合氯醛最为安全，按每千克 50~75mg（总剂量不得超过 2g）于扫描前口服。

3. 对受检者进行屏气训练，保证扫描时腹部处于静止状态，对于不能屏气者，嘱咐患者平稳呼吸，并适当修改扫描参数，以保障图像质量。

4. 小肠特殊准备　检查前 1 天服用无渣半流食，晚餐后禁食，晚餐后 30 分钟口服缓泻剂（硫酸镁或番泻叶），检查当日早禁食。检查前 5~10 分钟肌内或静脉注射山莨菪碱 20mg 后 30s 扫描（青光眼、前列腺肥大、心动过速等受检者禁用）。小肠 CT 检查方法主要有 2 种，分别为：①口服对比剂法（肠道造影法）：检查前 45~60 分钟开始分 3~4 次口服 2.5% 等渗甘露醇 1000~1500ml，检查前即刻在检查床上再补充口服 300~500ml，完全性肠梗阻患者不宜服用。②鼻 - 空肠管法（灌肠法）：一般采用 13F 顶端带球囊的 Maglinte 灌肠导管（有效防止十二指肠胃反流），灌注容量 1500~3000ml，灌注流率 80.0~150.0ml/min。灌注 2%~3% 含碘对比剂可鉴别肠袢和潜在结肠外肿块以及各种并发症（如腹腔积液、瘘管、吻合口开裂或肠穿孔）。

5. 结、直肠特殊准备　检查前 2 天服用无渣半流食，检查前 1 天晚餐后禁食。晚餐 30 分钟后口服缓泻剂或清洁胃肠道制剂复方聚乙二醇电解质散，检查当日早禁食。液体可经口服或经肛门注入；气体采用空气或二氧化碳，扫描前经肛管注入。需要做仿真内镜检查者，应以气体作为肠道对比剂。检查前 5~10 分钟肌内或静脉注射山莨菪碱 20mg 后 30s 扫描（青光眼、前列腺肥大、心动过速等受检者禁用）。充气实施过程中，受试者采取左侧卧位；充气完毕依次转体（俯卧位、右侧卧位、仰卧位）并在各体位停留 10~15s 后再行扫描检查。推荐行肝动脉期和门静脉期双期扫描。对比剂碘浓度为 2%~3%。

6. 在 CT 扫描过程中做好患者和陪同人员的射线防护工作。

（三）扫描技术

1. 平扫

（1）体位：仰卧位，足先进，两臂上举；身体置于检查床正中间，水平线对准人体腋中线。

（2）扫描基线：在定位像上设定，以肝门为扫描基线。

（3）扫描范围：通常设定为（或根据临床需求和病变受累范围而定）：从膈顶扫描至耻骨联合水平。

（4）扫描参数：采用螺旋扫描模式。管电压 100~120kV，管电流 200~300mA（或自动毫安技术），转速 0.6~0.8s。根据机型的不同探测器组合为 16×1.5mm，32×1.2mm，64×0.625mm，

128×0.625mm,160×0.5mm 等,对于急诊患者可尽量选择较宽的探测器组合以缩短扫描时间。螺距≤1,对于呼吸困难不能屏气者或婴幼儿,扫描中应适当加大螺距,缩短扫描时间,减少运动伪影。常规转速采用0.75~1.0秒/转;配合欠佳者可采用0.4~0.5秒/转。

(5)重建参数:FOV为300~350mm(体部);软组织窗算法:标准算法,重建层厚5mm;重建间距5mm。

2. 增强扫描

(1)注射参数:采用(含碘300~370mgI/ml)非离子型碘对比剂,用量80~100ml,采用高压注射器经静脉团注对比剂,注射流率2.5~3.5ml/s。

(2)扫描及延迟时间:扫描参数与常规平扫相同,首先行CT平扫确定扫描范围。①小肠扫描期相和延迟时间:推荐行肝动脉期和门静脉期双期扫描,动脉期延迟时间为25~35s,门脉期延迟时间为60~70s。②结肠、直肠扫描时相及注意事项:检查前5~10分钟肌内或静脉注射山莨菪碱20mg后30s扫描(青光眼、前列腺肥大、心动过速等受检者禁用)。充气实施过程中,受试者采取左侧卧位;充气完毕依次转体(俯卧位、右侧卧位、仰卧位)并在各体位停留10~15s后再行扫描检查。推荐行肝动脉期和门静脉期双期扫描,动脉期延迟时间为25~35s,门脉期延迟时间为60~70s。

(3)注意事项:体弱或体质量指数(body mass index,BMI)<18kg/m^{2}的受检者,对比剂用量酌减。若病情允许,嘱病人多饮水,以利于对比剂排泄。

(四)图像后处理

1. 常规横断面重组 预置窗宽、窗位:窗宽200~250HU,窗位30~50HU。

2. 三维数据重组 采用薄层横断面数据(横断面≤1mm,采用2/3重叠重建)进行冠状面、矢状面多平面重组(层厚≤1.5mm).根据多平面重组像可确定肠道病变范围;测量肠道肿瘤的大小;肠系膜上动脉、肠系膜下静脉及主要分支;小肠周动脉、小肠周静脉等与肿瘤的关系等。

3. 照片排版要求 14英寸×17英寸胶片50幅照片以内,摄软组织窗。定位线分别摄取有、无定位线的图像各一幅。

(五)图像质量标准

软组织窗:清晰分辨分辨肾盂输尿管、小肠、结直肠及大网膜组织与周围组织的关系。在静脉注射对比剂后可观察血管与病灶间的关系以及测量病灶强化程度等。

第四节 盆 腔

一、膀胱

(一)适应证

1. 男、女盆腔结构差别较大:①男性检查可观察膀胱、直乙状结肠、部分小肠(第5、6组)、前列腺和睾丸有无良、恶性肿瘤以及前列腺增生等;②女性可观察膀胱、直乙状结肠、部分小肠(第5、6组)、子宫和卵巢有无良、恶性病变及其他病变。

2. 在外伤情况下,可观察有无骨折,泌尿生殖器官的损伤和出血等。

（二）检查前准备

1. 受检者检查前少渣饮食，一周内禁服含金属的药物或行消化道钡剂造影，去除被检部位的金属饰品或可能影响 X 线穿透力的物品，增强检查需禁食 4 小时以上，告知患者注射对比剂可能出现的风险，并签署知情同意书以及建立静脉通道。注射对比剂前需告知受检者身体可能发生的不适感，并嘱咐受检者在扫描过程中保持体位不动。

2. 不合作的受检者（如婴幼儿、躁动不安或意识障碍者），在 CT 扫描前给予镇静。成人一般检查前采用肌内注射或静脉注射 10mg 地西泮，少数效果差者可重复肌内注射或静脉注射 10mg 地西泮；小儿口服水合氯醛最为安全，按每千克 50~75mg（总剂量不得超过 2g）于扫描前口服。

3. 对受检者进行屏气训练，保证扫描时腹部处于静止状态，对于不能屏气者，嘱咐患者平稳呼吸，并适当修改扫描参数，以保障图像质量。

4. 特殊准备：查前 2 小时口服 1%~2% 碘对比剂 800~1000ml 以充盈小肠和结肠，形成良好对比，待膀胱充盈时行 CT 扫描。口服对比剂需达到盆腔内小肠全面充盈对比剂，无对比剂未充盈肠管；膀胱充盈需达到膀胱内有较多尿液，膀胱形态呈类似方形，膀胱壁黏膜皱襞充分展开。怀疑肠道疾病时，需进行清洁灌肠，使直肠、结肠无较大粪块存留，无气体积聚。

5. 在 CT 扫描过程中做好患者和陪同人员的射线防护工作。

（三）扫描技术

1. 平扫

（1）体位：仰卧位，足先进，两臂上举；身体置于检查床正中间，水平线对准人体腋中线。

（2）扫描基线：以髂前上棘为扫描基线。

（3）扫描范围：通常设定为（或根据临床需求和病变受累范围而定）：从髂嵴扫描至耻骨联合下缘。

（4）扫描参数：采用螺旋扫描模式。管电压 100~120kV，管电流 200~300mA（或自动毫安技术），转速 0.6~0.8s。根据机型的不同探测器组合为 16×1.5mm，32×1.2mm，64×0.625mm，128×0.625mm，160×0.5mm 等，对于急诊患者可尽量选择较宽的探测器组合以缩短扫描时间。螺距 0.984~1.375，对于呼吸困难不能屏气者或婴幼儿，扫描中应适当加大螺距，缩短扫描时间，减少运动伪影。常规转速采用 0.75~1.0 秒/转；配合欠佳者可采用 0.4~0.5 秒/转。

（5）重建参数：FOV 为 300~350mm（体部）；软组织窗算法：标准算法，重建层厚 3mm；重建间距 3mm。

2. 增强扫描

（1）注射参数：采用（含碘 300~370mgI/ml）非离子型碘对比剂，用量 80~100ml，采用高压注射器经静脉团注对比剂，注射流率 3.0~4.0ml/s。

（2）扫描及延迟时间：上腹部 CT 扫描一般常规须进行增强扫描，增强扫描参数与常规平扫相同，首先行 CT 平扫确定扫描范围，常规扫描期相和延迟时间：动脉期扫描延迟 30~35s，静脉期延迟 60~75s。

（3）注意事项：体弱或体质量指数（body mass index，BMI）<18kg/m² 的受检者，对比剂用量酌减。若病情允许，嘱病人多饮水，以利于对比剂排泄。

（四）图像后处理

1. 常规横断面重组　预置窗宽、窗位：窗宽 200~300HU，窗位 30~50HU。

2. 三维数据重组　采用薄层横断面数据（横断面≤1mm，采用 2/3 重叠重建）进行冠状面、矢状面多平面重组（层厚≤2mm）。①MPR：子宫、前列腺、直肠等部位的占位病变可行矢状面 MRP 重组，膀胱、女性附件等部位的占位性病变可选择增加冠状面 MPR 重组；②血管三维后处理：对于需要观察供血动脉的占位性病变或观察占位性病变同血管的关系时，可以进行血管的三维后处理或血管 MIP 重组。

3. 照片排版要求　14 英寸 ×17 英寸胶片 50 幅照片以内，摄软组织窗。定位线分别摄取有、无定位线的图像各一幅。

（五）图像质量标准

软组织窗：清晰分辨小肠、直乙状结肠、膀胱、子宫和卵巢等组织与周围组织的关系，在静脉注射对比剂后可观察血管与病灶间的关系以及测量病灶强化程度等。

二、前列腺

（一）适应证

1. 前列腺和睾丸有无良、恶性肿瘤以及前列腺增生等。

2. 在外伤情况下，可观察有无骨折，泌尿生殖器官的损伤和出血等。

（二）检查前准备

1. 受检者检查前少渣饮食，一周内禁服含金属的药物或行消化道钡剂造影，去除被检部位的金属饰品或可能影响 X 线穿透力的物品，增强检查需禁食 4 小时以上，告知患者注射对比剂可能出现的风险，并签署知情同意书以及建立静脉通道。注射对比剂前需告知受检者身体可能发生的不适感，并嘱咐受检者在扫描过程中保持体位不动。

2. 不合作的受检者（如婴幼儿、躁动不安或意识障碍者），在 CT 扫描前给予镇静。成人一般检查前采用肌内注射或静脉注射 10mg 地西泮，少数效果差者可重复肌内注射或静脉注射 10mg 地西泮；小儿口服水合氯醛最为安全，按每千克 50~75mg（总剂量不得超过 2g）于扫描前口服。

3. 对受检者进行屏气训练。

4. 特殊准备：查前 2 小时口服 1%~2% 碘对比剂 800~1000ml 以充盈小肠和结肠，形成良好对比，待膀胱充盈时行 CT 扫描。

5. 在 CT 扫描过程中做好患者和陪同人员的射线防护工作。

（三）扫描技术

1. 平扫

（1）体位：仰卧位，足先进，两臂上举；身体置于检查床正中间，水平线对准人体腋中线。

（2）扫描基线：以髂前上棘为扫描基线。

（3）扫描范围：通常设定为（或根据临床需求和病变受累范围而定）：从髂嵴扫描至耻骨联合下缘。

（4）扫描参数：采用螺旋扫描模式。管电压 100~120kV，管电流 200~300mA（或自动毫安技术），转速 0.6~0.8s。根据机型的不同探测器组合为 16×1.5mm，32×1.2mm，64×0.625mm，128×0.625mm，160×0.5mm 等，对于急诊患者可尽量选择较宽的探测器组合以缩短扫描时间。螺距 0.984~1.375。常规转速采用 0.75~1.0 秒/转；配合欠佳者可采用 0.4~0.5 秒/转。

（5）重建参数：FOV 为 300~350mm（体部）；软组织窗算法：标准算法，重建层厚 3mm；重建间距 3mm。

2. 增强扫描

（1）注射参数：采用（含碘 300~370mgI/ml）非离子型碘对比剂，用量 80~100ml，采用高压注射器经静脉团注对比剂，注射流率 3.0~4.0ml/s。

（2）扫描及延迟时间：上腹部 CT 扫描一般常规须进行增强扫描，增强扫描参数与常规平扫相同，首先行 CT 平扫确定扫描范围，常规扫描期相和延迟时间：动脉期扫描延迟 30~35s，静脉期延迟 60~75s。

（3）注意事项：体弱或体质量指数（body mass index，BMI）<18kg/m² 的受检者，对比剂用量酌减。若病情允许，嘱病人多饮水，以利于对比剂排泄。

（四）图像后处理

1. 常规横断面重组　预置窗宽、窗位：窗宽 250~400HU，窗位 25~40HU。

2. 三维数据重组　采用薄层横断面数据（横断面≤1mm，采用 2/3 重叠重建）进行冠状面、矢状面多平面重组（层厚≤2mm）。① MPR：对占位病变可行冠状面 MRP 重组；②血管三维后处理：对于需要观察供血动脉的占位性病变或观察占位性病变同血管的关系时，可以进行血管的三维后处理或血管 MIP 重组。

3. 照片排版要求　14 英寸 ×17 英寸胶片 50 幅照片以内，摄软组织窗。定位线分别摄取有、无定位线的图像各一幅。

（五）图像质量标准

软组织窗：清晰分辨前列腺、精囊、小肠、直乙状结肠、膀胱、子宫和卵巢等组织与周围组织的关系，在静脉注射对比剂后可观察血管与病灶间的关系以及测量病灶强化程度等。

三、女性盆腔

（一）适应证

1. 男、女盆腔结构差别较大：①男性检查可观察膀胱、直乙状结肠、部分小肠（第 5、6 组）、前列腺和睾丸有无良、恶性肿瘤以及前列腺增生等；②女性可观察膀胱、直乙状结肠、部分小肠（第 5、6 组）、子宫和卵巢有无良、恶性病变及其他病变。

2. 在外伤情况下，可观察有无骨折，泌尿生殖器官的损伤和出血等。

（二）检查前准备

1. 受检者检查前少渣饮食，一周内禁服含金属的药物或行消化道钡剂造影，去除被检部位的金属饰品或可能影响 X 线穿透力的物品，增强检查需禁食 4 小时以上，告知患者注射对比剂可能出现的风险，并签署知情同意书以及建立静脉通道。注射对比剂前需告知受检者身体可能发生的不适感，并嘱咐受检者在扫描过程中保持体位不动。

2. 不合作的受检者（如婴幼儿、躁动不安或意识障碍者），在 CT 扫描前给予镇静。成人一般检查前采用肌内注射或静脉注射 10mg 地西泮，少数效果差者可重复肌内注射或静脉注射 10mg 地西泮；小儿口服水合氯醛最为安全，按每千克 50~75mg（总剂量不得超过 2g）于扫描前口服。

3. 对受检者进行屏气训练，保证扫描时腹部处于静止状态，对于不能屏气者，嘱咐患者平稳呼吸,并适当修改扫描参数,以保障图像质量。

4. 特殊准备　查前 2 小时口服 1%~2% 碘对比剂 800~1000ml 以充盈小肠和结肠,形成良好对比,待膀胱充盈时行 CT 扫描。口服对比剂需达到盆腔内小肠全面充盈对比剂,无对比剂未充盈肠管;膀胱充盈需达到膀胱内有较多尿液,膀胱形态呈类似方形,膀胱壁黏膜皱襞充分展开。怀疑肠道疾病时,需进行清洁灌肠,使直肠、结肠无较大粪块存留,无气体积聚。

5. 在 CT 扫描过程中做好患者和陪同人员的射线防护工作。

(三)扫描技术

1. 平扫

(1)体位:仰卧位,足先进,两臂上举;身体置于检查床正中间,水平线对准人体腋中线。

(2)扫描基线:以髂前上棘为扫描基线。

(3)扫描范围:通常设定为(或根据临床需求和病变受累范围而定):从髂嵴扫描至耻骨联合下缘。

(4)扫描参数:采用螺旋扫描模式。管电压 100~120kV,管电流 200~300mA(或自动毫安技术),转速 0.6~0.8s。根据机型的不同探测器组合为 16×1.5mm,32×1.2mm,64×0.625mm,128×0.625mm,160×0.5mm 等,对于急诊患者可尽量选择较宽的探测器组合以缩短扫描时间。螺距 0.984~1.375,对于呼吸困难不能屏气者,扫描中应适当加大螺距,缩短扫描时间,减少运动伪影。常规转速采用 0.75~1.0 秒 / 转;配合欠佳者可采用 0.4~0.5 秒 / 转。

(5)重建参数:FOV 为 300~350mm(体部);软组织窗算法:标准算法,重建层厚 5mm;重建间距 5mm。

2. 增强扫描

(1)注射参数:采用(含碘 300~370mgI/ml)非离子型碘对比剂,用量 80~100ml,采用高压注射器经静脉团注对比剂,注射流率 3.0~4.0ml/s。

(2)扫描及延迟时间:上腹部 CT 扫描一般常规须进行增强扫描,增强扫描参数与常规平扫相同,首先行 CT 平扫确定扫描范围,常规扫描期相和延迟时间:动脉期扫描延迟 30~35s,静脉期延迟 60~75s。

(3)注意事项:体弱或体质量指数(body mass index,BMI)<18kg/m^2 的受检者,对比剂用量酌减。若病情允许,嘱病人多饮水,以利于对比剂排泄。

(四)图像后处理

1. 常规横断面重组　预置窗宽、窗位:窗宽 200~300HU,窗位 30~50HU。

2. 三维数据重组　采用薄层横断面数据(横断面≤1mm,采用 2/3 重叠重建)进行冠状面、矢状面多平面重组(层厚≤2mm)。①MPR:子宫、前列腺、直肠等部位的占位病变可行矢状面 MRP 重组,膀胱、女性附件等部位的占位性病变可选择增加冠状面 MPR 重组;②血管三维后处理:对于需要观察供血动脉的占位性病变或观察占位性病变同血管的关系时,可以进行血管的三维后处理或血管 MIP 重组。

3. 照片排版要求　14 英寸 ×17 英寸胶片 50 幅照片以内,摄软组织窗。定位线分别摄取有、无定位线的图像各一幅。

(五)图像质量标准

软组织窗:清晰分辨小肠、直乙状结肠、膀胱、子宫和卵巢等组织与周围组织的关系,在静脉注射对比剂后可观察血管与病灶间的关系以及测量病灶强化程度等。

四、泌尿系统

（一）适应证

1. 怀疑泌尿系统结石。

2. 不明原因血尿、腰痛。

3. 尿路感染。

4. 创伤。

5. 先天性疾病。

6. 手术方案的制定。

（二）检查前准备

1. 受检者检查前少渣饮食，一周内禁服含金属的药物或行消化道钡剂造影，去除被检部位的金属饰品或可能影响 X 线穿透力的物品，增强检查需禁食 4 小时以上，告知患者注射对比剂可能出现的风险，并签署知情同意书以及建立静脉通道。注射对比剂前需告知受检者身体可能发生的不适感，并嘱咐受检者在扫描过程中保持体位不动。

2. 不合作的受检者（如婴幼儿、躁动不安或意识障碍者），在 CT 扫描前给予镇静。成人一般检查前采用肌内注射或静脉注射 10mg 地西泮，少数效果差者可重复肌内注射或静脉注射 10mg 地西泮。

3. 对受检者进行屏气训练，保证扫描时腹部处于静止状态，对于不能屏气者，嘱咐患者平稳呼吸，并适当修改扫描参数，以保障图像质量。

4. 特殊准备：不注射含碘对比剂 CTU 检查患者，检查前需憋足尿液；注射含碘对比剂 CTU 检查患者需憋尿（患者有尿意即可），不能憋尿患者，应考虑采用利尿剂法（检查前需口服清水至少 500ml），此方法需临床医生授权。

5. 在 CT 扫描过程中做好患者和陪同人员的射线防护工作。

（三）扫描技术

1. 平扫

（1）体位：仰卧位，足先进，两臂上举；身体置于检查床正中间，水平线对准人体腋中线。

（2）扫描基线：以肾上极为扫描基线。

（3）扫描范围：通常设定为（或根据临床需求和病变受累范围而定）：从肾上极扫描至耻骨联合下缘。

（4）扫描参数：采用螺旋扫描模式。管电压 120kV，管电流 150~200mA（或自动毫安技术），转速 0.5~0.8s。根据机型的不同探测器组合为 $16 \times 1.5, 32 \times 1.2, 64 \times 0.625,$ $128 \times 0.625, 160 \times 0.5$ 等，对于急诊患者可尽量选择较宽的探测器组合以缩短扫描时间。螺距 0.984~1.375，对于呼吸困难不能屏气者，扫描中应适当加大螺距，缩短扫描时间，减少运动伪影。常规转速采用 0.75~1.0 秒 / 转；配合欠佳者可采用 0.4~0.5 秒 / 转。

（5）重建参数：FOV 为 300~350mm（体部）；软组织窗算法：标准算法，重建层厚 5mm；重建间距 5mm。

2. 增强扫描

（1）注射参数：采用（含碘 300~370mgI/ml）非离子型碘对比剂，用量 90~100ml，采用高压注射器经静脉团注对比剂,注射流率 3.0~4.0ml/s。

（2）扫描及延迟时间:泌尿系 CT 扫描一般常规采用单次团注含碘对比剂法,增强扫描参数与常规平扫相同,首先行 CT 平扫确定扫描范围,常规扫描期相和延迟时间:动脉期扫描采用实时监测法,在达到阈值后 8~10s 后开始扫描;皮髓质交界期在达到阈值 90~110s 后扫描;排泄期延迟时间根据实质期的尿路及尿路梗阻情况估算延迟时间。一般的,肾盂及尿路正常或轻度积水,延迟时间 7.5~15 分钟;肾盂及尿路中度积水,延迟时间 30~40 分钟;肾盂及尿路重度积水,延迟 1h 以上。

（3）注意事项:体弱或体质量指数 <18kg/m^2 的受检者,对比剂用量酌减。延迟扫描需膀胱显影充分,以更多更好的显示尿路情况。若病情允许,嘱病人多饮水,以利于对比剂排泄。

（四）图像后处理

1. 常规横断面重组　预置窗宽、窗位:窗宽 200~300HU,窗位 30~50HU。

2. 三维数据重组　采用薄层横断面数据（横断面≤1mm,采用 2/3 重叠重建）进行冠状面、矢状面多平面重组(层厚≤2mm)。① VR:可显示输尿管走行及病变情况,明确输尿管与周围脏器的解剖关系;② MIP:测量结果真实,可准确测量输尿管扩张程度;③ CPR:可多角度、多平面清楚显示血管的细微结构,主要用于观察解剖结构比较复杂,关系比较密切的区域。

3. 照片排版要求　14 英寸 ×17 英寸胶片 50 幅照片以内,摄软组织窗。定位线分别摄取有、无定位线的图像各一幅。

（五）图像质量标准

软组织窗:清晰分辨肾脏、输尿管和膀胱等组织与周围组织的关系,在静脉注射对比剂后可观察血管与病灶间的关系以及观察输尿管与病灶间的关系,并测量病灶强化程度等。

第五节　脊　　柱

一、颈椎

（一）适应证

1. 颈椎椎骨外伤,特别是观察附件骨折、脱位、碎骨片的位置和椎管及脊髓的关系。

2. 各种原因引起的颈椎椎管狭窄。

3. 颈椎椎间盘病变及退变性疾病。

4. 颈椎椎管内占位性病变。

5. 颈椎椎骨骨病,如结核、良恶性肿瘤。

6. 颈椎先天发育异常。

7. 肿瘤和感染等。

（二）检查前准备

1. 受检者检查前,去除被检部位的金属饰品或可能影响 X 线穿透力的物品,增强检查需禁食 4 小时以上,告知患者注射对比剂可能出现的风险,并签署知情同意书以及建立静脉通道。注射对比剂前需告知受检者身体可能发生的不适感,并嘱咐受检者在扫描过程中保持体位不动。

2. 不合作的受检者(如躁动不安或意识障碍者),在 CT 扫描前给予镇静。成人一般检查前采用肌内注射或静脉注射 10mg 地西泮,少数效果差者可重复肌内注射或静脉注射 10mg 地西泮。

3. 在 CT 扫描过程中做好患者和陪同人员的射线防护工作。

(三)扫描技术

1. 平扫

(1)体位:取仰卧位,身体置于检查床中间。头部略垫高,使椎体尽可能与床面平行,双臂置于身体两侧,双肩尽量向下。

(2)扫描基线:若以观察椎体和椎旁组织为主,则扫描基线应平行椎体;若以观察椎间盘为主,则扫描基线应平行相应的椎间盘。

(3)扫描范围:扫描范围包括全部颈椎,颈椎椎间盘扫描则需包括所有颈椎椎间盘。

(4)扫描参数:采用非螺旋逐层扫描模式。管电压 120~140kV,有效管电流 200~250mAs,根据机型选择不同探测器组合($16 \times 1.5mm$、$32 \times 1.2mm$、$64 \times 0.625mm$、$128 \times 0.6mm$、$160 \times 0.5mm$ 等),转速为 0.5~0.8 秒 / 转;螺距≤1。

(5)重建参数:FOV 为 80~180mm;软组织窗算法:软组织算法;重建层厚 3mm(椎间盘)/5mm(椎体),重建间距 3mm(椎间盘)/5mm(椎体);骨窗算法:骨算法或锐利算法,重建层厚 3mm(椎间盘)/5mm(椎体),重建间距 3mm(椎间盘)/5mm(椎体)。

2. 对比增强扫描　脊柱常规不进行增强扫描。

(四)图像后处理

1. 常规横断面重组　预置窗宽、窗位:软组织窗窗宽 200~350HU,窗位 35~45HU;骨窗窗宽 1500~1800HU,窗位 400~600HU。

2. 三维数据重组　用薄层横断面数据(横断面≤1mm,采用 2/3 重叠重建)进行多平面重组,运用 VR 图像三维重组:可显示腰椎三维立体骨结构图像;采用多平面重组,可获得矢状面图像,重建层厚和层间距均为 2~3mm。

3. 照片排版要求　14 英寸 ×17 英寸胶片 50 幅照片以内,摄软组织窗与骨窗,按解剖结构拍摄,定位线分别摄取有、无定位线的图像各一幅。根据需要对重点观察层面进行放大摄片,酌情选择各剖面像或三维影像。

(五)图像质量标准

1. 软组织窗　能够清晰显示肌肉、血管、椎间盘和脂肪等组织。

2. 骨窗　能够显示椎体骨质。

二、胸椎

(一)适应证

1. 各种原因引起的胸椎椎管狭窄。

2. 胸椎椎间盘病变及退变性疾病。

3. 胸椎椎管内占位性病变。

4. 胸椎椎骨外伤,特别是观察附件骨折,脱位、碎骨片的位置和椎管及脊髓的关系。

5. 胸椎椎骨骨病,如结合、良恶性肿瘤。

6. 胸椎先天性发育异常。

7. 肿瘤和感染等。

（二）检查前准备

1. 受检者检查前,去除被检部位的金属饰品或可能影响X线穿透力的物品,增强检查需禁食4小时以上,告知患者注射对比剂可能出现的风险,并签署知情同意书以及建立静脉通道。注射对比剂前需告知受检者身体可能发生的不适感,并嘱咐受检者在扫描过程中保持体位不动。

2. 不合作的受检者(如躁动不安或意识障碍者),在CT扫描前给予镇静。成人一般检查前采用肌内注射或静脉注射10mg地西泮,少数效果差者可重复肌内注射或静脉注射10mg地西泮。

3. 在CT扫描过程中做好患者和陪同人员的射线防护工作。

（三）扫描技术

1. 平扫

（1）体位:取仰卧位,双手抱头;身体置于检查床中间。头部略垫高,使椎体尽可能与床面平行,双臂置于身体两侧,双肩尽量向下;胸椎定位线要显示出骶骨,便于计数椎体。

（2）扫描基线:常规胸椎不做椎间盘扫描,根据病情需要,可进行椎间盘的重建。若以观察椎间盘为主,则扫描基线应平行相应的椎间盘。若以观察椎体和椎旁组织为主,则扫描基线应平行椎体。

（3）扫描范围:扫描范围包括全部胸椎椎体及椎间盘。

（4）扫描参数:采用非螺旋逐层扫描模式。管电压120~140kV,有效管电流200~250mAs,根据机型选择不同探测器组合(16×1.5mm、32×1.2mm,64×0.625mm、128×0.6mm、160×0.5mm 等),转速为0.5~0.8秒/转;螺距≤1。

（5）重建参数:FOV为80~180mm;软组织窗算法:软组织算法;重建层厚5mm(椎体),重建间距5mm(椎体);骨窗算法:骨算法或锐利算法,重建层厚5mm(椎体),重建间距5mm(椎体)。

2. 对比增强扫描 脊柱常规不进行增强扫描。

（四）图像后处理

1. 常规横断面重组 预置窗宽、窗位:软组织窗窗宽200~350HU,窗位35~45HU;骨窗窗宽1500~1800HU,窗位400~600HU。

2. 三维数据重组 用薄层横断面数据(横断面≤1mm,采用2/3重叠重建)进行多平面重组,运用VR图像三维重组:可显示腰椎三维立体骨结构图像;采用多平面重组,可获得矢状面图像,重建层厚和层间距均为2~3mm。

3. 照片排版要求 14英寸×17英寸胶片50幅照片以内,摄软组织窗与骨窗,按解剖结构拍摄,定位线分别摄取有、无定位线的图像各一幅。根据需要对重点观察层面进行放大摄片,酌情选择各剖面像或三维影像。

（五）图像质量标准

1. 软组织窗 能够清晰显示肌肉、血管、椎间盘和脂肪等组织。

2. 骨窗 能够显示椎体骨质。

三、腰椎

（一）适应证

1. 各种原因引起的腰椎椎管狭窄。

2. 腰椎椎间盘病变及退变性疾病。

3. 腰椎椎管内占位性病变。

4. 腰椎椎骨外伤，特别是观察附件骨折、脱位、碎骨片的位置和椎管及脊髓的关系。

5. 腰椎椎骨骨病，如结合、良恶性肿瘤。

6. 腰椎先天性发育异常。

7. 肿瘤和感染等。

（二）检查前准备

1. 受检者检查前，去除被检部位的金属饰品或可能影响 X 线穿透力的物品，增强检查需禁食 4 小时以上，告知患者注射对比剂可能出现的风险，并签署知情同意书以及建立静脉通道。注射对比剂前需告知受检者身体可能发生的不适感，并嘱咐受检者在扫描过程中保持体位不动。

2. 不合作的受检者（如躁动不安或意识障碍者），在 CT 扫描前给予镇静。成人一般检查前采用肌内注射或静脉注射 10mg 地西泮，少数效果差者可重复肌内注射或静脉注射 10mg 地西泮。

3. 在 CT 扫描过程中做好患者和陪同人员的射线防护工作。

（三）扫描技术

1. 平扫

（1）体位：取仰卧位，身体置于检查床中间。头部略垫高，使椎体尽可能与床面平行，双臂置于身体两侧，双肩尽量向下；用专用的腿垫将受检者的双腿抬高，使腰椎的生理弧度尽可能与床面平行。定位线要显示出骶骨，便于计数椎体。若以观察椎体和椎旁组织为主。

（2）扫描基线：扫描基线应平行椎体；若以观察椎间盘为主，则扫描基线应平行相应的椎间盘。扫描范围包括腰椎所有椎体，腰椎间盘常规包括 $L_{2\sim3}$、$L_{3\sim4}$、$L_{4\sim5}$、$L_5\sim S_1$ 共 4 个椎间盘。

（3）扫描范围：扫描范围包括全部胸椎椎体及椎间盘。

（4）扫描参数：采用非螺旋逐层扫描模式。管电压 120~140kV，有效管电流 250~300mAs，根据机型选择不同探测器组合（16×1.5mm、32×1.2mm，64×0.625mm、128×0.6mm、160×0.5mm 等），转速为 0.5~0.8 秒 / 转；螺距≤1。

（5）重建参数：FOV 为 80~180mm；软组织窗算法：软组织算法；重建层厚 3mm（椎间盘）/5mm（椎体），重建间距 3mm（椎间盘）/5mm（椎体）；骨窗算法：骨算法或锐利算法，重建层厚 3mm（椎间盘）/5mm（椎体），重建间距 3mm（椎间盘）/5mm（椎体）。

2. 对比增强扫描　脊柱常规不进行增强扫描。

（四）图像后处理

1. 常规横断面重组：预置窗宽、窗位：软组织窗窗宽 200~350HU，窗位 35~45HU；骨窗窗宽 1500~1800HU，窗位 400~600HU。

2. 三维数据重组：用薄层横断面数据（横断面≤1mm,采用2/3重叠重建）进行多平面重组,运用VR图像三维重组:可显示腰椎三维立体骨结构图像;采用多平面重组,可获得矢状面图像,重建层厚和层间距均为2~3mm。

3. 照片排版要求　14英寸×17英寸胶片50幅照片以内,摄软组织窗与骨窗,按解剖结构拍摄,定位线分别摄取有、无定位线的图像各一幅。根据需要对重点观察层面进行放大摄片,酌情选择各剖面像或三维影像。

（五）图像质量标准

1. 软组织窗　能够清晰显示肌肉、血管、椎间盘和脂肪等组织。

2. 骨窗　能够显示椎体骨质。

四、骶尾椎

（一）适应证

1. 各种原因引起的腰椎椎管狭窄。

2. 腰椎椎间盘病变及退变性疾病。

3. 腰椎椎管内占位性病变。

4. 腰椎椎骨外伤,特别是观察附件骨折,脱位、碎骨片的位置和椎管及脊髓的关系。

5. 腰椎椎骨骨病,如结合、良恶性肿瘤。

6. 腰椎先天性发育异常。

7. 肿瘤和感染等。

（二）检查前准备

1. 受检者检查前,去除被检部位的金属饰品或可能影响X线穿透力的物品,增强检查需禁食4小时以上,告知患者注射对比剂可能出现的风险,并签署知情同意书以及建立静脉通道。注射对比剂前需告知受检者身体可能发生的不适感,并嘱咐受检者在扫描过程中保持体位不动。

2. 不合作的受检者（如躁动不安或意识障碍者）,在CT扫描前给予镇静。成人一般检查前采用肌内注射或静脉注射10mg地西泮,少数效果差者可重复肌内注射或静脉注射10mg地西泮。

3. 在CT扫描过程中做好患者和陪同人员的射线防护工作。

（三）扫描技术

1. 平扫

（1）体位:取仰卧位,身体置于检查床中间。头部略垫高,使椎体尽可能与床面平行,双臂置于身体两侧,双肩尽量向下;颈椎椎体扫描时应包括全部颈椎,

（2）扫描基线:扫描基线平行于椎体。

（3）扫描范围:扫描范围包括所有骶尾椎及周围组织。

（4）扫描参数:采用非螺旋逐层扫描模式。管电压120~140kV,有效管电流200~250mAs,根据机型选择不同探测器组合（16×1.5mm、32×1.2mm、64×0.625mm、128×0.6mm、160×0.5mm等）,转速为0.5~0.8秒/转;螺距≤1。

（5）重建参数:FOV为80~180mm;软组织窗算法:软组织算法;重建层厚3mm（椎间盘）/

5mm（椎体），重建间距3mm（椎间盘）/5mm（椎体）；骨窗算法：骨算法或锐利算法，重建层厚3mm（椎间盘）/5mm（椎体），重建间距3mm（椎间盘）/5mm（椎体）。

2. 对比增强扫描 脊柱常规不进行增强扫描。

（四）图像后处理

1. 常规横断面重组 预置窗宽、窗位：软组织窗窗宽200~350HU，窗位35~45HU；骨窗窗宽1500~1800HU，窗位400~600HU。

2. 三维数据重组 用薄层横断面数据（横断面≤1mm，采用2/3重叠重建）进行多平面重组，运用VR图像三维重组：可显示三维立体骨结构图像；采用多平面重组，可获得矢状面图像，重建层厚和层间距均为2~3mm。

3. 照片排版要求 14×17英寸胶片50幅照片以内，摄软组织窗与骨窗，按解剖结构拍摄，定位线分别摄取有、无定位线的图像各一幅。根据需要对重点观察层面进行放大摄片，酌情选择各剖面像或三维影像。

（五）图像质量标准

1. 软组织窗 能够清晰显示肌肉、血管、椎间盘和脂肪等组织。

2. 骨窗 能够显示椎体骨质。

第六节 四肢骨关节

一、肩关节

（一）适应证

1. 骨折 显示骨折碎片、移位、出血、血肿、异物以及相邻组织等。

2. 骨肿瘤 显示肿瘤部位、形态、大小、范围及血供等，有助于对肿瘤进行定性诊断。

3. 其他骨病 如骨髓炎、骨结核、骨缺血性坏死等，可显示骨皮质和骨髓质形态与密度改变，同时可观察病变与周围组织的关系。

4. 软组织疾病 可利用CT密度分辨率高的优势来确定软组织病变的部位、大小、形态以及与周围组织结构的关系。

5. 术后疗效评估。

（二）检查前准备

1. 受检者检查前，去除被检部位的金属饰品或可能影响X线穿透力的物品，增强检查需禁食4小时以上，告知患者注射对比剂可能出现的风险，并签署知情同意书以及建立静脉通道。注射对比剂前需告知受检者身体可能发生的不适感，并嘱咐受检者在扫描过程中保持体位不动。

2. 不合作的受检者（如婴幼儿、躁动不安或意识障碍者），在CT扫描前给予镇静。成人一般检查前采用肌内注射或静脉注射10mg地西泮，少数效果差者可重复肌内注射或静脉注射10mg地西泮；小儿口服水合氯醛最为安全，按每千克50~75mg（总剂量不得超过2g）于扫描前口服。

3. 在CT扫描过程中做好患者和陪同人员的射线防护工作。

（三）扫描技术

1. 平扫

（1）体位：仰卧位，头先进；患侧肩关节尽量放在扫描架中心，患侧上臂自然平伸置于身体一侧，手心向上，对侧上臂上举抱头。

（2）扫描基线：常规扫描基线垂直于肱骨长轴。

（3）扫描范围：扫描范围从肩峰顶部扫描至肘关节上端，包全肩胛骨及邻近的肱骨。

（4）扫描参数：采用螺旋扫描模式。管电压 120kV，对体厚较大患者用高电压以避免噪声，有效管电流 100~150mAs（视 CT 机型号而定，在不影响图像质量的情况下，尽量低剂量扫描原则）。根据机型选择不同探测器组合（16×1.5mm、32×1.2mm，64×0.625mm、128×1.25mm、160×0.5mm 等），螺距≤1。常规转速采用 0.75~1.0 秒/转；配合欠佳者可采用 0.4~0.5 秒/转。

（5）重建参数：FOV 为 150~200mm；软组织窗算法：标准算法；重建层厚 2~3mm，重建间距 2~3mm；骨窗算法：骨算法或锐利算法，重建层厚 2~3mm，重建间距 2~3mm。

2. 增强扫描

（1）注射参数：采用（含碘 300~370mgI/ml）非离子型碘对比剂，用量 60~80ml，采用高压注射器经静脉团注对比剂，注射流率 2.0~2.5ml/s。

（2）扫描及延迟时间：扫描参数与常规平扫相同，首先行 CT 平扫确定扫描范围，扫描延迟时间为开始团注后 60~70s。

（3）注意事项：体弱或体质量指数（body mass index，BMI）<18kg/m² 的受检者，对比剂用量酌减。若病情允许，嘱病人多饮水，以利于对比剂排泄。

（四）图像后处理

1. 常规横断面重组　预置窗宽、窗位：软组织窗窗宽 200~400HU，窗位 40~50HU；骨窗窗宽 1000~1500HU，窗位 300~400HU。

2. 三维数据重组　用薄层横断面数据（横断面≤1mm，采用 2/3 重叠重建）进行冠状面、矢状面或斜面多平面重组（层厚≤2mm），以及肩关节或特定结构的容积再现像。必要时可选做透明三维重建和最大密度投影以显示肩关节骨折线、病变与周围解剖结构的关系等。

3. 照片排版要求　14 英寸×17 英寸胶片 50 幅照片以内，摄软组织窗与骨窗。定位线分别摄取有、无定位线的图像各一幅。根据需要对重点观察层面进行放大摄片，酌情选择各剖面像或三维影像。

（五）图像质量标准

1. 软组织窗　能够显示肌肉系统和其他软组织结构。静脉注射对比剂后清晰显示血管与病灶间的关系。

2. 骨窗　能够显示诸骨（肱骨、肩胛骨、锁骨的外侧末端）的骨皮质与骨松质。

二、肘关节

（一）适应证

1. 骨折　显示骨折碎片、移位、出血、血肿、异物以及相邻组织等。

2. 骨肿瘤　显示肿瘤部位、形态、大小、范围及血供等，有助于对肿瘤进行定性诊断。

3. 其他骨病　如骨髓炎、骨结核、骨缺血性坏死等，可显示骨皮质和骨髓质形态与密度改变,同时可观察病变与周围组织的关系。

4. 软组织疾病　可利用 CT 密度分辨率高的优势来确定软组织病变的部位、大小、形态以及与周围组织结构的关系。

（二）检查前准备

1. 受检者检查前,去除被检部位的金属饰品或可能影响 X 线穿透力的物品,增强检查需禁食 4 小时以上,告知患者注射对比剂可能出现的风险,并签署知情同意书以及建立静脉通道。注射对比剂前需告知受检者身体可能发生的不适感,并嘱咐受检者在扫描过程中保持体位不动。

2. 不合作的受检者（如婴幼儿、躁动不安或意识障碍者）,在 CT 扫描前给予镇静。成人一般检查前采用肌内注射或静脉注射 10mg 地西泮,少数效果差者可重复肌内注射或静脉注射 10mg 地西泮;小儿口服水合氯醛最为安全,按每千克 50~75mg（总剂量不得超过 2g）于扫描前口服。

3. 在 CT 扫描过程中做好患者和陪同人员的射线防护工作。

（三）扫描技术

1. 平扫

（1）体位:仰卧位,头先进,患侧上臂上举,手心向上,上臂向床面正中靠拢。患侧肘关节尽量放置在扫描架中心;患侧上肢活动受限不能上举者,可采用仰卧位,被检侧肘部置于体侧,肘关节成 90°,前臂置于胸腹交界处,对侧上臂上举抱头。

（2）扫描基线:常规扫描基线垂直于肱骨长轴。

（3）扫描范围:扫描范围为整个肘关节并包全相邻病灶。

（4）扫描参数:螺旋扫描模式。管电压 100~120kV,或肘关节置于身体两侧的检查体位采用高电压以减少噪声。有效管电流为 80~180mAs,在保持影像质量的前提下,应尽可能降低 mAs。螺距≤1（尽量选择小螺距以保障图像空间分辨率）。常规转速采用 0.75~1.0 秒/转。

（5）重建参数:FOV 为 100~150mm。软组织窗算法:采用标准算法;重建层厚 2~3mm,重建间距 2~3mm;骨窗算法:骨算法或锐利算法,重建层厚 2~3mm,重建间距 2~3mm。

2. 增强扫描

（1）注射参数:采用（含碘 300~370mgI/ml）非离子型碘对比剂,用量 60~80ml,采用高压注射器经静脉团注对比剂,注射流率 2.0~2.5ml/s。

（2）扫描及延迟时间:扫描参数与常规平扫相同,首先行 CT 平扫确定扫描范围,扫描延迟时间为开始团注后 60~70s。

（3）注意事项:体弱或体质量指数（body mass index,BMI）<18kg/m^2 的受检者,对比剂用量酌减。若病情允许,嘱病人多饮水,以利于对比剂排泄。

（四）图像后处理

1. 常规横断面重组　预置窗宽、窗位:软组织窗窗宽 200~400HU,窗位 40~50HU;骨窗窗宽 1000~1500HU,窗位 300~400HU。

2. 三维数据重组　用薄层横断面数据（横断面≤1mm,采用 2/3 重叠重建）进行冠状面、矢状面或斜面多平面重组（层厚≤2mm）,以及肩关节或特定结构的容积再现像。必要时可选做透明三维重建和最大密度投影以显示肩关节骨折线、病变与周围解剖结构的关系等。

3. 照片排版要求　14 英寸 × 17 英寸胶片 50 幅照片以内,摄软组织窗与骨窗。定位线分别摄取有、无定位线的图像各一幅。根据需要对重点观察层面进行放大摄片,酌情选择各剖面像或三维影像。

（五）图像质量标准

1. 软组织窗　能够显示肌肉系统和其他软组织结构。静脉注射对比剂后清晰显示血管与病灶间的关系。

2. 骨窗　能够显示诸骨(肱骨下段、尺桡骨上段)的骨皮质与骨松质。

三、腕关节

（一）适应证

1. 骨折　显示骨折碎片、移位、出血、血肿、异物以及相邻组织等。

2. 骨肿瘤　显示肿瘤部位、形态、大小、范围及血供等,有助于对肿瘤进行定性诊断。

3. 其他骨病　如骨髓炎、骨结核、骨缺血性坏死等,可显示骨皮质和骨髓质形态与密度改变,同时可观察病变与周围组织的关系。

4. 软组织疾病　可利用 CT 密度分辨率高的优势来确定软组织病变的部位、大小、形态以及与周围组织结构的关系。

（二）检查前准备

1. 受检者检查前,去除被检部位的金属饰品或可能影响 X 线穿透力的物品,增强检查需禁食 4 小时以上,告知患者注射对比剂可能出现的风险,并签署知情同意书以及建立静脉通道。注射对比剂前需告知受检者身体可能发生的不适感,并嘱咐受检者在扫描过程中保持体位不动。

2. 不合作的受检者(如婴幼儿、躁动不安或意识障碍者),在 CT 扫描前给予镇静。成人一般检查前采用肌内注射或静脉注射 10mg 地西泮,少数效果差者可重复肌内注射或静脉注射 10mg 地西泮;小儿口服水合氯醛最为安全,按每千克 50~75mg(总剂量不得超过 2g)于扫描前口服。

3. 在 CT 扫描过程中做好患者和陪同人员的射线防护工作。

（三）扫描技术

1. 平扫

（1）体位:仰卧位,头先进,患侧手臂上举平伸,手指并拢,手心向下,中指与检查床纵轴平行。

（2）扫描基线:常规扫描基线平行于腕关节面。

（3）扫描范围:扫描范围包括整个腕关节及掌骨;骨折或肿瘤患者需覆盖骨折或肿瘤区域关节病变。

（4）扫描参数:螺旋扫描模式。管电压 100~120kV,有效管电流为 80~100mAs,在保持影像质量的前提下,应尽可能降低 mAs。螺距≤1(尽量选择小螺距以保障图像空间分辨率)。常规转速采用 0.75~1.0 秒 / 转。

（5）重建参数:FOV 为 100~150mm。软组织窗算法:采用标准算法;重建层厚 2~3mm,重建间距 2~3mm;骨窗算法:骨算法或锐利算法,重建层厚 2~3mm,重建间距 2~3mm。

2. 增强扫描

（1）注射参数：采用（含碘 300~370mgI/ml）非离子型碘对比剂，用量 60~80ml，采用高压注射器经静脉团注对比剂，注射流率 2.0~2.5ml/s。

（2）扫描及延迟时间：扫描参数与常规平扫相同，首先行 CT 平扫确定扫描范围，扫描延迟时间为开始团注后 60~70s。

（3）注意事项：体弱或体质量指数（body mass index，BMI）<18kg/m² 的受检者，对比剂用量酌减。若病情允许，嘱病人多饮水，以利于对比剂排泄。

（四）图像后处理

1. 常规横断面重组　预置窗宽、窗位：软组织窗窗宽 200~400HU，窗位 40~50HU；骨窗窗宽 1000~1500HU，窗位 300~400HU。

2. 三维数据重组　用薄层横断面数据（横断面≤1mm，采用 2/3 重叠重建）进行冠状面、矢状面或斜面多平面重组（层厚≤2mm），以及肩关节或特定结构的容积再现像。必要时可选做透明三维重建和最大密度投影以显示肩关节骨折线、病变与周围解剖结构的关系等。

3. 照片排版要求　14 英寸 ×17 英寸胶片 50 幅照片以内，摄软组织窗与骨窗。定位线分别摄取有、无定位线的图像各一幅。根据需要对重点观察层面进行放大摄片，酌情选择各剖面像或三维影像。

（五）图像质量标准

1. 软组织窗　能够显示肌肉系统和其他软组织结构。静脉注射对比剂后清晰显示血管与病灶间的关系。

2. 骨窗　能够显示腕关节周围骨结构的骨皮质与骨松质。

四、髋关节

（一）适应证

1. 骨折　显示骨折碎片、移位、出血、血肿、异物以及相邻组织等。

2. 骨肿瘤　显示肿瘤部位、形态、大小、范围及血供等，有助于对肿瘤进行定性诊断。

3. 其他骨病　如骨髓炎、骨结核、骨缺血性坏死等，可显示骨皮质和骨髓质形态与密度改变，同时可观察病变与周围组织的关系。

4. 软组织疾病　可利用 CT 密度分辨率高的优势来确定软组织病变的部位、大小、形态以及与周围组织结构的关系。

（二）检查前准备

1. 受检者检查前，去除被检部位的金属饰品或可能影响 X 线穿透力的物品，增强检查需禁食 4 小时以上，告知患者注射对比剂可能出现的风险，并签署知情同意书以及建立静脉通道。注射对比剂前需告知受检者身体可能发生的不适感，并嘱咐受检者在扫描过程中保持体位不动。

2. 不合作的受检者（如婴幼儿、躁动不安或意识障碍者），在 CT 扫描前给予镇静。成人一般检查前采用肌内注射或静脉注射 10mg 地西泮，少数效果差者可重复肌内注射或静脉注射 10mg 地西泮；小儿口服水合氯醛最为安全，按每千克 50~75mg（总剂量不得超过 2g）于扫描前口服。

3. 在 CT 扫描过程中做好患者和陪同人员的射线防护工作。

（三）扫描技术

1. 平扫

（1）体位：仰卧位，头先进，双足尖向内侧旋转并拢，双上臂上举，身体躺平直。

（2）扫描基线：常规扫描基线平行于髂前上棘连线。

（3）扫描范围：规扫描范围为从髋白上方 2cm 向下连续扫描，包括整个髋关节，骨折或肿瘤患者需覆盖骨折或肿瘤区域关节病变。

（4）扫描参数：采用螺旋扫描模式。管电压 120kV，有效管电流 120~180mAs（视 CT 机型号而定，在不影响图像质量的情况下，尽量低剂量扫描原则）。根据机型选择不同探测器组合（16×1.5mm、32×1.2mm，64×0.625mm、128×1.25mm、160×0.5mm 等），螺距≤1。常规转速采用 0.75~1.0 秒 / 转；配合欠佳者可采用 0.4~0.5 秒 / 转。

（5）重建参数：FOV 为 150~200mm；软组织窗算法：标准算法；重建层厚 2~3mm，重建间距 2~3mm；骨窗算法：骨算法或锐利算法，重建层厚 2~3mm，重建间距 2~3mm。

2. 增强扫描

（1）注射参数：采用（含碘 300~370mgI/ml）非离子型碘对比剂，用量 60~80ml，采用高压注射器经静脉团注对比剂，注射流率 2.0~2.5ml/s。

（2）扫描及延迟时间：扫描参数与常规平扫相同，首先行 CT 平扫确定扫描范围，扫描延迟时间为开始团注后 60~70s。

（3）注意事项：体弱或体质量指数（body mass index，BMI）<18kg/m^2 的受检者，对比剂用量酌减。若病情允许，嘱病人多饮水，以利于对比剂排泄。

（四）图像后处理

1. 常规横断面重组　预置窗宽、窗位：软组织窗窗宽 200~400HU，窗位 40~50HU；骨窗窗宽 1000~1500HU，窗位 300~400HU。

2. 三维数据重组　用薄层横断面数据（横断面≤1mm，采用 2/3 重叠重建）进行冠状面、矢状面或斜面多平面重组（层厚≤2mm），以及肩关节或特定结构的容积再现像。必要时可选做透明三维重建和最大密度投影以显示肩关节骨折线、病变与周围解剖结构的关系等。

3. 照片排版要求　14 英寸 ×17 英寸胶片 50 幅照片以内，摄软组织窗与骨窗。定位线分别摄取有、无定位线的图像各一幅。根据需要对重点观察层面进行放大摄片，酌情选择各剖面像或三维影像。

（五）图像质量标准

1. 软组织窗　能够显示肌肉系统和其他软组织结构。静脉注射对比剂后清晰显示血管与病灶间的关系。

2. 骨窗　能够显示髋关节周围骨结构的骨皮质与骨松质。

五、膝关节

（一）适应证

1. 骨折　显示骨折碎片、移位、出血、血肿、异物以及相邻组织等。

2. 骨肿瘤　显示肿瘤部位、形态、大小、范围及血供等，有助于对肿瘤进行定性诊断。

3. 其他骨病　如骨髓炎、骨结核、骨缺血性坏死等，可显示骨皮质和骨髓质形态与密度改变，同时可观察病变与周围组织的关系。

4. 软组织疾病　可利用 CT 密度分辨率高的优势来确定软组织病变的部位、大小、形态以及与周围组织结构的关系。

5. 半月板损伤　显示半月板的形态、密度等。

(二)检查前准备

1. 受检者检查前,去除被检部位的金属饰品或可能影响 X 线穿透力的物品,增强检查需禁食 4 小时以上,告知患者注射对比剂可能出现的风险,并签署知情同意书以及建立静脉通道。注射对比剂前需告知受检者身体可能发生的不适感,并嘱咐受检者在扫描过程中保持体位不动。

2. 不合作的受检者(如婴幼儿、躁动不安或意识障碍者),在 CT 扫描前给予镇静。成人一般检查前采用肌内注射或静脉注射 10mg 地西泮,少数效果差者可重复肌内注射或静脉注射 10mg 地西泮;小儿口服水合氯醛最为安全,按每千克 50~75mg(总剂量不得超过 2g)于扫描前口服。

3. 在 CT 扫描过程中做好患者和陪同人员的射线防护工作。

(三)扫描技术

1. 平扫

(1)体位:仰卧位,足先进,双下肢伸直并拢,足尖向上,双足跟连线与检查床中轴线垂直,双膝关节置于扫描野中心,双上臂上举。

(2)扫描基线:常规扫描基线平行于膝关节面。

(3)扫描范围:扫描范围包括整个膝关节,根据诊断需求扫描双侧膝关节进行对照;骨折或肿瘤患者需覆盖骨折或肿瘤区域关节病变。

(4)扫描参数:采用螺旋扫描模式。管电压 120kV,有效管电流 100~150mAs(视 CT 机型号而定,在不影响图像质量的情况下,尽量低剂量扫描原则)。根据机型选择不同探测器组合($16 \times 1.5mm$、$32 \times 1.2mm$、$64 \times 0.625mm$、$128 \times 1.25mm$、$160 \times 0.5mm$ 等),螺距≤1。常规转速采用 0.75~1.0 秒 / 转。

(5)重建参数:FOV 为 150~200mm;软组织窗算法:标准算法;重建层厚 2~3mm,重建间距 2~3mm;骨窗算法:骨算法或锐利算法,重建层厚 2~3mm,重建间距 2~3mm。

2. 增强扫描

(1)注射参数:采用(含碘 300~370mgI/ml)非离子型碘对比剂,用量 60~80ml,采用高压注射器经静脉团注对比剂,注射流率 2.0~2.5ml/s。

(2)扫描及延迟时间:扫描参数与常规平扫相同,首先行 CT 平扫确定扫描范围,扫描延迟时间为开始团注后 75~90s。

(3)注意事项:体弱或体质量指数(body mass index,BMI)<$18kg/m^2$ 的受检者,对比剂用量酌减。若病情允许,嘱病人多饮水,以利于对比剂排泄。

(四)图像后处理

1. 常规横断面重组　预置窗宽、窗位:软组织窗窗宽 200~400HU,窗位 40~50HU;骨窗窗宽 1000~1500HU,窗位 300~400HU。

2. 三维数据重组　用薄层横断面数据(横断面≤1mm,采用 2/3 重叠重建)进行冠状面、矢状面或斜面多平面重组(层厚≤2mm),以及肩关节或特定结构的容积再现像。必要时可选做透明三维重建和最大密度投影以显示肩关节骨折线、病变与周围解剖结构的关系等。

3. 照片排版要求　14 英寸 × 17 英寸胶片 50 幅照片以内,摄软组织窗与骨窗。定位线分别摄取有、无定位线的图像各一幅。根据需要对重点观察层面进行放大摄片,酌情选择各剖面像或三维影像。

（五）图像质量标准

1. 软组织窗　能够显示肌肉系统和其他软组织结构。静脉注射对比剂后清晰显示血管与病灶间的关系。

2. 骨窗　能够显示膝关节周围骨结构的骨皮质与骨松质。

六、踝关节

（一）适应证

1. 骨折　显示骨折碎片、移位、出血、血肿、异物以及相邻组织等。

2. 骨肿瘤　显示肿瘤部位、形态、大小、范围及血供等,有助于对肿瘤进行定性诊断。

3. 其他骨病　如骨髓炎、骨结核、骨缺血性坏死等,可显示骨皮质和骨髓质形态与密度改变,同时可观察病变与周围组织的关系。

4. 软组织疾病　可利用 CT 密度分辨率高的优势来确定软组织病变的部位、大小、形态以及与周围组织结构的关系。

（二）检查前准备

1. 受检者检查前,去除被检部位的金属饰品或可能影响 X 线穿透力的物品,增强检查需禁食 4 小时以上,告知患者注射对比剂可能出现的风险,并签署知情同意书以及建立静脉通道。注射对比剂前需告知受检者身体可能发生的不适感,并嘱咐受检者在扫描过程中保持体位不动。

2. 不合作的受检者（如婴幼儿、躁动不安或意识障碍者）,在 CT 扫描前给予镇静。成人一般检查前采用肌内注射或静脉注射 10mg 地西泮,少数效果差者可重复肌内注射或静脉注射 10mg 地西泮;小儿口服水合氯醛最为安全,按每千克 50~75mg（总剂量不得超过 2g）于扫描前口服。

3. 在 CT 扫描过程中做好患者和陪同人员的射线防护工作。

（三）扫描技术

1. 平扫

（1）体位:仰卧位,足先进,双下肢伸直并拢,足尖向上,双足跟连线与检查床中轴线垂直,双踝关节置于扫描野中心。

（2）扫描基线:常规扫描基线垂直于胫腓骨长轴。

（3）扫描范围:扫描范围包括整个踝关节,骨折或肿瘤患者需覆盖骨折或肿瘤区域关节病变。

（4）扫描参数:采用螺旋扫描模式。管电压 100~120kV,有效管电流 80~100mAs（视 CT 机型号而定,在不影响图像质量的情况下,尽量低剂量扫描原则）。根据机型选择不同探测器组合（16 × 1.5mm、32 × 1.2mm,64 × 0.625mm、128 × 1.25mm、160 × 0.5mm 等）,螺距≤1。常规转速采用 0.75~1.0 秒 / 转。

（5）重建参数:FOV 为 150~200mm;软组织窗算法:标准算法;重建层厚 2~3mm,重建间距 2~3mm;骨窗算法:骨算法或锐利算法,重建层厚 2~3mm,重建间距 2~3mm。

（6）扫描参数：螺旋扫描模式。管电压 100~120kV，对体厚较大患者用高电压以避免噪声。有效管电流 100~150mAs（视 CT 机型号而定，在不影响图像质量的情况下，尽量低剂量扫描原则）。螺距 ≤1，配合欠佳者可采用大螺距。常规转速采用 0.8~1.0 秒 / 转；配合欠佳者可采用 0.4~0.5 秒 / 转。

（7）重建参数：FOV 为踝关节径长，单侧：15~20cm，双侧：30~35cm，视患者体型而定，需包括关节周围皮肤。采用标准算法观察软组织结构及三维成像，骨算法观察骨结构。重建层厚：≤1.5mm。

2. 增强扫描

（1）注射参数：采用（含碘 300~370mgI/ml）非离子型碘对比剂，用量 60~80ml，采用高压注射器经静脉团注对比剂，注射流率 2.0~2.5ml/s。

（2）扫描及延迟时间：扫描参数与常规平扫相同，首先行 CT 平扫确定扫描范围，扫描延迟时间为开始团注后 75~90s。

（3）注意事项：体弱或体质量指数（body mass index，BMI）<18kg/m^2 的受检者，对比剂用量酌减。若病情允许，嘱病人多饮水，以利于对比剂排泄。

（四）图像后处理

1. 常规横断面重建：预置窗宽、窗位：软组织窗窗宽 200~400HU，窗位 40~50HU；骨窗窗宽 1000~1500HU，窗位 300~400HU。

2. 三维数据重组：用薄层横断面数据（横断面 ≤1mm，采用 2/3 重叠重建）进行冠状面、矢状面或斜面多平面重组（层厚 ≤2mm），以及肩关节或特定结构的容积再现像。必要时可选做透明三维重建和最大密度投影以显示肩关节骨折线、病变与周围解剖结构的关系等。

3. 照片排版要求 14×17 英寸胶片 50 幅照片以内，摄软组织窗与骨窗。定位线分别摄取有、无定位线的图像各一幅。根据需要对重点观察层面进行放大摄片，酌情选择各剖面像或三维影像。

（五）图像质量标准

1. 软组织窗 能够显示肌肉系统和其他软组织结构。静脉注射对比剂后清晰显示血管与病灶间的关系。

2. 骨窗 能够显示踝关节周围骨结构（胫腓骨远端、跟骨、距骨等）的骨皮质与骨松质。

第七节 血 管

一、脑动脉

（一）适应证

1. 脑血管疾患的诊断与鉴别诊断。

2. 颅内占位性病变的诊断与鉴别诊断。

3. 头颅动脉及分支狭窄闭塞性疾患。

4. 大动脉炎的诊断。

（二）检查前准备

1. 受检者检查前,去除被检部位的金属饰品或可能影响 X 线穿透力的物品,增强检查需禁食 4 小时以上,告知患者注射对比剂可能出现的风险,并签署知情同意书以及建立静脉通道。注射对比剂前需告知受检者身体可能发生的不适感,并嘱咐受检者在扫描过程中保持体位不动。

2. 不合作的受检者(如婴幼儿、躁动不安或意识障碍者),在 CT 扫描前给予镇静。成人一般检查前采用肌内注射或静脉注射 10mg 地西泮,少数效果差者可重复肌内注射或静脉注射 10mg 地西泮;小儿口服水合氯醛最为安全,按每千克 50~75mg(总剂量不得超过 2g)于扫描前口服。

3. 在 CT 扫描过程中做好患者和陪同人员的射线防护工作。

（三）扫描技术

1. 平扫

（1）体位:取仰卧位,头部置于检查床头架内,头部正中矢状面与正中定位线重合,使头部位于扫描野的中心。

（2）扫描基线:常规以听眦线为扫描基线。

（3）扫描范围:扫描范围从颈$_2$至颅顶。

（4）扫描参数:常规螺旋横断扫描,固定 120kV 和有效管电流采用自动管电流技术,管电流参考值:280~320mAs,根据机型选择不同探测器组合(16×0.75mm、32×0.6mm、64×0.625mm、128×0.625mm、160×0.5mm 等),螺距 0.7~1.05,转速为 0.27~0.75 秒 / 转

（5）重建参数:FOV 为 200~250mm;软组织窗算法:软组织或标准算法;重建层厚 0.9~1.25mm,重建间距 0.45~0.625mm。

2. 对比增强扫描

（1）注射参数:采用(含碘 300~370mgI/ml)非离子型碘对比剂,用量 60~80ml,采用高压注射器经静脉团注对比剂,注射流率 4.0~5.0ml/s。对比剂后同样流率注射 30ml 盐水冲管。

（2）扫描及延迟时间:扫描参数与常规平扫相同,扫描延迟时间为颈内动脉 CT 阈值达 110~150HU 时触发扫描。

（3）注意事项:体弱或体质量指数(body mass index,BMI)<18kg/m^2 的受检者,对比剂用量酌减。

（四）图像后处理

1. 常规横断面重组 预置窗宽、窗位:软组织窗窗宽 350~450HU,窗位 35~50HU;骨窗窗宽 1500~2500HU,窗位 400~700HU。

2. 三维数据重组 对三维数据进行常规去骨处理,对去骨后的薄层横断面数据(横断面≤1mm,采用 2/3 重叠重建)进行虚拟现实(VR)和最大密度投(MIP)后处理。去骨效果较差的行曲面重建(CPR)处理以显示细节。

3. 照片排版要求 14 英寸 ×17 英寸胶片 20 幅照片以内,摄 MIP 像与 VR 像,根据需要对去骨欠佳的图像进行 CPR 处理,酌情选择各剖面像或 CPR 像。

（五）图像质量标准

图像清晰基本无伪影,头颅动脉血管边缘平滑锐利,分支及远端显示好,基本无静脉污染。

二、颈动脉

（一）适应证

1. 先天性颈部血管畸形的诊断。

2. 颈部动脉扩张、狭窄及闭塞性病变和颈静脉血栓形成的诊断。

3. 颈部良、恶性肿瘤的鉴别诊断。

（二）检查前准备

1. 受检者检查前，去除被检部位的金属饰品或可能影响 X 线穿透力的物品，增强检查需禁食 4 小时以上，告知患者注射对比剂可能出现的风险，并签署知情同意书以及建立静脉通道。注射对比剂前需告知受检者身体可能发生的不适感，并嘱咐受检者在扫描过程中保持体位不动。

2. 不合作的受检者（如婴幼儿、躁动不安或意识障碍者），在 CT 扫描前给予镇静。成人一般检查前采用肌内注射或静脉注射 10mg 地西泮，少数效果差者可重复肌内注射或静脉注射 10mg 地西泮；小儿口服水合氯醛最为安全，按每千克 50~75mg（总剂量不得超过 2g）于扫描前口服。

3. 在 CT 扫描过程中做好患者和陪同人员的射线防护工作。

（三）扫描技术

1. 平扫

（1）体位：取仰卧位，头部置于检查床头架内，头部正中矢状面与正中定位线重合，使头部位于扫描野的中心。

（2）扫描基线：常规以垂直颈部为扫描基线。

（3）扫描范围：扫描范围从主动脉弓至颅底 Willis 血管环，扫描方向采用足头侧方向。

（4）扫描参数：常规螺旋横断扫描，固定 120kV 和有效管电流采用自动管电流技术，管电流参考值：280~320mAs，根据机型选择不同探测器组合（16×0.75mm、32×0.6mm、64×0.625mm、128×0.625mm、160×0.5mm 等），螺距 0.7~1.05，转速为 0.27~0.75 秒/转

（5）重建参数：FOV 为 200~250mm；软组织窗算法：软组织或标准算法；重建层厚 0.9~1.25mm，重建间距 0.45~0.625mm。

2. 对比增强扫描

（1）注射参数：采用（含碘 300~370mgI/ml）非离子型碘对比剂，用量 60~80ml，采用高压注射器经静脉团注对比剂，注射流率 4.0~5.0ml/s。对比剂后同样流率注射 30ml 盐水冲管。

（2）扫描及延迟时间：扫描参数与常规平扫相同，扫描延迟时间为主动脉弓 CT 阈值达 110~150HU 时触发扫描。

（3）注意事项：体弱或体质量指数（body mass index，BMI）<18kg/m^2 的受检者，对比剂用量酌减。

（四）图像后处理

1. 常规横断面重组　预置窗宽、窗位：软组织窗窗宽 350~450HU，窗位 35~50HU；骨窗窗宽 1500~2500HU，窗位 400~700HU。

2. 三维数据重组　对三维数据进行常规去骨处理，对去骨后的薄层横断面数据（横断面≤1mm，采用 2/3 重叠重建）进行虚拟现实（VR）和最大密度投影（MIP）后处理。去骨效

果较差的行曲面重建（CPR）处理以显示细节。图像后处理的 CPR 图像将弯曲血管全程展现在一个平面上，是观察颈部血管腔内病变及管壁钙化的主要方式，依次重组右颈内动脉、右椎动脉、左椎动脉、左颈内动脉的 CPR 图像;VR 可以直观显示颈部动脉、管壁钙化、血管内支架外观及血管与周围组织的关系;MIP 图像可以显示栓塞血管的侧支循环的血管。另外，应用减影法处理消除钙化斑块、骨骼及颈静脉的干扰，可以提高对血管病变评价的准确性。

3. 照片排版要求　14 英寸 × 17 英寸胶片 20 幅照片以内，摄 MIP 像与 VR 像，根据需要对去骨欠佳的图像进行 CPR 处理，酌情选择各剖面像或 CPR 像。

（五）图像质量标准

图像清晰基本无伪影，颈动脉及椎动脉血管边缘平滑锐利，分支及远端显示好，颈静脉基本没对比剂。上腔静脉及锁骨下静脉基本无高密度对比剂残留。

三、先天性心脏病

（一）适应证

怀疑先天性心脏病，如房间隔缺损、单心房、左侧三房心、室间隔缺损、动脉导管未闭、主动脉 - 肺动脉间隔缺损、法洛四联症、完全性大动脉错位、先天性主动脉缩窄等。

（二）检查前准备

1. 受检者检查前，去除被检部位的金属饰品或可能影响 X 线穿透力的物品，增强检查需禁食 4 小时以上，告知患者注射对比剂可能出现的风险，并签署知情同意书以及建立静脉通道。注射对比剂前需告知受检者身体可能发生的不适感，并嘱咐受检者在扫描过程中保持体位不动。

2. 不合作的受检者（如婴幼儿、躁动不安或意识障碍者），在 CT 扫描前给予镇静。小儿口服水合氯醛最为安全，或从肛门给予 10% 的水合氯醛 0.4~0.5ml/kg 镇静。

3. 放置心电监护电极前，患者双臂应举至头顶，将电极放置在清洁、干燥的皮肤处，保证电极与皮肤连接处的导电胶没有失效。电极片可酌情贴在双臂和腿上。

4. 呼吸训练:除婴幼儿外，需要对受检者进行呼吸训练，屏气时间达 8~10s。受检者在镇静状态下不能屏气，可以通过捆扎束带抑制胸式呼吸再进行扫描。

5. 由于受检者中婴幼儿多见，辐射损伤带来的风险增加，可在头部、颈部、腹部、盆腔分别用铅衣片进行防护。同时对在 CT 扫描过程中的陪同人员进行射线防护。

（三）扫描技术

1. 平扫

（1）体位:取仰卧位，两臂上举抱头，身体置于床面正中，侧面定位像对准腋中线。如果受检者为镇静后的婴幼儿，可将上臂自然放于体侧。

（2）扫描基线:常规以横轴线为扫描基线。

（3）扫描范围:扫描范围从胸廓入口至左膈下 5cm。扫描方向头足侧方向。

（4）扫描参数:采用心电门控扫描模式;固定 80~120kV 和自动 mAs，根据机型选择不同探测器组合（64×0.625mm、128×0.625mm、160×0.5mm 或 320×0.5mm 等），螺距 0.16~0.35，转速为 0.25~0.35 秒 / 转。

（5）重建参数:FOV 为 200~250mm;软组织窗算法:软组织或标准算法;重建层厚 0.5~1mm，重建间距 0.5~1.0mm。常规应用多扇区重建法重建，屏气欠佳可使用单扇区重建法重建;回顾性心电门控螺旋扫描常选择心脏收缩中末期进行成像。

2. 对比增强扫描

（1）注射参数:采用（含碘 300~370mgI/ml）非离子型碘对比剂,采用双筒高压注射器,配合使用生理盐水。具体注射方案有:通常采用含碘 350mg/ml 的非离子型对比剂,婴幼儿可根据疾病和体质量,将对比剂稀释为含碘量 150~250mg/ml 或降低注射流率。根据扫描方式成人用量为 30~80ml,婴幼儿用量为 1.5~2.0ml/kg。5 岁及以下受试者注射流率为 1.0~2.0ml/s,5 岁以上为 2.0~3.0ml/s。为避免无名静脉内高浓度对比剂对周围结构显示的干扰,尽量选择右侧上肢静脉或右侧下肢静脉注射对比剂。

（2）扫描及延迟时间:扫描参数与常规平扫相同,首先行 CT 平扫确定扫描范围,确定扫描起始时间的方法主要有:①经验值法:2 岁及以内患儿,若对比剂经头皮或手背静脉注射,延迟时间为 11~14s;经足外周静脉注射,延迟时间为 14~16s;2 岁以上患儿在上述基础上适当延长 2~5s。②小剂量同层扫描时间曲线测定法:自肘静脉小剂量注射对比剂,进行 ROI 同层动态扫描,测量 ROI 的时间 - 密度曲线,曲线峰值时间即为扫描延迟时间。对于复杂先天性心脏病的受检者,需要在肺动脉层面测量肺动脉和主动脉 2 个 ROI,两者均强化即为扫描延迟时间。③实时血流检测法:设定肺动脉层面作为连续曝光层面,并选择对比剂观察 ROI（肺动脉和主动脉 2 个 ROI）,注射对比剂后,实时观察 ROI CT 值上升情况,当 CT 值达预定值后,手动触发扫描。对心内结构存在复杂畸形者（如心内膜垫缺损、单心室等）加扫第二期,扫描延迟时间为注射对比剂后 35~45s,即第一期扫描后的 8~15s。

（3）注意事项:体弱或体质量指数（body mass index,BMI）<18kg/m² 的受检者,对比剂用量酌减。婴幼儿的对比剂用量严格按照体重计算。

（四）图像后处理

1. 常规横断面重组 预置窗宽、窗位:平扫窗宽 250~350HU,窗位 35~45HU;增强窗宽 600~800HU,窗位 300~400HU。

2. 三维数据重组 用薄层横断面数据（横断面≤1mm,采用 2/3 重叠重建）进行多平面重组,可获得整个心脏和大血管的冠状面、矢状面、斜面图像。① VR 显示:可以系统观察整个心脏和大血管的关系以及空间位置,显示直观立体,通过不同的体位可以观察到相应的血管变异。②薄层 MIP 显示:可以观察局部的解剖结构和变异,层厚通常选择 5~10mm。③ MPR 后的图像:横断面:断面图像与身体长轴垂直,显示人体横断面影像,是显示心脏大血管的常规体位。短轴面:断面图像与心脏长轴垂直,显示心脏短轴面影像,范围包括心尖至心底部。心脏短轴适于观察心室的前壁、侧壁、后壁及室间隔,也适用于观察主动脉瓣。长轴面:断面图像与心脏长轴平行,显示心脏长轴面影像。心脏长轴面适用于观察二尖瓣、左室根部、主动脉流出道和心尖部病变。

3. 照片排版要求 14英寸 × 17英寸胶片20幅照片以内,摄 VR 像、MIP 像以及 CPR 像。根据需要对重点观察层面进行放大摄片,酌情选择各剖面像。

（五）图像质量标准

图像清晰基本无伪影,冠状动脉血管边缘平滑锐利,管腔充盈良好,分支及远端显示好,基本无高浓度对比剂伪影。

四、冠状动脉

（一）适应证

1. 冠状动脉疾病的筛选,如先天性冠状动脉变异、畸形、狭窄、闭塞及扩张性病变。

2. 各种血管重建术的术前定位。

3. 血管重建术的术后复查。

4. 其他:包括:①未诊断为冠心病的患者在行心脏手术(如瓣膜置换术前)排除冠状动脉狭窄性疾患;②心肌梗死患者稳定期复查。

（二）检查前准备

1. 受检者检查前,去除被检部位的金属饰品或可能影响 X 线穿透力的物品,增强检查需禁食 4 小时以上,告知患者注射对比剂可能出现的风险,并签署知情同意书以及建立静脉通道。注射对比剂前需告知受检者身体可能发生的不适感,并嘱咐受检者在扫描过程中保持体位不动。

2. 不合作的受检者(如婴幼儿、躁动不安或意识障碍者),在 CT 扫描前给予镇静。成人一般检查前采用肌内注射或静脉注射 10mg 地西泮,少数效果差者可重复肌内注射或静脉注射 10mg 地西泮;小儿口服水合氯醛最为安全,按每千克 50~75mg(总剂量不得超过 2g)于扫描前口服。

3. 控制患者心率　6 层及以上 CT 机型心率控制在 70 次 / 分以下,16 层及以下 CT 机型最好降至 65 次 / 分以下,如果患者心率过快可给予 β- 受体拮抗剂,对于心率较低且相对稳定的患者,可在检查前 1~2 分钟予以舌下含服硝酸甘油以扩张冠状动脉,达到最好的检查效果。

4. 放置心电监护电极前,患者双臂应举至头顶,将电极放置在清洁、干燥的皮肤处,保证电极与皮肤连接处的导电胶没有失效。

5. 导联电极连接后,应对患者进行超过 15s 的屏气训练。

6. 在 CT 扫描过程中做好患者和陪同人员的射线防护工作。

（三）扫描技术

1. 平扫

（1）体位:取仰卧位,两臂上举抱头,身体置于床面正中偏右,侧面定位像对准腋前线。

（2）扫描基线:常规以横轴线为扫描基线。

（3）扫描范围:扫描范围从气管分叉下 1cm 至心脏膈面下 1cm(搭桥术后受检者胸廓开口至心脏膈面下 1cm),扫描方向头足侧方向。

（4）扫描参数:采用心电门控扫描模式:当心率 <65 次 / 分,且心律整齐,用前瞻性心电门控轴扫模式,采用舒张末期时相,即 75%~80% 时相;当心率为 70~80 次 / 分时,采用回顾性心电门控螺旋扫描模式,采取心脏舒张期与收缩期两个时相重建,即 75%~80% 时相与 45%~50% 时相。固定 80~120kV 和自动 mAs,有效管电流参考值:280~320mAs(有支架植入者需加大 mAs),根据机型选择不同探测器组合(64×0.625mm、128×0.625mm、160×0.5mm 或 320×0.5mm 等),螺距 0.16~0.35,转速为 0.25~0.35 秒 / 转。

（5）重建参数:FOV 为 200~250mm;软组织窗算法:软组织或标准算法;重建层厚 0.5~1mm,重建间距 0.5~1.0mm。常规应用多扇区重建法重建,屏气欠佳可使用单扇区重建法重建;回顾性心电门控螺旋扫描可选择心脏舒张末期或收缩中末期进行成像。

2. 对比增强扫描

(1)注射参数:采用(含碘 300~370mgI/ml)非离子型碘对比剂,采用双筒高压注射器,配合使用生理盐水。具体注射方案有:①单流率三期方案:流率为 4~5ml/s,第一期注射对比剂 50~60ml,第二期注射生理盐水 16~20ml,第三期注射体积比为 6∶4 的对比剂及生理盐水混合物。②双流率方案:第一期采用 4~5ml/s 流率注射 50~60ml 对比剂 16~20ml 生理盐水,第二期采用 2.5~3.5ml/s 流率注射 5~7ml 对比剂 25ml 生理盐水。根据体质量确定对比剂注射流率:体质量 <60kg,流率为 3.5ml/s;体质量≥60kg 且 <75kg,流率为 4.0ml/s;体质量≥75kg,流率为 5.0ml/s。

(2)扫描及延迟时间:扫描参数与常规平扫相同,首先行 CT 平扫确定扫描范围,常规经验时间为延迟 25~30s 启动扫描。①小剂量同层扫描时间曲线测定法(test-bolus):经肘静脉注射对比剂 10~20ml,注射对比剂后 8~12s 在升主动脉层面连续扫描;②实时血流检测法 bolus-tracking):设定升主动脉根部层面(气管隆凸下 1cm)作为连续曝光层面,注射对比剂 8~10s 后,当升主动脉根部 CT 值达 150HU 预定阈值后,自动或手动触发扫描。

(3)注意事项:体弱或体质量指数(body mass index,BMI)<18kg/m^2 的受检者,对比剂用量酌减。

(四)图像后处理

1. 常规横断面重组　预置窗宽、窗位:平扫窗宽 250~350HU,窗位 35~45HU;增强窗宽 600~800HU,窗位 300~400HU。

2. 三维数据重组　用薄层横断面数据(横断面≤1mm,采用 2/3 重叠重建)进行多平面重组,可获得心脏的冠状面、矢状面、斜面图像。心脏的容积再现(VR)图像,能显示覆盖在心脏表面冠状动脉血管的走行和其与心脏其余部分之间的关系,实际应用中 VR 图像的三维后处理主要有两种形式:一是全心 VR 图像的显示;另一种是更具针对性的冠状动脉树状结构 VR 图像的显示。全心 VR 图像的缺点是完整心脏的显示有可能遮挡冠状动脉的走行情况,并因此影响冠状动脉病变的观察。此时可用图像分割方法处理,以去除遮盖冠状动脉的组织结构,不过在冠状动脉走行复杂的情况下,这种处理也会遇到一些问题。实际工作中,需要将两种不同的 VR 图像结合使用,以达到诊断的要求。MIP 图像更加类似于通过冠状动脉造影所得的图像,可从不同的角度、位置对病变部位作细致的观察。而 MIP 图像对钙化和支架的观察中也有很好的效果。CPR 具有能够改变所取曲面角 CPR 显示的冠状动脉管腔内情况。二维多平面重组图像的 CT 值属性不变,在 MPR 和 CPR 的图像上仍可进行 CT 值测量。CPR 显示采用了 CT 值数字窗口技术显示,能清晰显示冠状动脉管壁上的斑块,对斑块性质的确定和病情严重程度的判断有着重要的意义。MPR 图像一般与 CPR 图像同时使用,原因在于 CPR 采用曲面重组,将弯曲走行的血管或器官结构展开显示,其空间结构发生形变;而 MPR 采用切面方式显示冠状动脉的走行和形状,在切面范围内仍保持原始的空间位置结构,两者配合能够更清楚、准确地显示冠状动脉的真实情况。同样,MPR 也采用 CT 值数字窗口技术显示,对图像中斑块的分析也有很好的效果,可通过斜切面角度的调整分析观察点附近的结构和组织密度。

3. 照片排版要求　14 英寸 ×17 英寸胶片 20 幅照片以内,摄 VR 像、MIP 像以及 CPR 像。根据需要对重点观察层面进行放大摄片,酌情选择各剖面像。

（五）图像质量标准

图像清晰基本无伪影,冠状动脉血管边缘平滑锐利,管腔充盈良好,分支及远端显示好,基本无高浓度对比剂伪影。

五、胸主动脉

（一）适应证

1. 各种类型主动脉瘤诊断与鉴别诊断。

2. 先天性主动脉发育异常的诊断与鉴别诊断。

3. 主动脉及分支狭窄闭塞性疾患的诊断与鉴别诊断。

4. 大动脉炎、川崎病和马方综合征的诊断与鉴别诊断。

5. 主 - 肺动脉异常疾患的诊断与鉴别诊断。

6. 外伤累及主动脉系统的急诊 CT 检查。

7. 主动脉疾患手术或介入治疗术后疗效评估与复查。

（二）检查前准备

1. 受检者检查前,去除被检部位的金属饰品或可能影响 X 线穿透力的物品,增强检查需禁食 4 小时以上,告知患者注射对比剂可能出现的风险,并签署知情同意书以及建立静脉通道。注射对比剂前需告知受检者身体可能发生的不适感,并嘱咐受检者在扫描过程中保持体位不动。

2. 不合作的受检者（如婴幼儿、躁动不安或意识障碍者）,在 CT 扫描前给予镇静。成人一般检查前采用肌内注射或静脉注射 10mg 地西泮,少数效果差者可重复肌内注射或静脉注射 10mg 地西泮;小儿口服水合氯醛最为安全,按每千克 50~75mg（总剂量不得超过 2g）于扫描前口服。

3. 对受检者进行屏气训练,保证扫描时胸部处于静止状态,对于不能屏气者,嘱咐患者平稳呼吸,并适当修改扫描参数,以保障图像质量。

4. 在 CT 扫描过程中做好患者和陪同人员的射线防护工作。

（三）扫描技术

1. 平扫

（1）体位:取仰卧位,两臂上举抱头,身体置于床面正中,侧面定位像对准腋中线。

（2）扫描基线:常规以横轴线为扫描基线。

（3）扫描范围:扫描范围从胸腔入口扫描至肺底,扫描方向头足侧方向。

（4）扫描参数:采用螺旋扫描模式。固定 100~120kV 和自动 mAs,有效管电流参考值:180~250mAs,根据机型选择不同探测器组合（16×0.75mm、32×0.6mm、64×0.625mm、128×0.625mm、160×0.5mm 等）,螺距 0.75~1.2,转速为 0.33~0.5 秒 / 转。外科手术或支架置入术后,手术区域加扫 2 分钟延迟增强扫描。

（5）重建参数:FOV 为 350~500mm;软组织窗算法:标准算法;重建层厚 0.75~1.0mm,重建间距 0.75~1.0mm。

2. 对比增强扫描

（1）注射参数:采用（含碘 300~370mgI/ml）非离子型碘对比剂,用量 80~100ml,采用高压注射器经静脉团注对比剂,先以 5ml/s 流率注射生理盐水 20ml,然后以 5ml/s 流率注射对比剂 100ml,最后以 4ml/s 流率注射生理盐水 20ml。对比剂总量 90~100ml,生理盐水总量 20~40ml。

（2）扫描及延迟时间:扫描参数与常规平扫相同,首先行 CT 平扫确定扫描范围,确定延迟扫描时间采用自动触发扫描方式,阈值为 150~180HU,ROI 置于降主动气管分叉下 1cm 水平,当感兴趣区 CT 值达到阈值 5 秒后触发扫描。

（3）注意事项:体弱或体质量指数(body mass index,BMI)<18kg/m^2 的受检者,对比剂用量酌减。若病情允许,嘱病人多饮水,以利于对比剂排泄。

（四）图像后处理

1. 常规横断面重组　预置窗宽、窗位:窗宽 600~1200HU,窗位 200~400HU。

2. 三维数据重组　所有图像均采用在后处理工作站进行 MPR、MIP 以及 VR 像后处理。三维重建影像可清晰显示胸主动脉系统的解剖形态及病变的部位、大小及范围,也能清晰显示动脉壁厚度、钙化、动脉瘤内附壁血栓情况,对外科手术有重要指导意义。VR 可直观显示主动脉及主要分支的形态以及与周围器官组织的解剖关系,MPR 和 CPR 可从不同截面观察主动脉管腔和管壁情况,直观显示夹层动脉瘤剥脱内膜片和动脉瘤内附壁血栓的形态,MIP 可显示血管管腔及管壁钙化情况。

3. 照片排版要求　14 英寸 ×17 英寸胶片 30 幅照片以内,摄 VR 像、MIP 像以及 CPR 像。根据需要对重点观察层面进行放大摄片,酌情选择各剖面像。

（五）图像质量标准

图像清晰基本无伪影,胸主动脉血管边缘平滑锐利,管腔充盈良好,分支及远端显示好,基本无高浓度对比剂伪影。

1. 清晰显示胸主动脉所属分支及走行。

2. 清晰显示胸主动脉夹层及破口位置及动脉瘤情况。

3. 能清晰显示胸主动脉与邻近器官的位置关系。

六、肺动脉

（一）适应证

1. 肺动脉血栓栓塞的诊断与复查。

2. 先天性肺动脉发育异常的诊断与鉴别诊断。

3. 原发性或原因不明的肺动脉高压的诊断与鉴别诊断。

4. 肺血管疾患的诊断与鉴别诊断。

5. 纵隔肿瘤和大血管病变的诊断与鉴别诊断。

（二）检查前准备

1. 受检者检查前,去除被检部位的金属饰品或可能影响 X 线穿透力的物品,增强检查需禁食 4 小时以上,告知患者注射对比剂可能出现的风险,并签署知情同意书以及建立静脉通道。注射对比剂前需告知受检者身体可能发生的不适感,并嘱咐受检者在扫描过程中保持体位不动。

2. 不合作的受检者(如婴幼儿、躁动不安或意识障碍者),在 CT 扫描前给予镇静。成人一般检查前采用肌内注射或静脉注射 10mg 地西泮,少数效果差者可重复肌内注射或静脉注射 10mg 地西泮;小儿口服水合氯醛最为安全,按每千克 50~75mg(总剂量不得超过 2g)于扫描前口服。

3. 对受检者进行屏气训练,保证扫描时胸部处于静止状态,对于不能屏气者,嘱咐患者平稳呼吸,并适当修改扫描参数,以保障图像质量。

4. 在 CT 扫描过程中做好患者和陪同人员的射线防护工作。

(三)扫描技术

1. 平扫

(1)体位:取仰卧位,两臂上举抱头,身体置于床面正中,侧面定位像对准腋中线。

(2)扫描基线:常规以横轴线为扫描基线。

(3)扫描范围:扫描范围从肺上缘至肺下缘,扫描方向由足侧扫描至头方向。

(4)扫描参数:采用螺旋扫描模式。BMI≤25kg/m²,管电压采用 100kV;BMI>25kg/m²,管电压采用 120kV。有效管电流 180~250mAs,根据机型选择不同探测器组合(64×0.625mm、128×0.625mm、160×0.5mm 或 320×0.5mm 等),螺距 0.75~1.2,转速为 0.33~0.5 秒/转。

(5)重建参数:FOV 为 350~500mm;软组织窗算法:标准算法;重建层厚 0.75~1.0mm,重建间距 0.75~1.0mm。

2. 对比增强扫描

(1)注射参数:采用(含碘 300~370mgI/ml)非离子型碘对比剂,对比剂用量 1.5~2.0ml/kg,采用高压注射器经静脉团注对比剂,注射方式为以 6ml/s 的流率注射 20ml 生理盐水,然后以 5ml/s 流率注射 50ml 对比剂,最后以 4ml/s 流率注射 20ml 生理盐水。

(2)扫描及延迟时间:扫描参数与常规平扫相同,首先行 CT 平扫确定扫描范围,延迟扫描时间为自动触发扫描方式,阈值为 80HU,ROI 置于肺动脉干,或依经验延迟 9~12s。

(3)注意事项:体弱或体质量指数(body mass index,BMI)<18kg/m² 的受检者,对比剂用量酌减。若病情允许,嘱病人多饮水,以利于对比剂排泄。

(四)图像后处理

1. 常规横断面重组。

2. 三维数据重组　肺动脉重建技术的使用对显示肺动脉的正常与异常非常重要。其重建技术包括:最大密度投影(MIP)、多平面重建(MPR)、曲面重建(CPR)、表面遮盖法(SSD)和容积再现(VR)。最大密度投影(MIP)能显示更多的次级血管分支,但因其反映的是像素的最大密度值,不能确切地显示腔内低密度的充盈缺损,不能作为诊断肺栓塞病变的图像。MPR 常用来获得矢状或冠状平面的断面图像,更容易显示肿瘤与邻近组织的解剖关系,清晰地显示各级肺动脉走行,管腔内栓子大小、分布及范围。但空间立体感不强。SSD 技术可显示血管的外轮廓,即血管的管径、光滑度等,空间立体感强,对肺肿瘤与血管的空间解剖关系的显示直观,容易理解,但受域值的影响大。VR 技术有很好的空间立体感,又有一定的显示血管系统的能力,更重要的是能够显示病变的范围、位置及其与血管的关系。

3. 照片排版要求　14 英寸×17 英寸胶片 20 幅照片以内,摄 VR 像、MIP 像以及 CPR 像。根据需要对重点观察层面进行放大摄片,酌情选择各剖面像。

(五)图像质量标准

图像清晰基本无伪影,肺动脉血管边缘平滑锐利,管腔充盈良好,分支及远端显示好。基本无高浓度对比剂伪影。

1. 清晰显示肺动脉起始及走行。

2. 清晰显示肺动脉内血栓及肺动脉充盈缺损情况。

3. 清晰显示肿瘤与肺动脉的位置关系。

七、肺静脉与左心房

（一）适应证

1. 左心房占位性病变的诊断与鉴别诊断。

2. 临床拟行房颤射频消融术者术前评价肺静脉。

3. 房颤射频消融术后的常规复查。

（二）检查前准备

1. 受检者检查前，去除被检部位的金属饰品或可能影响 X 线穿透力的物品，增强检查需禁食 4 小时以上，告知患者注射对比剂可能出现的风险，并签署知情同意书以及建立静脉通道。注射对比剂前需告知受检者身体可能发生的不适感，并嘱咐受检者在扫描过程中保持体位不动。

2. 不合作的受检者（如婴幼儿、躁动不安或意识障碍者），在 CT 扫描前给予镇静。成人一般检查前采用肌内注射或静脉注射 10mg 地西泮，少数效果差者可重复肌内注射或静脉注射 10mg 地西泮；小儿口服水合氯醛最为安全，按每千克 50~75mg（总剂量不得超过 2g）于扫描前口服。

3. 检查需用到心电门控，电极可以酌情贴在双臂和腿上。

4. 对受检者进行屏气训练，保证扫描时胸部处于静止状态，屏气时间达 8~10s。对于不能屏气者，可以通过捆扎胸部束带抑制胸式呼吸再进行扫描。

5. 受检者中以婴幼儿多见，辐射带来的风险大幅增加，需对婴幼儿头颅、颈部、腹腔、盆腔分别进行铅防护，同时做好陪同人员的射线防护工作。

（三）扫描技术

1. 平扫

（1）体位：取仰卧位，两臂上举抱头，身体置于床面正中偏右，侧面定位像对准腋前线。

（2）扫描基线：常规以横轴线为扫描基线。

（3）扫描范围：扫描范围从气管分叉下 1cm 至心脏膈面下 1cm（搭桥术后受检者胸廓开口至心脏膈面下 1cm），扫描方向头足侧方向。

（4）扫描参数：采用心电门控扫描模式：当心率 <65 次 / 分，且心律整齐，用前瞻性心电门控轴扫模式，采用舒张末期时相，即 75%~80% 时相；当心率为 70~80 次 / 分时，采用回顾性心电门控螺旋扫描模式，采取心脏舒张期与收缩期两个时相重建，即 75%~80% 时相与 45%~50% 时相。固定 80~120kV 和自动 mAs，有效管电流参考值：280~320mAs（有支架植入者需加大 mAs），根据机型选择不同探测器组合（64 × 0.625mm、128 × 0.625mm、160 × 0.5mm 或 320 × 0.5mm 等），螺距 0.16~0.35，转速为 0.27~0.35 秒 / 转。

（5）重建参数：FOV 为 200~250mm；平扫：层厚 2.5mm，层间距 2.5mm，软组织窗算法：软组织或标准算法；重建层厚 0.5~1.25mm，重建间距 0.5~1.25mm。常规应用多扇区重建法重建，屏气欠佳可使用单扇区重建法重建；回顾性心电门控螺旋扫描可选择心脏舒张末期或收缩中末期进行成像。

2. 对比增强扫描

（1）注射参数：采用（含碘 300~370mgI/ml）非离子型碘对比剂，对比剂用量 1.5~2.0ml/kg，采用高压注射器经静脉团注对比剂，注射流率 4.0~5.0ml/s，第一期注射对比剂 50~60ml，第二期注射生理盐水 25~40ml。

（2）扫描及延迟时间：扫描参数与常规平扫相同，首先行 CT 平扫确定扫描范围，经验扫描延迟时间为 25~30s。通常采用测定靶血管内对比剂峰值变化来选择适当的扫描启动时间，具体方式为：①小剂量同层扫描时间曲线测定法（test-bolus）：经肘静脉注射对比剂，注射后延时 8~12s 开始在肺静脉层面连续扫描；②实时血流检测法（bolus-tracking）：设定肺静脉层面（气管隆凸下 4cm）作为连续曝光层面，并选择升主动脉作为 ROI，注射对比剂 8~10s 后，连续曝光采用实时观察 ROI 的 CT 值上升情况，当 CT 值达 150HU 后，自动或手动触发扫描。

（3）注意事项：体弱或体质量指数（body mass index，BMI）<18kg/m^2 的受检者，对比剂用量酌减。若病情允许，嘱病人多饮水，以利于对比剂排泄。

（四）图像后处理

1. 常规横断面重组　预置窗宽、窗位：平扫窗宽 250~350HU，窗位 35~45HU；增强窗宽 600~800HU，窗位 300~400HU。

2. 三维数据重组　用薄层横断面数据（横断面≤1mm，采用 2/3 重叠重建）进行多平面重组，可获得肺静脉与左心房的冠状面、矢状面、斜面图像。肺静脉 VR 重组用于显示肺静脉开口、起源和大体解剖。可以在肺静脉后前位测量肺静脉开口处的宽度，多角度显示左右肺静脉的开口。在必要的情况下，可以测量横轴面肺静脉各分支起始处的最大径和最短径。

3. 照片排版要求　14英寸 ×17英寸胶片 30幅照片以内，摄 VR 像、MIP 像以及 CPR 像。根据需要对重点观察层面进行放大摄片，酌情选择各剖面像。

（五）图像质量标准

图像清晰基本无伪影，肺静脉与左心房血管边缘平滑锐利，管腔充盈良好，分支及远端显示好，基本无高浓度对比剂伪影。

1. 清晰显示肺静脉所属分支及走行。

2. 清晰显示肺静脉与左心房位置及左心耳情况。

八、全主动脉

（一）适应证

1. 主动脉瘤。

2. 主动脉夹层。

3. 大动脉炎。

4. 马方综合征、川崎病。

5. 其他血管疾病。

（二）检查前准备

1. 受检者检查前，去除被检部位的金属饰品或可能影响 X 线穿透力的物品，增强检查需禁食 4 小时以上，告知患者注射对比剂可能出现的风险，并签署知情同意书以及建立静脉通道。注射对比剂前需告知受检者身体可能发生的不适感，并嘱咐受检者在扫描过程中保持体位不动。

2. 不合作的受检者（如婴幼儿、躁动不安或意识障碍者），在 CT 扫描前给予镇静。成人一般检查前采用肌内注射或静脉注射 10mg 地西泮，少数效果差者可重复肌内注射或静脉注射 10mg 地西泮；小儿口服水合氯醛最为安全，按每千克 50~75mg（总剂量不得超过 2g）于扫描前口服。

3. 对受检者进行屏气训练，保证扫描时胸腹部处于静止状态，对于不能屏气者，嘱咐患者平稳呼吸，并适当修改扫描参数，以保障图像质量。

4. 在 CT 扫描过程中做好患者和陪同人员的射线防护工作。

（三）扫描技术

1. 平扫

（1）体位：取仰卧位，两臂上举抱头，身体置于床面正中间，侧面定位像对准腋中线。

（2）扫描基线：常规以横轴线为扫描基线。

（3）扫描范围：扫描范围从肺上缘扫描至耻骨联合处，扫描方向头足侧方向。

（4）扫描参数：采用螺旋扫描模式。固定 100~120kV 和自动 mAs，有效管电流参考值：180~250mAs，根据机型选择不同探测器组合（16×0.75mm、32×0.6mm，64×0.625mm、128×0.625mm、160×0.5mm 等），螺距 0.75~1.2，转速为 0.33~0.5 秒/转。

（5）重建参数：FOV 为 350~500mm；软组织窗算法：标准算法；重建层厚 0.75~1.0mm，重建间距 0.75~1.0mm。

2. 对比增强扫描

（1）注射参数：采用（含碘 300~370mgI/ml）非离子型碘对比剂，用量 80~100ml，采用高压注射器经静脉团注对比剂，先以 5.0ml/s 流率注射生理盐水 20.0ml，然后以 5.0ml/s 流率注射对比剂 100.0ml，最后以 4.0ml/s 流率注射生理盐水 20.0ml。对比剂总量 90.0~100.0ml，生理盐水总量 20.0~40.0ml。

（2）扫描及延迟时间：扫描参数与常规平扫相同，首先行 CT 平扫确定扫描范围，确定延迟扫描时间采用自动触发扫描方式，阈值为 100~150HU，ROI 置于降主动脉气管分叉下 1cm 水平，当感兴趣区 CT 值达到阈值 5 秒后触发扫描。

（3）注意事项：体弱或体质量指数（body mass index，BMI）<18kg/m^2 的受检者，对比剂用量酌减。若病情允许，嘱病人多饮水，以利于对比剂排泄。

（四）图像后处理

1. 常规横断面重组　预置窗宽、窗位：窗宽 600~1200HU，窗位 200~400HU。

2. 三维数据重组　所有图像均采用在后处理工作站进行 MPR、MIP 以及 VR 像后处理。三维重建影像可清晰显示全主动脉系统的解剖形态及病变的部位、大小及范围，也能清晰显示动脉壁厚度、钙化、动脉瘤内附壁血栓情况，对外科手术有重要指导意义。VR 可直观显示全动脉及主要分支的形态以及与周围器官组织的解剖关系，MPR 和 CPR 可从不同截面观察全主动脉管腔和管壁情况，直观显示夹层动脉瘤剥脱内膜片和动脉瘤内附壁血栓的形态，MIP 可显示血管管腔及管壁钙化情况，能更直观、立体地显示肺动脉的解剖、走行，尤其对于外周主动脉的显示有一定优势。

3. 照片排版要求　14 英寸×17 英寸胶片 20 幅照片以内，摄 VR 像、MIP 像以及 CPR 像。根据需要对重点观察层面进行放大摄片，酌情选择各剖面像。

（五）图像质量标准

图像清晰基本无伪影,全主动脉血管边缘平滑锐利,管腔充盈良好,分支及远端显示好,上腔静脉基本无高浓度对比剂伪影。

1. 清晰显示全主动脉所属分支及走行。

2. 清晰显示全主动脉夹层及破口位置及动脉瘤情况。

3. 能清晰显示全主动脉与邻近器官的位置关系。

九、腹主动脉

（一）适应证

1. 腹主动脉瘤的诊断与鉴别诊断。

2. 先天性腹主动脉及分支变异的诊断与鉴别诊断。

3. 肾血管性高血压的诊断与鉴别诊断。

4. 腹主动脉及分支狭窄闭塞性疾患的诊断与鉴别诊断;腹部器官移植（肝、肾）供体的术前评估。

5. 外伤累及腹主动脉的急诊 CT 检查腹主动脉手术后或介入治疗术后疗效评估与复查。

（二）检查前准备

1. 受检者检查前,去除被检部位的金属饰品或可能影响 X 线穿透力的物品,增强检查需禁食 4 小时以上,告知患者注射对比剂可能出现的风险,并签署知情同意书以及建立静脉通道。注射对比剂前需告知受检者身体可能发生的不适感,并嘱咐受检者在扫描过程中保持体位不动。

2. 不合作的受检者（如婴幼儿、躁动不安或意识障碍者）,在 CT 扫描前给予镇静。成人一般检查前采用肌内注射或静脉注射 10mg 地西泮,少数效果差者可重复肌内注射或静脉注射 10mg 地西泮;小儿口服水合氯醛最为安全,按每千克 50~75mg（总剂量不得超过 2g）于扫描前口服。

3. 对受检者进行屏气训练,保证扫描时胸腹部处于静止状态,对于不能屏气者,嘱咐患者平稳呼吸,并适当修改扫描参数,以保障图像质量。

4. 在 CT 扫描过程中做好患者和陪同人员的射线防护工作。

（三）扫描技术

1. 平扫

（1）体位:取仰卧位,两臂上举抱头,身体置于床面正中间,侧面定位像对准腋中线。

（2）扫描基线:常规以横轴线为扫描基线。

（3）扫描范围:扫描范围从膈顶扫描至耻骨联合,扫描方向头足侧方向。

（4）扫描参数:采用螺旋扫描模式。固定 100~120kV 和自动 mAs,有效管电流参考值:180~250mAs,根据机型选择不同探测器组合（16×0.75mm、32×0.6mm,64×0.625mm、128×0.625mm、160×0.5mm 等）,螺距 0.75~1.2,转速为 0.33~0.5 秒/转。

（5）重建参数:FOV 为 350~500mm;软组织窗算法:标准算法;重建层厚 0.75~1.0mm,重建间距 0.75~1.0mm。

2. 对比增强扫描

（1）注射参数:采用（含碘 300~370mgI/ml）非离子型碘对比剂,用量 80~100ml,采用高压注射器经静脉团注对比剂,先以 5.0ml/s 流率注射生理盐水 20.0ml,然后以 5.0ml/s 流率注射对比剂 100.0ml,最后以 4.0ml/s 流率注射生理盐水 20.0ml。对比剂总量 90.0~100.0ml,生理盐水总量 20.0~40.0ml。

（2）扫描及延迟时间:扫描参数与常规平扫相同,首先行 CT 平扫确定扫描范围,确定延迟扫描时间采用自动触发扫描方式,阈值为 100~150HU,ROI 置于肝门水平,当感兴趣区 CT 值达到阈值 5 秒后触发扫描。

（3）注意事项:体弱或体质量指数（body mass index,BMI）<18kg/m^2 的受检者,对比剂用量酌减。若病情允许,嘱病人多饮水,以利于对比剂排泄。

（四）图像后处理

1. 常规横断面重组　预置窗宽、窗位:窗宽 600~1200HU,窗位 200~400HU。

2. 三维数据重组　所有图像均采用在后处理工作站进行 MPR、MIP 以及 VR 像后处理。三维重建影像可清晰显示腹主动脉系统的解剖形态及病变的部位、大小及范围,也能清晰显示动脉壁厚度、钙化、动脉瘤内附壁血栓情况,对外科手术有重要指导意义。VR 可直观显示腹动脉及主要分支的形态以及与周围器官组织的解剖关系,MPR 和 CPR 可从不同截面观察腹动脉管腔和管壁情况,直观显示夹层动脉瘤剥脱内膜片和动脉瘤内附壁血栓的形态,MIP 可显示血管管腔及管壁钙化情况。

3. 照片排版要求　14 英寸 ×17 英寸胶片 20 幅照片以内,摄 VR 像、MIP 像以及 CPR 像。根据需要对重点观察层面进行放大摄片,酌情选择各剖面像。

（五）图像质量标准

图像清晰基本无伪影,腹主动脉血管边缘平滑锐利,管腔充盈良好,分支及远端显示好,基本无高浓度对比剂伪影。

1. 清晰显示腹主动脉所属分支及走行。

2. 清晰显示腹主动脉夹层及破口位置及动脉瘤情况。

3. 能清晰显示腹主动脉与邻近器官的位置关系。

十、上肢动脉

（一）适应证

评价外周血管粥样硬化性狭窄 - 闭塞性疾病,血栓形成,先天性畸形,外伤、炎症、动脉瘤以及评价旁路移植血管的开放情况和完整情况,上肢肿瘤性病变。

（二）检查前准备

1. 受检者检查前,去除被检部位的金属饰品或可能影响 X 线穿透力的物品,增强检查需禁食 4 小时以上,告知患者注射对比剂可能出现的风险,并签署知情同意书以及建立静脉通道。注射对比剂前需告知受检者身体可能发生的不适感,并嘱咐受检者在扫描过程中保持体位不动。

2. 不合作的受检者（如婴幼儿、躁动不安或意识障碍者）,在 CT 扫描前给予镇静。成人一般检查前采用肌内注射或静脉注射 10mg 地西泮,少数效果差者可重复肌内注射或静脉注射 10mg 地西泮;小儿口服水合氯醛最为安全,按每千克 50~75mg（总剂量不得超过 2g）于扫描前口服。

3. 对受检者进行屏气训练,保证扫描时胸部处于静止状态,对于不能屏气者,嘱咐患者平稳呼吸,并适当修改扫描参数,以保障图像质量。

4. 在 CT 扫描过程中做好患者和陪同人员的射线防护工作。

（三）扫描技术

1. 平扫

（1）体位:取仰卧位,两臂上举抱头,身体置于床面正中间,侧面定位像对准腋中线。无法上举者,需要将上臂自然放于身体两侧,双手手心向上,身体置于床正中。

（2）扫描基线:常规以横轴线为扫描基线。

（3）扫描范围:扫描范围需包全病变组织和一个相邻关节。

（4）扫描参数:采用螺旋扫描模式。固定 100~120kV 和自动 mAs,有效管电流参考值:180~250mAs,根据机型选择不同探测器组合（16×0.75mm、32×0.6mm,64×0.625mm、128×0.625mm、160×0.5mm 等）,螺距 0.75~1.2,转速为 0.5~0.75 秒／转。

（5）重建参数:FOV 为 350~400mm;软组织窗算法:标准算法;重建层厚 1.0~1.5mm,重建间距 0.7~1.2mm。

2. 对比增强扫描

（1）注射参数:采用（含碘 300~370mgI/ml）非离子型碘对比剂,用量 60~80ml,采用高压注射器经静脉团注对比剂,注射流率 3.0~4.0ml/s。先采用双筒高压注射器注射 20.0ml 生理盐水作为试注射,注射对比剂后再注射 30.0ml 生理盐水冲刷,使对比剂在目标血管内保持高浓度和较长时间,同时可避免静脉内高浓度碘对比剂的影响。

（2）扫描及延迟时间:扫描参数与常规平扫相同,首先行 CT 平扫确定扫描范围,扫描延迟时间的经验值为 23~25s。采用对比剂智能跟踪技术（bolus-tracking）,监测层面选择主动脉弓层面,ROI 预置于主动脉弓,阈值设为 100~150HU,扫描时需要注意扫描方向,即沿目标血管的血流方向进行扫描。

（3）注意事项:体弱或体质量指数（body mass index,BMI）<18kg/m^2 的受检者,对比剂用量酌减。若病情允许,嘱病人多饮水,以利于对比剂排泄。

（四）图像后处理

1. 常规横断面重组　预置窗宽、窗位:软组织窗宽 200~400HU,窗位 40~50HU;骨窗窗宽 1000~1500HU,窗位 300~400HU。

2. 三维数据重组　所有图像均采用在后处理工作站进行 MPR、MIP 以 VR 像后处理。三维重建影像可清晰显示上肢动脉系统的解剖形态及病变的部位、大小及范围,也能清晰显示动脉壁厚度、钙化、动脉瘤内附壁血栓情况,对外科手术有重要指导意义。VR 可直观显示上肢动脉及主要分支的形态以及与周围器官组织的解剖关系,MPR 和 CPR 可从不同截面观察上肢动脉管腔和管壁情况,直观显示夹层动脉瘤剥脱内膜片和动脉瘤内附壁血栓的形态,MIP 可显示血管管腔及管壁钙化情况。

3. 照片排版要求　14 英寸 ×17 英寸胶片 30 幅照片以内,摄 VR 像、MIP 像以及 CPR 像。根据需要对重点观察层面进行放大摄片,酌情选择各剖面像。

（五）图像质量标准

图像清晰基本无伪影,上肢动脉血管边缘平滑锐利,管腔充盈良好,分支及远端显示好,基本无高浓度对比剂伪影。

1. 清晰显示上肢动脉所属分支及走行。

2. 清晰显示上肢动脉夹层及破口位置及动脉瘤情况。

3. 能清晰显示上肢动脉与邻近器官的位置关系。

十一、下肢动脉

（一）适应证

评价外周血管粥样硬化性狭窄 - 闭塞性疾病,血栓形成,先天性畸形,外伤、炎症、动脉瘤以及评价旁路移植血管的开放情况和完整情况,下肢肿瘤性病变。

（二）检查前准备

1. 受检者检查前,去除被检部位的金属饰品或可能影响 X 线穿透力的物品,增强检查需禁食 4 小时以上,告知患者注射对比剂可能出现的风险,并签署知情同意书以及建立静脉通道。注射对比剂前需告知受检者身体可能发生的不适感,并嘱咐受检者在扫描过程中保持体位不动。

2. 不合作的受检者(如婴幼儿、躁动不安或意识障碍者),在 CT 扫描前给予镇静。成人一般检查前采用肌内注射或静脉注射 10mg 地西泮,少数效果差者可重复肌内注射或静脉注射 10mg 地西泮;小儿口服水合氯醛最为安全,按每千克 50~75mg(总剂量不得超过 2g)于扫描前口服。

3. 在 CT 扫描过程中做好患者和陪同人员的射线防护工作。

（三）扫描技术

1. 平扫

（1）体位:取仰卧位,两臂上举抱头,身体置于床面正中间,侧面定位像对准腋中线。无法上举者,需要将上臂自然放于身体两侧,双手手心向上,身体置于床正中。

（2）扫描基线:常规以横轴线为扫描基线。

（3）扫描范围:扫描范围从腹腔干到足背动脉或根据需要确定扫描范围,扫描方向头足侧方向。

（4）扫描参数:采用螺旋扫描模式。固定 100~120kV 和自动 mAs,有效管电流参考值:180~250mAs,根据机型选择不同探测器组合(16 × 0.75mm、32 × 0.6mm,64 × 0.625mm、128 × 0.625mm、160 × 0.5mm 等),螺距调整至扫描时间在 20s 左右,转速为 0.75~1.0 秒 / 转。

（5）重建参数:FOV 为 350~400mm;软组织窗算法:标准算法;重建层厚 1.0~1.5mm,重建间距 0.7~1.2mm。

2. 对比增强扫描

（1）注射参数:采用(含碘 300~370mgI/ml)非离子型碘对比剂,用量 80~100ml,采用高压注射器经肘正中静脉团注对比剂,采用双筒高压注射器以双流率方案注射,先注射 20ml 生理盐水作为试注射,然后以 3~4ml/s 流率注射对比剂 60ml,再以 2~3ml/s 流率注射对比剂 30~40ml。扫描延迟时间为 30~35s。

（2）扫描及延迟时间:扫描参数与常规平扫相同,首先行 CT 平扫确定扫描范围,延迟时间采用对比剂智能跟踪技术(bolus-tracking),选择腹主动脉髂动脉分叉以上层面,ROI 预置于腹主动脉,阈值为 100~150HU,诊断延迟时间为 7 秒。小剂量同层扫描时间曲线测定法,自肘静脉注射 20ml 对比剂,在腘动脉水平进行同层动态扫描,测量腘动脉的时间密度曲线。

（3）注意事项：体弱或体质量指数（body mass index，BMI）<18kg/m² 的受检者，对比剂用量酌减。若病情允许，嘱病人多饮水，以利于对比剂排泄。

（四）图像后处理

1. 常规横断面重组　预置窗宽、窗位：软组织窗宽 200~400HU，窗位 40~50HU；骨窗窗宽 1000~1500HU，窗位 300~400HU。

2. 三维数据重组　所有图像均采用在后处理工作站进行 MPR、MIP 以及 VR 像后处理。三维重建影像可清晰显示下肢动脉系统的解剖形态及病变的部位、大小及范围，也能清晰显示动脉壁厚度、钙化、动脉瘤内附壁血栓情况，对外科手术有重要指导意义。VR 可直观显示下肢动脉及主要分支的形态以及与周围器官组织的解剖关系，MPR 和 CPR 可从不同截面观察下肢动脉管腔和管壁情况，直观显示夹层动脉瘤剥脱内膜片和动脉瘤内附壁血栓的形态，MIP 可显示血管管腔及管壁钙化情况。

3. 照片排版要求　14 英寸 ×17 英寸胶片 20 幅照片以内，摄 VR 像、MIP 像以及 CPR 像。根据需要对重点观察层面进行放大摄片，酌情选择各剖面像。

（五）图像质量标准

图像清晰基本无伪影，下肢动脉血管边缘平滑锐利，管腔充盈良好，分支及远端显示好，基本无高浓度对比剂伪影。

1. 清晰显示下肢动脉所属分支及走行。

2. 清晰显示下肢动脉夹层及破口位置及动脉瘤情况。

3. 能清晰显示下肢动脉与邻近器官的位置关系。

第八节　能谱 CT 成像技术

一、前言

现代 CT 主流设备为 64 排及以上的多排螺旋 CT，其"宽"探测器设计使得时间分辨率不断提升、覆盖范围增宽，满足了全器官覆盖和灌注成像以及冠状动脉 CTA 等运动器官的检查需求。但是传统 CT 由于成像参数单一、密度分辨率较低，存在硬化效应致使物质 CT 值不确定和不准确、常常出现同一组织结构 CT 值不同或不同组织结构 CT 值相同的情况，临床应用存在一定局限。为了有效提高图像空间分辨率、密度分辨率，通过多参数量化检测更充分地挖掘病灶的性质，在 21 世纪初，科学家们不断克服成像技术限制，实现了能量 CT 多参数成像及量化检测的临床研究和应用，不但提高了 CT 成像的空间分辨率和密度分辨率，而且增加了能量分辨率这一新的成像特性，实现了 CT 的多参数功能成像。

目前应用于临床的能量 CT 成像技术主要有三类：双球管双能量成像技术（dual source dual energy CT）、单源瞬时 kVp 切换技术（single source fast kVp switching technique）和双层探测器技术（dual layer detector technique）。前者是图像空间的能量解析技术，后两种是投影数据空间的能量解析技术。虽然这三类能量 CT 成像技术及设备硬件构造存在较大差异，但最终均为利用两组不同能量的 X 线衰减信息获得基物质密度图像、单能量图像及能谱曲线，进行多参数成像和量化检测，其临床应用价值比较类似。单能量 CT 值反映的是被检组织对特定能量水平 X 线的衰减值，可更清晰显示不同组织的结构特征；物质密度值则反映被检组织内某物质的含量或确定某种特异性物质的存在,有助于了解放、化疗前后血供的变化和治疗的疗效,帮助鉴别诊断具有相近影像学征象的疾病;能谱曲线可以反映组织之间的相关性,鉴别组织的来源以及肿瘤恶性程度等。由于能量CT可进行包括多个连续单能量成像、获得反映感兴趣区单能量CT值变化的能谱曲线,以及有效原子序数、多种基物质图及相应的物质密度值等多参数图像并进行量化检测,且不同的参数可反映的组织特性有所不同,需要依据临床需求的不同而选择最有效的检测参数和分析模式。由于能谱CT成像临床研究及应用的国内外文献报道较多,因此本章节编者结合相关文献及多机构的临床应用,以能谱CT成像技术较成熟的临床应用为例,介绍能量CT成像的性能特征及应用优势,以期为能量CT的临床应用提供参考。

能谱CT采用的是单源瞬时kVp切换技术,通过采集140kVp及80kVp双能X线衰减信息进行投影数据空间能量解析。再利用已知两种基物质water(E)和Iodine(E)在任意keV下的数值,计算出40~140keV单能量图像的CT值(x,y,z,E)获取人体不同组织的密度分布图、CT值分布图及能量衰减曲线,进行物质成分定性和定量分析。单能量CT值反映的是被检组织对特定能量水平X线的衰减值,可更清晰显示不同组织的结构特征。低keV单能量图像具有较高的组织对比分辨率、但是图像噪声较显著;高keV单能量图像组织对比分辨率较低,但是可以有效降低射线硬化束效应,去除金属伪影。物质密度值反映被检组织内某物质的含量或确定某种特异性物质的存在,有助于了解放、化疗前后血供的变化和治疗的疗效,帮助鉴别诊断具有相近影像学征象的疾病。能谱曲线反映组织结构对于不同单能量X线的衰减特性,可以较准确地反映组织之间的相关性,鉴别组织的来源以及肿瘤恶性程度等。结合能谱CT多参数成像可以更加充分地反映被检组织特性及其功能状态。

二、肝脾胰能谱成像

(一)能谱扫描技术

选择能谱(GSI)扫描模式,管电压根据实质脏器GSI-Asist推荐原则,其他扫描参数如下:探测器准直40mm,SFOV Large body,转速0.7秒/转,375mA。增强扫描动脉期延迟时间:①阈值法,采用Smart Prep技术,感兴趣区放置腹主动脉肝门水平,触发阈值120~150HU;②经验法,一般为26~30s。门静脉期的延迟时间为动脉期结束后18~25s,如肝硬化患者可适当延迟5~10s。对比剂浓度300~370mgI/ml,对比剂剂量80~100ml,注射速率3~4ml/s。动脉期扫描范围覆盖整个肝脏及病灶,门静脉期扫描范围建议覆盖整个上腹部,包含肝脏及肾脏。首先重建混合能量图像,层厚/层距:2.5~5.0mm,标准算法,用于普通观察,重建层厚/层距:0.625~1.25mm,用于二维及三维观察;然后重建单能量图像,通常选择70keV。

(二)分析方法

分别将各个扫描期像的图像载入工作站能谱分析浏览器(GSI Viewer),可以在单能量图像、基物质密度图像、原子序数图像及其他多平面重建图像中对病灶的位置、大小、形态学特点、物质特性及与周围组织或血管的关系等进行综合分析。根据单能量图像或基物质图像上所显示的病灶进行最佳单能量的检测,采用Optimal CNR技术,将病灶作为目标,周围肝脏作为背景,获取最佳单能量,调整能量滚动条至最佳单能量水平观察病灶。也可以通过调整能量滚动条来肉眼评估观察病灶的最佳单能量水平。可对病灶进行散点图、直方图及能谱曲线的分析。散点图通常用于反映病灶所置感兴趣区内所有像素点基物质浓度分布的范围,中心值为相应的物质密度图像上测量的平均值。能谱曲线图反映病灶随着单能量水平的增大,CT值变化的趋势和程度。直方图反映病灶的单能量CT值或基物质浓度的分布范围及平均水平。

三、肾脏能谱成像

(一)能谱扫描技术

选择能谱(GSI)扫描模式。扫描参数管电压实质脏器根据GSI-Asist推荐原则,其他参数选择:探测器准直40mm,SFOV Large body,转速0.6秒/转,375mA,准直器宽度0.625×64,层厚/层距5mm,螺距0.984或者1.375。增强扫描动脉期延迟时间:①阈值法,采用Smart Prep技术,感兴趣区放置腹主动脉深肾门水平,触发阈值120~150HU;②经验法,一般为30~35s。肾脏实质期的延迟时间为皮质期结束后60~70s;如累及集合系统的病变需进行排泄期的延迟扫描,延迟时间一般为7.5~15分钟。对比剂浓度300~370mgI/ml,对比剂剂量80~100ml,注射速率3.0~4.0ml/s。肾脏皮质期扫描范围覆盖双侧肾脏及其病灶,肾脏实质期扫描范围覆盖整个中上腹部,包含肝脏和双肾。首先重建混合能量图像或70keV单能量图像,层厚/层距:2.5~5.0mm,标准算法,用于普通观察;然后重建datefile能谱数据,重建层厚/层距:0.625~1.25mm,用于能谱数据空间运算及二维和三维分析。

(二)分析方法

分别将皮质期和实质期的图像载入工作站能谱分析浏览器(GSI Viewer),依次观察单能量图像及其多平面重建图像,观察病灶位置及范围。然后观察基物质图像,主要是碘(水)基图像,需要进行钙化与强化鉴别时可观察碘(钙)基图像。根据单能量图像或基物质图像或基物质图像上所显示的病灶进行最佳单能量的检测,采用Optimal CNR技术,将病灶作为目标,周围肾实质作为背景,获取最佳单能量,调整能量滚动条至最佳单能量水平观察病灶。可对病灶进行散点图、直方图及能谱曲线的分析。

四、小肠能谱成像

(一)能谱扫描技术

检查方法:检查前一天晚餐后禁食,晚餐后30分钟左右口服缓泻剂(硫酸镁或番泻叶)。检查当日禁食,检查前由技师或护士配置等渗甘露醇口服溶液,患者需在技师或护士指导下服用,有完全性肠梗阻等禁忌证的患者不宜服用。扫描前40~45分钟患者分次(间隔10~12分钟)饮等渗甘露醇溶液1000~1500ml,使整个小肠均匀充盈扩张,检查前5~10肌注山莨菪碱10mg(青光眼、前列腺肥大、心动过速等为禁忌证),再次饮等渗甘露醇溶液或温水500ml。常规仰卧位(或根据病变位置调整体位)扫描。定位像用正侧定位像,先行腹部平扫,然后选择能谱(GSI)扫描模式双期增强扫描。扫描参数如下:120kVp,采用自动mA技术,噪声指数(noise index,NI)设为10~12,实质脏器根据GSI-Asist推荐原则,选择:探测器准直40mm,SFOV Large body,转速0.5s,360mA。

准直器宽度0.625×64,层厚/层距5mm,螺距0.984或者1.375.增强扫描动脉期延迟时间:①阈值法,采用Smart Prep技术,感兴趣区放置腹主动脉肝门水平,触发阈值120~150HU;②经验法,一般为26~30s。门静脉期的延迟时间为动脉期结束后25~30s。对比剂浓度300~370mgI/ml,对比剂剂量80~100ml,注射速率3.0~4.0ml/s。动脉期扫描范围覆盖全小肠及病变肠段,门静脉期扫描范围建议覆盖全腹部。首先重建混合能量图像或70keV单能量图像,层厚/层距:2.5~5.0mm,标准算法,用于普通观察;然后重建datefile能谱数据,重建层厚/层距:0.625~1.25mm,用于能谱数据空间运算及二维和三维分析。

（二）分析方法

分别将双期扫描期像的图像载入工作站能谱分析浏览器(GSI Viewer),依次观察单能量图像及其多平面重组图像,观察病灶是否存在以及病灶位置和范围。然后观察基物质图像,主要是碘(水)基图像,观察病灶是否存在以及病灶位置和物质特征。根据单能量图像或基物质图像上所显示的病灶进行最佳单能量的检测,采用Optimal CNR技术,将病灶作为目标,周围正常肠壁作为背景,获取最佳单能量,调整能量滚动条至最佳单能量水平观察病灶。可对病灶进行散点图及能谱曲线的分析。

五、盆腔能谱成像

（一）能谱扫描技术

选择能谱(GSI)扫描模式,管电压根据实质脏器GSI-Asist推荐原则,其他扫描参数如下:探测器准直40mm,SFOV Large body,转速0.7秒/转,375mA。增强扫描动脉期延迟时间选择经验法,一般为26~30s。动脉期结束后25~35s扫描静脉期,必要时可加扫延迟期。对比剂浓度300mgI/ml,对比剂剂量60~100ml,注射速率3.0~4.0ml/s。扫描范围覆盖整个盆腔,病灶较大时需扩大扫描范围。首先重建混合能量图像或70keV单能量图像,层厚/层距:2.5~5.0mm,标准算法,用于普通观察;然后重建datefile能谱数据,重建层厚/层距:0.625~1.25mm,用于能谱数据空间运算及二维和三维分析。

（二）分析方法

分别将各个扫描期像的图像载入工作站能谱分析浏览器(GSI Viewer),可以在单能量图像、基物质密度图像、原子序数图像及其他多平面重建图像中对病灶的位置、大小、形态学特点、物质特性及与周围组织或血管的关系等进行综合分析。根据单能量图像或基物质图像上所显示的病灶进行最佳单能量的检测,采用Optimal CNR技术,将病灶作为目标,周围肝脏作为背景,获取最佳单能量,调整能量滚动条至最佳单能量水平观察病灶。也可以通过调整能量滚动条来肉眼评估观察病灶的最佳单能量水平。可对病灶进行散点图、直方图及能谱曲线的分析。散点图通常用于反映病灶所置感兴趣区内所有像素点基物质浓度分布的范围,中心值为相应的物质密度图像上测量的平均值。能谱曲线图反映病灶随着单能量水平的增大,CT值变化的趋势和程度。直方图反映病灶的单能量CT值或基物质浓度的分布范围及平均水平。

六、头颈部CTA能谱成像

（一）适应证

头颈部血管病变,如狭窄、栓塞及斑块分析等。

（二）检查前准备

1. 适当的体征检测　测量血压、心率,尽量控制在正常范围。

2. 患者准备　提前行呼吸训练,确保能够准确配合语音提示吸气屏气;去除检查区域体表金属异物,嘱咐患者放松、保持不动;前额及下颌部分别用头颈部专用固定带固定。仔细询问有无 CT 增强检查禁忌证,告知可能存在的风险并签署知情同意书;在注射对比剂前禁食 4 小时,避免检查期间呕吐或呛咳时食物残渣阻塞气管。

（三）扫描技术

1. 扫描体位及参数

（1）患者体位:仰卧,双侧上臂置于身体两侧,头先进。

（2）检查范围:常规扫描范围为主动脉弓至颅顶。

（3）扫描模式:GSI 螺旋扫描,螺距:1.375。

（4）X 线管电压（kV）:高低能量（80kVp 和 140kVp）瞬时切换（0.5ms）。

（5）电流:275mA。

（6）探测器准直:40mm。

（7）重建算法:标准算法,40% 自适应统计迭代重建（adaptive statistical iterative reconstruction, Asir）。

（8）重建层厚:0.625mm。

（9）FOV:胸廓径长（通常为 30~35cm）。

2. 增强扫描

造影剂注射方案:右侧上肢肘正中静脉埋置留置针,高压注射器团注含 370mgI/ml 碘对比剂。注射流速:4.5~5.5ml/s（可根据患者血管状况及临床需求调整）;造影剂用法及用量:首先 15ml 造影剂,20ml 生理盐水小剂量监测;然后注射 40~70ml 造影剂（根据体重及检查范围调整）、40ml 生理盐水。

扫描体位、扫描范围及扫描参数同平扫。

扫描延迟时间:团注监测的颈内动脉峰值时间。

检查结束后,观察 30 分钟,病人无不适方可离开,若病情允许,嘱病人多饮水,以利于对比剂排泄。

（四）图像后处理

利用工作站数字减影功能,动脉期数据减去平扫数据信息,获得去除骨骼及软组织信息的头颈部血管 CTA 图像。然后利用能谱分析浏览器（GSI viewer）进行数据空间运算,获得 55~65keV 单能量图及碘（水）基图像,依次观察其多平面重组图像,观察病灶是否存在以及病灶位置和范围。发现病灶时进行 VR 重建、任意斜位部分容积 VR 重建及 MIP 重建和曲面重建,多种方式突出显示病灶位置和范围。

（五）多参数成像的应用

1. 小血管及病灶显示　利用最佳对比噪声比曲线确定 55~65keV 中最佳的一个 keV 单能量进行图像分析,充分发挥低 keV 单能量图组织对比分辨率高的优势,清晰显示小血管分支及微小病灶。

2. 去金属伪影　CT 图像中的金属伪影与硬化伪影严重影响金属植入部位的图像清晰度,且在传统 CT 图像上无法避免。可利用能谱 CT 高 keV 水平的单能量图像及去金属伪影技术（metal-artifacts reduction system, MARs）提高受检部位的图像质量,有效消除动脉瘤夹闭术区的金属伪影,协助评估手术效果。

3. 斑块分析　利用基物质密度量化检测斑块性质。

七、肺动脉 CTA 能谱成像

（一）适应证

肺动脉高压、肺栓塞等。

（二）检查前准备

1. **适当的体征检测** 测量血压、心率,尽量控制在正常范围。

2. **患者准备** 提前行呼吸训练,确保能够准确配合语音提示吸气屏气;去除检查区域体表金属异物,嘱咐患者放松、保持不动;烦躁或配合困难患者可适当绑带固定。仔细询问有无 CT 增强检查禁忌证,告知可能存在的风险并签署知情同意书;在注射对比剂前禁食 4 小时,避免检查期间呕吐或呛咳时食物残渣阻塞气管。

（三）扫描技术

1. 扫描体位及参数

（1）患者体位:仰卧,双侧上臂上举抱头。

（2）检查范围:常规扫描范围为肺尖至肺底。

（3）扫描模式:GSI 螺旋扫描,螺距:1.375。

（4）X 线管电压(kV):高低能量(80kVp 和 140kVp)瞬时切换(0.5ms)。

（5）电流:275mA。

（6）探测器准直:40mm。

（7）重建算法:标准算法观察纵隔软组织结构及三维成像,肺算法观察肺组织。

（8）重建层厚:0.625mm。

（9）FOV:胸廓径长(通常为 30~35cm)。

2. 增强扫描

（1）造影剂注射方案:右侧上肢肘正中静脉埋置留置针,高压注射器团注含 370mgI/ml 碘对比剂。注射流速:4.5~5.5ml/s(可根据患者血管状况及临床需求调整);造影剂用法及用量:首先 15ml 造影剂,20ml 生理盐水小剂量监测;然后注射 20~25ml 造影剂、40ml 生理盐水增强 CTA 扫描。

（2）扫描体位、扫描范围及扫描参数同平扫。

（3）扫描延迟时间:团注监测的肺动脉峰值时间。

（4）检查结束后,观察 30 分钟,病人无不适方可离开,若病情允许,嘱病人多饮水,以利于对比剂排泄。

（四）图像后处理

在工作站能谱分析浏览器(GSI Viewer)进行数据空间运算,获得 55~65keV 单能量图及碘(水)基图像,依次观察其多平面重组图像,观察病灶是否存在以及病灶位置和范围。发现病灶时进行任意斜位薄层重建,突出显示病灶位置和范围。

（五）多参数成像的应用

1. **55~65keV 单能量图** 利用最佳对比噪声比曲线确定最佳的一个 keV 单能量进行图像分析,充分发挥低 keV 单能量图组织对比分辨率高的优势,清晰显示小栓子。

2. **碘(水)基图像** 能够清晰显示肺野外周小动脉,能够间接反映肺组织微循环状况。

八、门静脉 CTA 能谱成像

（一）适应证

肝硬化、门静脉高压、肝脏肿瘤观察供血动静脉及肿瘤与血管关系、肠系膜血管栓塞等；对于腹部或腰椎有金属植入物、门静脉病变所致显影不良者可有效改善图像质量。

（二）检查前准备

1. 适当的体征检测　测量血压、心率，尽量控制在正常范围。

2. 患者准备　提前行呼吸训练，确保能够准确配合语音提示吸气屏气；去除检查区域体表金属异物，嘱咐患者放松、保持不动；烦躁或配合困难患者可适当绑带固定。仔细询问有无 CT 增强检查禁忌证，告知可能存在的风险并签署知情同意书；在注射对比剂前禁食 4 小时，避免检查期间呕吐或呛咳时食物残渣阻塞气管。

（三）扫描技术

1. 扫描体位及参数

（1）患者体位：仰卧，双侧上臂上举抱头。

（2）检查范围：常规扫描范围为肝脏上缘至髂前上棘水平。

（3）扫描模式：GSI 螺旋扫描，螺距：1.375。

（4）X 线管电压（kV）：高低能量（80kVp 和 140kVp）瞬时切换（0.5ms）。

（5）电流：275mA 或 375mA。

（6）探测器准直：40mm。

（7）重建算法：标准算法，40% Asir。

（8）重建层厚：0.625mm。

（9）SFOV：Large body。

（10）增强扫描

（11）造影剂注射方案：右侧上肢肘正中静脉埋置留置针，高压注射器团注含 370mgI/ml 碘对比剂。注射流速：3.5~4.0ml/s（可根据患者血管状况及临床需求调整）；造影剂用法及用量：70~100ml 造影剂、40ml 生理盐水。

2. 扫描体位、扫描范围及扫描参数同平扫。

（1）扫描延迟时间：①阈值法，采用 Smart Prep 技术，感兴趣区放置腹主动脉肝门水平，触发阈值 120~150HU。②经验法，一般为 20~25s。在触发动脉期扫描后 20~30s 门脉期扫描。

（2）检查结束后，观察 30 分钟，病人无不适方可离开，若病情允许，嘱病人多饮水，以利于对比剂排泄。

（四）图像后处理

在工作站能谱分析浏览器（GSI Viewer）进行数据空间运算，获得 55~65keV 单能量图及碘（水）基图像，依次观察其多平面重组图像，观察病灶是否存在以及病灶位置和范围。发现病灶时进行任意斜位薄层重建，突出显示病灶位置和范围。腹部或腰椎有金属植入物影响病灶观察的病例可采用 MARS 去金属重建及 80~100keV 单能量图观察；严重腹水、门静脉栓塞或海绵样变性等病变所致显影不良者可采用 45~55keV 单能量图改善密度分辨率后再行三维分析。

（五）多参数成像的应用

1. 55~65keV单能量图：利用最佳对比噪声比曲线确定最佳的一个keV单能量进行图像分析，充分发挥低keV单能量图组织对比分辨率高的优势，清晰显示小栓子，保障三维重建图像质量。

2. 有金属植入物影响病灶观察时，采用80~100keV单能量图或MARS去金属重建降低金属伪影。

3. 占位性病变绘制能谱曲线、重建肿瘤与动静脉血管融合显示的VR图像。

参考文献

［1］中华医学会放射学分会.CT检查技术专家共识［J］.中华放射学杂志,2016,50（12）:916-928.

［2］石明国.放射师临床工作指南［M］.北京:人民卫生出版社.2013.

［3］余建明.实用医学影像技术［M］.北京:人民卫生出版社.2015.

［4］王鸣鹏.医学影像技术学 CT 检查技术卷［M］.北京:人民卫生出版社.2012.

［5］中华医学会放射学分会.质量管理与安全管理学组.CT辐射剂量诊断参考水平专家共识［J］.中华放射学杂志,2017,51（11）:817-822.

［6］中华医学会放射学分会.放射科管理规范与质控标准［M］.北京:人民卫生出版社.2017.

［7］石明国.医学影像技术学·影像设备质量控制管理卷［M］.北京:人民卫生出版社.2011.